Carl-Auer

In Liebe und Dankbarkeit meiner Frau Birgit gewidmet,
die mir durch ihren vermehrten Einsatz
für Haus und Kinder den sozialen Rückzug ermöglichte,
dessen die Entstehung dieses Buches bedurfte.

Auch unseren wunderbaren Kindern
Simon, Janika, Sophia, Joanna, Leonie und Gabriel
ging dadurch viel gemeinsame Vater- und Familienzeit verloren.
Ich bitte sie, mir das nachzusehen.

Stephan Hausner

Auch wenn es mich das Leben kostet!

Systemaufstellungen als Lösunghilfe bei Krankheiten und anhaltenden Symptomen

Sechste Auflage, 2025

Umschlaggestaltung: Uwe Göbel
Umschlagfoto: Sandra Lode
Skulptur: von der Goltz, Hubertus: Aus dem Nichts, 1993.

Satz u. Grafik: Drißner-Design u. DTP, Meßstetten
Printed in Germany
Druck und Bindung: CPI books GmbH, Leck

MIX
Papier | Fördert gute Waldnutzung
FSC® C083411
www.fsc.org

CPI klimaneutral
Mehr Bäume.Weniger CO_2

Sechste Auflage, 2025
ISBN 978-3-8497-0230-4 (Printausgabe)
ISBN 978-3-8497-8383-9 (ePub)

Bibliografische Information der Deutschen Nationalbibliothek:
Die Deutsche Nationalbibliothek verzeichnet diese Publikation
in der Deutschen Nationalbibliografie; detaillierte bibliografische
Daten sind im Internet über http://dnb.d-nb.de abrufbar.

Informationen zu unserem gesamten Programm, unseren Autoren
und zum Verlag finden Sie unter: **https://www.carl-auer.de/**
Dort können Sie auch unseren Newsletter abonnieren.

Carl-Auer Verlag GmbH
Vangerowstraße 14 • 69115 Heidelberg
Tel. +49 6221 6438-0 • Fax +49 6221 6438-22
info@carl-auer.de

Inhalt

Vorwort

Das Aufstellen von sozialen Systemen hat sich in den 90er Jahren als Beratungs- und Therapiemethode in vielen Bereichen, wie z. B. in pädagogischen Einrichtungen, Gefängnissen oder in der Organisations- und Politikberatung, und in zahlreichen Ländern angesiedelt und dehnt sich dort stetig aus. Wenn man einmal davon absieht, dass der Ansatz inzwischen auch in psychosomatischen Kliniken Fuß gefasst hat, wird er im direkt somatisch-medizinischen und psychiatrischen Bereich bisher kaum zur Kenntnis genommen, geschweige denn angewandt. Dort betrachtet man das Familienstellen allenfalls als eine der Methoden der alternativen Medizin, neben Homöopathie und Traditioneller Chinesischer Medizin und Akupunktur, und innerhalb der alternativen Heilbehandlungen wird es von den Medizinern eher den exotischen oder gar esoterischen Außenseitermethoden zugerechnet.

Solange das medizinisch-biologische Krankheitsmodell die über Krankenversicherungen finanzierte medizinische Versorgung dominiert und solange evidenzbasierte, kontrollierte wissenschaftliche Studien über die Wirksamkeit eines Heilverfahrens Voraussetzung für die Übernahme von deren Kosten sind, wird sich daran nicht viel ändern. Das Familienstellen mit Kranken wird deshalb voraussichtlich noch eine Weile die Domäne niedergelassener Psychotherapeuten und Heilpraktiker bleiben und oft erst dann in Anspruch genommen werden, wenn die Maßnahmen der herkömmlichen Medizin über längere Zeit keine Linderung der Beschwerden bewirkte. Anders ist das in psychosomatischen Kliniken, wo das Familienstellen angewandt und von den Patienten als heilsam erlebt und gewünscht wird. Inzwischen gibt es tatsächlich schon einen gewissen Anteil von Patienten, die sich, bevor sie sich in eine psychosomatische Klinik begeben, erkundigen, ob dort auch mit Familienaufstellungen gearbeitet wird und dann unter den Klinken wählen, die das tun.

Bert Hellinger, der in den 80er Jahren des vorigen Jahrhunderts aus früheren räumlichen Visualisierungsmethoden wie dem *family sculpting* die Grundlagen dieser verdichteten und auf existentiell relevante Beziehungsmuster und -strukturen sowie deren Veränderung ausgerichtete Form der Aufstellungsarbeit entwickelte, hat sich diesem Sektor der Anwendung des Familienstellens schon früh zugewandt.

In seiner Arbeit gewann er grundlegend neue Einsichten über kontextuelle Zusammenhänge und Hintergründe von Krankheiten und unterschiedlichste, oft generationsübergreifende Familiendynamiken und Verstrickungen, die Menschen in ihren Lebensmöglichkeiten einschränken und ihre Symptomatik aufrechterhalten. Seine neuen und hochwirksamen Vorgehensweisen beschrieb er in Dokumentationen wie *Wo Schicksal wirkt und Demut heilt, Was in Familien krank macht und heilt, Schicksalsbindungen bei Krebs, Die größere Kraft, Liebe am Abgrund, In der Seele an die Liebe rühren* etc. Sie erschienen um die Jahrtausendwende als kommentierte Transkriptionen oder als Videos von Kursen und sind größtenteils noch im Buchhandel oder als Downloads erhältlich (siehe www.carl-auer.de).

Viele andere Autoren leisteten seitdem wichtige Beiträge zur Aufstellungsarbeit bei Krankheiten. Ilse Kutschera und Christine Schäffler haben schon 2002 das anregende Buch *Was ist nur los mit mir? Krankheitssymptome und Familienstellen* veröffentlicht, und in den Zeitschriften *Praxis der Systemaufstellung* und *The Knowing Field* erschienen zahllose Fallbeschreibungen zu Symptombildungen und Familienaufstellungen.

Warum also ein weiteres Buch zu diesem Aufstellungsbereich? Was ist das Besondere an diesem neuen Buch?

Stephan Hausner ist Heilpraktiker und hat nach seinen Ausbildungen u. a. in Hömöopathie, Traditioneller Chinesischer Medizin, Cranio-Sacral-Therapie und Radiästhesie umfangreiche Erfahrungen und solide Kenntnisse in der Anwendung dieser alternativen Behandlungsansätze gesammelt. Besonders verfeinert und geschärft hat er in dieser Zeit seine Wahrnehmungsfähigkeit und sein Einfühlungsvermögen in der therapeutischen Begegnung und hinsichtlich der körperlich-seelischen Befindlichkeiten seiner Patienten. In ihrer umfassenden Einbeziehung energetischer und kontextueller Aspekte sind diese Formen der Heilkunde und ihr Zugang zu Kranken und deren Welt dem Familienstellen viel ähnlicher als die Behandlungskonzepte der klinischen Medizin.

In unzähligen Seminaren hat Stephan Hausner die Arbeit Bert Hellingers kennen und schätzen gelernt, und seine Grundorientierungen und beruflichen Tätigkeiten förderten wiederum besonders sein Interesse an Hellingers Umgang mit Symptomen und Krankheiten.

Die Aufstellungsseminare, die er dann bald selbst anbot, richtete er frühzeitig auf diesen Bereich aus. Inzwischen sind es insgesamt etwa 700 (!) Aufstellungsseminare. Auch wenn er seine Heilpraktikerpraxis noch begrenzt weiterführt, gehört er heute zu den wenigen, die von sich sagen können, sie seien von Beruf »Aufsteller« (um dieses merkwürdige Wort zu umgehen, könnte man auch sagen »systemisch-phänomenologischer Heilpraktiker«), und inzwischen gilt er im In- und Ausland zu Recht als einer, wenn nicht *der* Experte für Symptom- und Krankheitsaufstellungen.

Hausners Orientierung und Ausrichtung an der klassischen Aufstellungsarbeit Bert Hellingers ist weiterhin unverkennbar. Gleichzeitig hat er über die Jahre hinweg in unverwechselbar eigenständiger Weise neue Leitideen, Schwerpunkte, Zusammenhänge und Vorgehensweisen für das Familienstellen mit Kranken entwickelt. Seine Arbeit mit Kranken beginnt nach einer Klärung des Anliegens oft mit einer Symptomaufstellung. Aufgestellt wird jeweils ein(e) Stellvertreter(in) für die Symptomatik/Krankheit und eine(r) für den Patienten. Durch sie gewinnen er und die Patienten Hinweise über mögliche relevante Zusammenhänge der Erkrankungen und des Krankheitsverhaltens der Patienten mit Ereignissen, zentralen Beziehungsmustern und oft verdeckten Familiendynamiken (oder *invisible loyalties*, wie sie der ungarisch-amerikanische Familientherapeut Ivan Boszormenyi-Nagy schon Anfang der 70er Jahre des vorigen Jahrhunderts bezeichnete). Dann bezieht er Stellvertreter für die Eltern der Patienten mit ein und stellt in den Aufstellungen nur noch selten Familienmitglieder weiter zurückliegender Generationen direkt mit auf. Seine Vorgehensweise zielt oft auf das Ab- und Zurückgeben von aus Bindungsliebe für die Eltern und Frühere übernommenen Gefühlen, Aufgaben oder Schicksalsanteilen und auf das Loslassen kindlicher Sehnsüchte und Bedürfnisse sowie auf die Förderung eigener Ressourcen.

Das Buch verzichtet weitgehend auf theoretische Erörterungen und Auseinandersetzungen über die Krankheitsentstehung und die Art und Weise des therapeutischen Vorgehens oder dessen Wirkung. Hausners Motto scheint zu sein: Lass die Aufstellungen für sich selbst sprechen. Schaut mir in meiner Praxis zu und macht euch ein eigenes Bild. Statt zu erklären, lässt er die Leser als interessierte Beobachter wie an einem Aufstellungsseminar teilnehmen und zeigt anhand vieler bewegender Fallbeispiele und Transkripte, welche Wechselwirkungen aufscheinen und welche Vorgehensweisen sich als lösend und lindernd erweisen oder den Umgang mit den Beschwerden erleichtern können. Man wird als Leser emotional in das Geschehen mit einbezogen und gleicht das Geschehende immer wieder mit eigenen Erfahrungen ab.

Da Hausner die Vorgänge während der Aufstellungen in einer leicht verständlichen und eingängigen Sprache beschreibt, ist das Buch auch für Betroffene geeignet. Viele von denen, die das Manuskript lasen, berichteten, dass sie es nicht wieder aus der Hand legen konnten, und davon, wie sie immer wieder Parallelen zum eigenen Umgang mit Symptomen und eigenen Beziehungserfahrungen erlebten, wie sie die Wirkung lösender Sätze an ihren eigenen seelischen Reaktionen spürten und sozusagen als »Trittbrettfahrer« profitierten.

Zu den vielen wörtlichen Transkriptionen und Beschreibungen von Aufstellungen kommen aufschlussreiche und meist bestätigende schriftliche Rückmeldungen von Patienten hinzu. Da sie teilweise von Stephan Hausner erbeten wurden, geben diese unterschiedlich lange nach den Seminaren gewonnenen Rückmeldungen sicherlich eher erwünschte Auskünfte, und die Berichte sagen deshalb nichts über eine generelle Wirksamkeit von Aufstellungen bei Krankheiten aus. Sie zeigen jedoch, wie sehr und wie lange das Aufstellungsgeschehen die Patienten bewegt und beschäftigt und dass sie diesem oft eine bedeutsame Rolle für Verbesserungen der Beziehungen und auch der Symptomatiken zuschreiben. Wenn hie und da der Stolz auf die Erfolge durchscheint – einige seiner Patienten mit der Darmkrankheit Morbus Crohn (die im medizinischen Feld nicht zu den psychosomatisch bedingten Krankheiten zählt) zeigen zum Beispiel nach den Aufstellungen wirklich kaum zu glaubende, aber von Ärzten bestätigte Verbesserungen –, so wirken die Aussagen des Autors doch nie missionarisch oder überheblich.

Die Beispiele hat Stephan Hausner so geordnet, dass Wechselwirkungen und das Bedingungsgefüge der Krankheiten und Beschwerden der Patienten mit bestimmten Verstrickungen, familiären Konstellationen oder Dynamiken zusammengefasst sind, so zum Beispiel die Kombination von Symptomen bzw. Krankheiten mit unterschiedlichen Ereignissen und Bedingungen, die Bindungsverluste und Bindungsverunsicherungen bei Patienten hervorriefen, mit Schulddynamiken oder tragischen Schicksalen in der Familie.

Hausners Aufstellungen sind ganz, schön und einfach, und gerade daran wird die Tiefe und Könnerschaft seiner Arbeit und sein Mitgefühl für kranke Menschen evident. Es ist im besten Sinne eine Seelenarbeit, und ich bin mir sicher, dass das Buch bei vielen Kollegen und Betroffenen »gut ankommt«. Wenn ich von »seiner« Arbeit spreche, bin ich mir gleichzeitig bewusst, dass es sich beim Familienstellen immer um ein kollektives, schöpferisches Geschehen handelt und ein Sich-jedesmal-Einlassen auf einen nicht vorherzubestimmenden Prozess.

Wiesloch, im Mai 2008
Gunthard Weber

Vorbemerkung

»Der höchste Grund der Arznei ist die Liebe.«
Paracelsus

Das Familienstellen hat sich als Beratungs- und Therapiemethode in den vergangenen 15 Jahren in vielen Arbeitsfeldern ausgedehnt und weiterentwickelt. Neben der Aufstellungsarbeit in Organisationen und in der Schule erweitern Systemaufstellungen mit Kranken die Möglichkeiten heilsamen Wirkens im Bereich der Medizin. Der Blick auf generationenübergreifende Verstrickungen und familiendynamische Zusammenhänge lässt Krankheit und Gesundheit in einem neuen Licht erscheinen, und die in Krankheits- und Symptomaufstellungen gewonnenen Einsichten führen zu einer ganzheitlicheren Betrachtung des kranken Menschen.

Ein Ehepaar, beide als Internisten in einer Klinik tätig, bemerkt in einem Gespräch nach der Teilnahme an einer Aufstellungsgruppe für Kranke: »Es ist beeindruckend, in welcher Deutlichkeit Systemaufstellungen mit Kranken die generationenübergreifenden Zusammenhänge von Krankheiten und traumatischen Ereignissen in der Herkunftsfamilie des Patienten ans Licht bringen können. Hier lässt sich ein nicht unwesentliches Potenzial ärztlicher Unterstützung vermuten, und es scheint offensichtlich, dass der Frage nach diesem Zusammenhang im Rahmen ärztlicher Versorgung bisher nicht genügend Beachtung beigemessen wird.«

Diesem Potenzial kurativer Möglichkeiten, das in der Anwendung der Methode der Systemaufstellung für Kranke liegt, widmet sich das vorliegende Buch.

Dabei richtet es sich sowohl an alle im medizinischen Feld wirkenden Berufsgruppen, wie Ärzte, Psychotherapeuten, Heilpraktiker, Systemaufsteller, als auch an betroffene Patienten und Interessierte ohne Vorkenntnisse.

Diese finden eine verkürzte Einführung in die Grundlagen des Familienstellens am Anfang des Buches. Wer sich eingehender mit dem Familienstellen und anderen Aufstellungsformen beschäftigen möchte, sei auf die in den Literaturhinweisen angegebenen Grundlagenwerke verwiesen.

Das Buch ist aus der Sicht eigener Erfahrungen und Überlegungen entstanden. Die ausgewählten Beispiele stammen aus von mir seit 15 Jahren geleiteten Aufstellungsgruppen für Kranke, wobei die Diagnosen entsprechend den Aussagen der Patienten übernommen wurden, wohl wissend, dass vermutlich nicht alle einer genauen klinischen Untersuchung standhalten würden. Der Leser möge sich nicht an der in den Beispielen verwendeten Ich-Form stören. Sie ist gewählt, um hervorzuheben, dass es sich nur um eine von vielen möglichen Vorgehensweisen im Rahmen der Anwendung von Systemaufstellungen handelt, die keinerlei Anspruch auf allgemeingültige Richtigkeit erhebt. Um die Anonymität der Patienten in den Therapiegruppen zu wahren, ist die Ansprache in der zweiten Person die in der Regel übliche Form. Diese ist in den Fallberichten beibehalten.

Ziel des Buches ist es, dem Leser einen Einblick in das heilsame Potenzial von Systemaufstellungen mit Kranken zu vermitteln. Mit diesem Ansatz wird ein neues, weites Feld betreten. Viele Bereiche bleiben bewusst unberücksichtigt, und viele Aspekte sind noch nicht bedacht und erarbeitet.

Mein Anliegen ist, die für den Hauptteil des Buches gewählten Fallbeispiele für sich sprechen zu lassen. Wie die Beobachter in Aufstellungsgruppen sollen Leser die Möglichkeit haben, an den Geschichten und Aufstellungsprozessen der Patienten und Patientinnen teilzuhaben und auf diese Weise von den in Familien wirkenden Dynamiken, die in Wechselwirkung mit Krankheiten stehen können, zu erfahren oder gar in Kontakt mit einer Haltung zu kommen, die eine heilsame Wirkung entfalten kann. In dieser Hinsicht birgt das Buch auch Potenzial zur Selbsthilfe.

Ein weiteres Anliegen ist es, die Patienten und Patientinnen selbst zu Wort kommen zu lassen. Wenn diese mir aus eigenem Impuls Rückmeldungen zukommen ließen, ermunterte ich sie, ihre Erfahrungen und Eindrücke schriftlich festzuhalten, um zu erfahren, ob und wenn, wie ihnen aus ihrer Sicht die Teilnahme an der Aufstellungsgruppe weitergeholfen hat. Ich habe diese Texte, so weit möglich, wörtlich übernommen. Eventuell bestehende Diskrepanzen zwischen den von mir verfassten Aufstellungsberichten und den Beschreibungen der Patienten erklären sich aus unterschiedlichen Wahrnehmungen, Erinnerungen und Interpretationen des Geschehenen oder seiner Wirkungen.

Der leichteren Lesbarkeit wegen wird im Buchtext bei allgemeinen Bezeichnungen, wie »der Patient« oder »der Klient«, nur die auf das männliche Geschlecht bezogene Schreibweise benützt. In den Beispielen ist zuweilen statt der Formulierung »Stellvertreter des Vaters« oder »Stellvertreterin der Mutter« die Bezeichnung »Vater« oder »Mutter« gewählt. Wurden Stellvertreter mit anderen Personen oder dem/der Klienten/Klientin selbst ausgewechselt, wird ausdrücklich darauf hingewiesen.

Zu Beginn noch ein persönliches Wort zu meinem beruflichen Werdegang: Mein anfänglicher Berufswunsch war es, Biologe zu werden, und ich wollte im Bereich Verhaltensforschung oder Umweltschutz tätig sein. Doch schließlich galt mein Interesse mehr dem Menschen und seinem sozialen Umfeld, und ich erwog, einen medizinischen Beruf zu ergreifen. Während der Ausbildung zur Krankenpflege fasste ich den Entschluss, Medizin zu studieren. Da ich mich jedoch im Rahmen der Umweltpflege bereits mit der Autoregulation von Systemen beschäftigt hatte, verlor für mich die Schulmedizin an Attraktivität. Meine Suche nach ökologischen Vorgehensweisen führte mich zur Traditionellen Chinesischen Medizin, und über die Naturheilkunde fand ich schließlich Zugang zur Homöopathie.

Mich faszinierte das der Homöopathie zugrunde liegende Ähnlichkeitsprinzip und vor allem auch das in der Homöopathie bekannte »Sekundenphänomen«. Dieses zeigt, dass der Körper in der Lage ist, sich durch einen entsprechenden heilsamen Impuls augenblicklich umzustrukturieren, und dass sich selbst starke Symptome und Krankheitsbilder in kurzer Zeit zurückzuziehen vermögen. Die Fähigkeit des Körpers zu Spontanremission prägte meinen Anspruch an heilsames Wirken, und ungeachtet meiner Überzeugung, dass sich das Phänomen der Heilung unserem Zugriff wie entzieht, beschäftigte mich stets die Optimierung ganzheitlicher Behandlungskonzepte.

Schwierig erlebte ich in der Homöopathie die Arzneimittelfindung mithilfe des Repertoriums, und es störte mich auch die Abhängigkeit von Arzneien. Meinem Schwiegervater, K. J. Eick, verdanke ich den Zugang zur medizinischen Radiästhesie. In seiner Praxis erlernte ich sowohl das Austesten von homöopathischen Arzneien für Patienten als auch das Auffinden von Störzonen am Körper. Dieser Weg der Einfühlung ist mir noch heute eine wesentliche Grundlage in der Aufstellungsarbeit. Mit dem Erlernen dieser Testmethoden begann ich, Heilungsprozesse als Resonanz- und Feldphänomene zu begreifen.

Mein Ideal wurde zunehmend, dass der Arzt oder Behandelnde selbst zu Arznei im homöopathischen Sinne wird und durch seine Präsenz im Patienten Veränderungen anstößt: der Behandelnde (Hand anlegende) als ein Katalysator für die heilsame Veränderung im Patienten. Nicht er heilt, sondern er schafft Bedingungen für Selbstheilung.

Die fortwährende Suche nach effizienten Behandlungsmethoden führte mich in eine Aufstellungsgruppe zu Bert Hellinger.

Ich erlebte Bert Hellinger bei der Arbeit mit Kranken als jemand, der ohne Arznei, durch seine Einsicht, durch sein Wesen und durch sein Tun, Heilsames bei Patienten in Gang zu bringen vermochte. Mein Gefühl war, gefunden zu haben, was ich suchte.

Durch das Studium der traditionellen Heilkunde Chinas und der Humoralpathologie des antiken Griechenlands, in deren Gedankenmodellen Krankheit als Ordnungsstörung gesehen wird, war mir ein Zusammenhang von Gesundheit und Ordnung nicht fremd. So leuchteten mir Bert Hellingers Einsichten über die »Ordnungen der Liebe« in menschlichen Systemen und ihre mögliche Bedeutung im medizinischen Kontext schnell ein. Durch seine Anwendung der Aufstellungsmethode an Kranken wurde unmittelbar deutlich, dass man Ganzheitsmedizin ohne das Einbeziehen der Familie oder des relevanten sozialen Umfeldes des Patienten nicht betreiben kann.

Heute ist die Aufstellungsarbeit mit Kranken zu meiner Haupttätigkeit in der täglichen Praxis geworden. Dabei ist diese Vorgehensweise keine für sich allein stehende Methode. Sie bildet einen Baustein in einem ganzheitlichen Behandlungs- oder Therapiekonzept. Der »Aufsteller« ist ein Assistent des Arztes oder Heilpraktikers, und die Absicht ist nicht, deren Behandlungs- und Beratungsmethoden zu ersetzen. Doch besonders wenn an sich wirksame Anwendungen nicht zu dem gewünschten oder erwarteten Ergebnis führen, öffnet der Blick auf die familiären, generationenübergreifenden Hintergründe von Krankheiten neue, zusätzliche Möglichkeiten.

Den Grundstein für die Aufstellungsarbeit mit Kranken und damit auch für dieses Buch legte Bert Hellinger. Ohne seine vertrauensvolle Unterstützung hätte ich es nicht gewagt, die Einsichten aus dem Familienstellen unmittelbar in der praktischen Arbeit mit Patienten umzusetzen. Als Lehrer und Freund fühle ich mich ihm in ganz besonderer Dankbarkeit verbunden.

Einen wesentlichen Anteil an diesem Buch haben die vielen Patienten, die mir ihr Vertrauen entgegenbrachten und an deren Lebens-

und Krankheitskrisen ich teilhaben und lernen durfte. Auch ihnen fühle ich mich dadurch sehr verbunden.

Unter den vielen Freunden und Kollegen gilt mein besonderer Dank Dr. Gunthard Weber. Ohne seine Unterstützung wäre das Buch nicht zu dem geworden, was es ist. Der durchwegs anregende Austausch schaffte so weit wie möglich eine Abstimmung schulmedizinischer und naturheilkundlicher Denkkonzepte und trug Besonderes zur Entstehung dieses Buches bei.

Bereichernd war auch die Lektüre bisheriger Veröffentlichungen zur Aufstellungsarbeit mit Krankheiten und Symptomen. Ich bitte mir nachzusehen, dass diese im Text nicht immer erwähnt sind, und verweise auf das Literaturverzeichnis im Anhang.

Das Buch hätte nicht entstehen können ohne das Vertrauen der zahlreichen internationalen Kollegen und den oft selbstlosen Einsatz ihrer Übersetzer. Nahezu alle ausgewählten Beispiele stammen aus den zahlreichen, durch sie sorgfältig vorbereiteten und mitgetragenen Therapie- und Weiterbildungsseminaren. Vielen fühle ich mich heute in Freundschaft verbunden. Mein besonderer Dank gilt Carlos Bernues, Tiiu Bolzmann, Annelies Boutellier, Michail Burnjaschew, Luisfer Camarra, Carola Castillo, Vicente Cuevas, Mireia Darder, Joan Garriga, Silvia Kabelka, Sonja Kriener, Ed Lynch, Alfonso Malpica und Angelica Olvera, Tanja Meyburgh, Silvia Miclavez, Ingala Robl, Sheila Saunders, Dale Schusterman, Jan Jacob Stam und Bibi Schroeder, John und Susan Ulfelder.

Mein Dank gilt auch Margit und Dr. Michael Franz. Sie haben den Anfang des Projekts begleitet. Wolfgang Tatzer hatte immer ein offenes Ohr für Fragen und half bei der Übersetzung der fremdsprachigen Transkripte.

1. Einführung

»Werde, der du bist.«
F. W. J. v. Schelling

In der Psychotherapie ist seit jeher bekannt, dass persönliche traumatische Erlebnisse zu langfristigen seelischen und körperlichen Störungen führen können, wenn sie aus gegenwärtiger Überforderung verdrängt und ausgeklammert werden. Die Überwindung dieser Beschwerden wird möglich, wenn es gelingt, die bisher abgespaltenen Aspekte wieder anzunehmen und zu integrieren.

Das Familienstellen bringt darüber hinaus ans Licht, wie auch die Traumen der Vorfahren, mit denen wir schicksalhaft verbunden sind, generationenübergreifend weiterwirken und auf das Leben der Nachkommen Einfluss nehmen.

Wegbereitend für die Entwicklung des Familienstellens waren die Einsichten Bert Hellingers in die Wirkungsweisen des Gewissens und die Frage, was die einen innerhalb der Familie und auch über die Familie hinaus in das Schicksal anderer verstrickt, sowie seine ausdauernde Beobachtung und erfolgreiche Suche und Entwicklung von Möglichkeiten, diese Verstrickungen zu lösen.

1.1 Verkürzte Einführung in die Grundlagen des Familienstellens

Jeder Mensch wird in eine Familie hineingeboren. Damit entsteht eine Bindung an alle, die zu dieser Familie gehören. Eine unbewusste Instanz, Bert Hellinger nennt sie das »Familiengewissen«, wacht über die Bedingungen, die in der Schicksalsgemeinschaft der Familie herrschen und denen wir ausgesetzt und untergeordnet sind, ob wir es wollen oder nicht. Es sorgt für die Bindung im System, für den Ausgleich, sowohl zwischen Geben und Nehmen als auch im Schicksal und für die Ordnung. Zur Ordnung gehört, dass alle, die zu diesem Familiensystem gehören, einschließlich der Verstorbenen, das gleiche Recht auf Zugehörigkeit haben. Wird ein Mitglied ausgeschlossen, verachtet oder vergessen, zum Beispiel ein tot geborenes Kind, bewirkt dieses kollektive Gewissen, dass ein anderer, meist aus einer späteren Generation sich mit diesem Ausgeschlossenen unbewusst identifiziert. In dieser »Verstrickung« wird er diesem ähnlich und ahmt Aspekte dessen Schicksals nach, ohne dass er weiß weshalb und ohne, dass er sich dagegen wehren kann.

Eine zweite Ordnung, über die das kollektive Gewissen wacht, ist die Rangordnung nach der Zeit. So haben die Eltern Vorrang vor den Kindern, und das erste Kind hat Vorrang vor dem zweiten usw. Unter Familien gilt, dass eine neu gegründete oder entstandene Familie Vorrang hat vor der früheren. Also die Gegenwartsfamilie vor der Herkunftsfamilie und die zweite Familie vor der ersten, auch wenn diese zum Beispiel durch ein Kind aus einer Außenbeziehung entsteht. Im Gegensatz zu dem bewussten, persönlichen Gewissen, durch das wir unmittelbar wahrnehmen, ob wir mit unserem Handeln unsere Zugehörigkeit gefährden, sorgt das unbewusste kollektive Gewissen für das Weiterbestehen und den Zusammenhalt der ganzen Familie.

Wie viele im Hauptteil des Buches angeführte Beispiele zeigen, halten wir an vielen Krankheiten und Symptomen aus einer Sehnsucht nach Nähe zu unseren Eltern oder dem Bedürfnis nach Zugehörigkeit zu unserer Familie fest. Oft wirkt dabei ein unbewusstes Bedürfnis nach einem Ausgleich, wo wir uns schuldig fühlen oder einen vermeintlichen Anspruch aufrechterhalten. Oder wir werden durch eine Krankheit zu einem Innehalten gezwungen, wenn wir mit unserer Haltung oder unserem Handeln eine Ordnung verletzen.

1.1.1. Die Familie als Schicksalsgemeinschaft

Über die Frage nach möglichen familiären Verstrickungen einzelner Familienmitglieder hat die Arbeit mit Systemaufstellungen zu einem erweiterten Familienbegriff geführt, der alle einschließt, die vom kollektiven Gruppengewissen der Familie erfasst werden. In diesem Sinne zugehörig sind alle Kinder, also wir selbst und alle unsere Geschwister und Halbgeschwister, auch die tot geborenen, die weggegebenen, die verschwiegenen und die abgetriebenen Kinder. Des Weiteren gehören die Eltern und all deren Geschwister dazu. Die Großeltern gehören dazu, manchmal deren Geschwister, vor allem wenn sie ein besonderes Schicksal hatten, und ebenso manchmal auch die Urgroßeltern.

Neben den Blutsverwandten gehören auch alle diejenigen dazu, die in irgendeiner Weise durch die Familie einen Nachteil hatten oder durch deren Schicksal oder Tod die Familie einen Vorteil hatte, zum Beispiel die früheren Partner der Eltern oder Großeltern, die Platz gemacht haben oder ihn frei machen mussten. In diesem Zusammenhang gelten auch alle diejenigen als zugehörig, die Opfer von Verbrechen und Gewalt durch Familienangehörige wurden, und aufgrund der besonderen Bindung, die zwischen Opfern und Tätern entsteht, gehören in jenen Familien, in denen es Opfer von Gewaltverbrechen gibt, auch deren Mörder dazu. Sie alle bilden die Schicksalsgemeinschaft der Familie.

1.1.2 Die Vorgehensweise

Um die generationenübergreifenden Wirkungen des unbewussten kollektiven Gewissens aufzuzeigen ist das Familienstellen die Methode der Wahl. Am effektivsten lassen sich Aufstellungen in mehrtägigen Gruppen durchführen. Hier hat jeder die Möglichkeit, aus dem Teilnehmerkreis Stellvertreter für sich und für Mitglieder seiner Familie auszuwählen. Diese werden vom Patienten entsprechend seines inneren Bildes, wie die Familienangehörigen zueinander stehen, in Beziehung zueinander aufgestellt. Das überraschende, bisher nicht erklärbare Phänomen ist, dass die gesammelt aufgestellten Stellvertreter von einer Bewegung ergriffen werden und sich plötzlich fühlen wie die realen Personen, für die sie aufgestellt sind. Sie zeigen deren Gefühle und entwickeln manchmal ähnliche Körpersymptome, unabhängig davon, ob sie für Personen stehen, die leben oder schon verstorben sind. Je nachdem wie die Stellvertreter zueinander in Beziehung stehen, wie sie empfinden, was sie äußern, welche Impulse sie haben, können der Aufstellungsleiter und der Patient erkennen, welche Ereignisse aus der Geschichte der Familie relevant sind und welche Dynamiken in dieser Familie wirken und in einem Zusammenhang mit der Krankheit und der Symptomatik des Patienten stehen können.

Nicht für alle Patienten ist die Gruppe ein geeigneter Rahmen. Besonders bei psychischer Labilität bedarf es der Abklärung mit einem behandelnden Arzt oder Therapeuten.

Auch in der Einzelpraxis lassen sich Lösungen erarbeiten. Hier kann mit Figuren oder Bodenankern aufgestellt werden. Auf diese Möglichkeiten gehe ich hier nicht weiter ein, stattdessen verweise ich auf die vorhandene Literatur (Franke 2002; De Philipp 2008).

1.2 Die Krankheits- und Symptomaufstellung

In der Aufstellungsarbeit mit Kranken ist es oft hilfreich, einen Stellvertreter für die Krankheit oder die Symptomatik des Patienten aufzustellen. (Aufgrund einer Ausrichtung auf Ganzheitlichkeit und des Bestrebens, Symptomverschiebungen zu vermeiden, arbeite ich persönlich eher selten mit Stellvertretern einzelner Symptome.)

Wie die Beobachtung zeigt, treten die Stellvertreter für abstrakte Strukturen, wie auch Krankheiten oder Symptome, in der Regel in Resonanz mit ausgegrenzten Personen oder systemrelevanten, häufig tabuisierten Themen der Familie.

Bisweilen entsteht der Eindruck als würde der Kranke mit seiner Symptomatik an die ausgeschlossene Person erinnern. Er ist in Liebe verbunden, wo andere Mitglieder der Familie die Liebe und Anerkennung verweigern oder zurückhalten. Die Aufstellung von der Krankheit oder der Symptomatik in Beziehung zum Patienten oder seiner Familie vermag diese meist unbewussten Zusammenhänge ans Licht zu bringen.

Während der Klärung des Anliegens des Patienten zeigen sich seine Haltung gegenüber der Krankheit oder Symptomatik und auch seine Bereitschaft, sich ihr und einem möglichen Hintergrund zu stellen. Nehme ich hier großen Widerstand oder eine überaus ablehnende Haltung gegenüber der Krankheit wahr, beginne ich die Aufstellung meist nur mit Stellvertretern für die Krankheit oder Symptomatik und für den Patienten selbst und überlasse die Stellvertreter ihren Bewegungsimpulsen. Meist werden in einem weiteren Schritt Stellvertreter für Familienangehörige hinzugefügt.

Eine andere Möglichkeit ist es, mit Stellvertretern für die Gegenwarts- oder Herkunftsfamilie des Patienten zu beginnen und einen Stellvertreter für die Krankheit in einem zweiten Schritt dazuzustellen.

Hinweise zur Lösung der Dynamik geben meist diejenigen Personen, die am deutlichsten auf den Stellvertreter der Krankheit reagieren. Bevor der Patient einen Stellvertreter für die Krankheit auswählt, lasse ich ihn meist entscheiden, ob er für sie einen Mann oder eine Frau auswählen möchte. So ist er angehalten, in seinem Inneren nachzuspüren, was sich für ihn richtig anfühlt, und ist weniger geleitet von der äußeren Erscheinung der anderen Gruppenteilnehmer. Oft entspricht die Wahl des Geschlechts dabei dem der ausgegrenzten Person, jedoch sollte sich der Therapeut nicht darauf verlassen.

Ein Beispiel:

Die Fehlgeburt: »Liebe Mama, das Wichtigste habe ich.« (Patientin mit Brustkrebs)

Eine Frau berichtet in einer Gruppe für Systemaufstellungen mit Kranken von ihrer Krebserkrankung. Sie fügt hinzu, die Ärzte würden ihr gute Heilungschancen bekunden, und auch sie selbst ist überzeugt: »Ich schaffe das!«

Bei vielen Krebskranken findet man eine anmaßende Haltung gegenüber den Eltern, dem Schicksal eines Familienangehörigen oder dem Leben im Allgemeinen. Diese zeigt sich manchmal in Form von Wut und Hass, oft aber auch in der Vorstellung, man könnte eine andere Person durch eigenes Leid vor einem schweren Schicksal bewahren.

In der Aufstellung einer anderen Patientin mit Brustkrebs sagte der Stellvertreter der Krankheit zu ihrer Stellvertreterin, nachdem diese sich vor ihm wie für einen Kampf rüstete: »Weißt du eigentlich, wie gefährlich ich bin?«

An diesen Satz musste ich denken, als die Patientin in völliger Überzeugung sagte: »Ich schaffe das!«

Ohne weiter nachzufragen, bitte ich sie, eine Stellvertreterin für sich selbst und eine weitere Person für ihre Krankheit aufzustellen. Auch für die Krankheit wählt sie eine Frau und stellt sie mit gleicher Blickrichtung dicht hinter die Stellvertreterin für sich selbst. Zur großen Verwunderung der Patientin lässt sich ihre Stellvertreterin sogleich aus eigenem Impuls nach hinten fallen, lehnt sich an die Stellvertreterin der Krankheit an und schließt glücklich und zufrieden die Augen. Die Stellvertreterin der Krankheit hält sie fest und bemerkt: »Für mich ist das in Ordnung! – Wenn sie mich braucht, bin ich da!«

Dem Anschein nach handelt es sich bei der Stellvertreterin der Krankheit um die Mutter der Patientin.

Auf meine Frage nach der Beziehung zu ihrer Mutter berichtet die Patientin, dass diese immer schwierig war. »Inzwischen haben wir uns arrangiert. Ich bin das erste Kind meiner Eltern und sollte ein Junge sein. Meine Geburt war schon sehr schwierig, mit Saugglocke und Zange, und dann war ich ein Mädchen. Meine Mutter hatte die ganze Babyausstattung in hellblau, wie das damals so war. Laut einer Aussage meiner Tante hat meine Mutter angeblich nach meiner Geburt drei Tage geweint!«

Diese Antwort der Patientin steht in einem Widerspruch zu der fürsorglichen Haltung der Stellvertreterin der Krankheit. Diese ist bereit, für die Patientin da zu sein, doch die Mutter scheint aus irgendeinem Grund nicht frei gewesen zu sein, die Tochter anzunehmen. Diese Abweichung lässt vermuten, dass noch Wesentliches fehlt.

Bevor ich weiter nachfrage, bitte ich die Patientin, eine Stellvertreterin für ihre Mutter aufzustellen. Sie positioniert diese in einiger Entfernung mit Blick auf die aufgestellten Personen. Für die beiden hat die neue Stellvertreterin wenig Bedeutung. Die Stellvertreterin der Mutter zeigt jedoch starke körperliche Reaktionen. Sie hat große Mühe, ihre Tochter und die Krankheit anzuschauen und berichtet: »Ich sehe meine Tochter, doch in dem Moment, wenn ich auch auf die Krankheit schauen möchte, verschwimmt mir der Blick, und ich kann nichts mehr klar sehen.« Die von der Patientin geschilderte Fixierung der Mutter auf einen Jungen und diese Reaktion der Stellvertreterin der Mutter führen mich zur Frage an die Patientin, ob ihre Mutter vielleicht ein Kind verloren hat. Sie antwortet: »Ja, vor mir hatte meine Mutter eine Fehlgeburt. Das wäre ein Junge gewesen. Ich glaube, sie hat diesen Verlust nie überwunden.«

Als die Patientin ihren Bruder erwähnt, löst sich ihre Stellvertreterin aus eigenem Bedürfnis von der Stellvertreterin der Krankheit, dreht sich um und schaut ihr in die Augen. Der Eindruck ist, sie ist wie aus einer Entrückung erwacht und nimmt jetzt plötzlich am Geschehen teil.

Die Stellvertreterin der Mutter erträgt den Blick ihrer Tochter auf die Krankheit nicht. Sie wendet sich ab und schaut mit leerem Blick auf den Boden vor ihren Füßen.

Auf die Stellvertreterin der Krankheit deutend, wende ich mich an die Patientin mit der Frage: »Weißt du, wer da steht?«

PATIENTIN: »Meine Mutter?«

THERAPEUT: »Ich denke, es könnte dein Bruder sein!«

Um diese Hypothese zu überprüfen bitte ich einen Teilnehmer, sich als Stellvertreter für den verstorbenen Bruder der Patientin vor die Mutter auf den Boden zu legen. Die Stellvertreterin der Mutter sieht ihren Sohn und beginnt zu weinen. In diesem Moment lässt die Stellvertreterin der Patientin von der Stellvertreterin der Krankheit ab und schaut mit Liebe und Verständnis auf ihre Mutter. Die Stellvertreterin der Krankheit zieht sich aus eigenem Impuls aus der Aufstellung zurück, tritt aus dem Stuhlkreis der Teilnehmer und setzt sich zurück an ihren Platz.

Abschließend wende ich mich direkt an die Patientin und schlage ihr vor, die folgenden Sätze zu ihrer Mutter zu sagen. Bereitwillig und offenen Herzens spricht sie mir nach: »Liebe Mama, jetzt stimme ich zu. Das Wichtigste habe ich, und das nehme ich jetzt auch. Ich nehme es, und ich bewahre es mir, und ich achte es, indem ich gut auf mich schaue.«

Die Stellvertreterin der Mutter, die zunächst noch auf ihren toten Sohn blickte, wendet sich jetzt direkt an die Patientin und nimmt sie in den Arm. Mit Nachdruck spricht auch sie die von mir vorgeschlagenen Worte zu ihrer Tochter: »Mein liebes Kind, lebe! – Das hier ist meines!«

In der Schlussrunde der Aufstellungsgruppe drückt die Patientin aus, wie gut ihr die Aufstellung getan hat. Besonders wichtig war der Satz ihrer Mutter, dass sie leben soll, das brachte ihr eine große Erleichterung. Sie musste anerkennen, dass sie sich nie sicher war, ob ihre Mutter das wirklich wollte. Sie kann jetzt sehen, was zwischen ihr und ihrer Mutter steht und dass es nichts mit ihr zu tun hat.

Die wenigsten Patienten können zunächst weder einen Bezug von ihrer Erkrankung zu ihrer Familie herstellen noch einen eigenen Einfluss erkennen, den sie auf ihre Erkrankung haben. Hierzu erhalten sie wichtige Anhaltspunkte aus der Aufstellung.

Für wen die Krankheit in diesem Beispiel stand, bleibt am Ende unklar und ist auch unerheblich. Vielleicht entsprechen ihr Seelenaspekte sowohl des Bruders als auch der Mutter. Wesentlich war das Gefühl der Stellvertreterin der Krankheit, nicht mehr gebraucht zu werden. Dieses stellte sich ein, als der verstorbene Bruder der Patientin in die Aufstellung kam. Er war die Schlüsselfigur, die die Patientin in der Aufstellung von der Krankheit loslassen ließ. Die Mutter der Patientin konnte den Tod ihres Sohnes offensichtlich nicht überwinden. Damit blieb sie an ihn gebunden und war nicht frei, ihre Liebe zu ihrer Tochter fließen zu lassen. So war die Beziehung zwischen der Patientin und ihrer Mutter von Anbeginn belastet.

Die Ursache für eine schwierige Beziehung zu den Eltern suchen die Kinder zunächst in der Regel bei sich selbst. In Folge ihres Scheiterns, die Hindernisse zu überwinden, bleibt ihnen oft nur der Rückzug, die Verzweiflung und die Wut. Häufig verlieren sie später auch die Achtung vor den Eltern. Jede dieser Haltungen stört das seelische Gleichgewicht und folglich auch das körperliche Wohlbefinden.

Im Blick auf den Schmerz der Mutter um das verlorene Kind können Liebe und Achtung wieder fließen. Damit kann in der Seele etwas zur Ruhe kommen, und der gewonnene Frieden hat vielleicht auch eine heilsame Wirkung auf den Körper.

Ausschlaggebend für den Verlauf und den Ausgang einer Aufstellung ist die Entscheidung, welche Personen oder Strukturelemente aufgestellt werden. Für bisweilen problematisch erachte ich in der Methode der Systemaufstellung, dass im Grunde alles aufgestellt werden kann und sich daraus meist immer bewegende Prozesse entfalten. Die Kernfrage jedoch, vor allem auch aus medizinischer Sicht ist, hilft die Aufstellung weiter? Und was ist der Punkt, an dem der Patient vielleicht etwas verändern kann, eine Sichtweise, eine Haltung etc., damit in seiner Seele und in seinem Körper etwas in Fluss, zur Ruhe oder in Ordnung kommen kann.

Wesentlich im Vorfeld einer Aufstellungsarbeit ist die erste Kontaktaufnahme mit dem Patienten und die Klärung seines Anliegens. Während dieses Gesprächs achte ich nicht nur auf das gesprochene Wort. Der Therapeut lässt sich bereits beim Anhören des Anliegens wie ein Stellvertreter auf die vom Patienten erwähnten Personen und Strukturen ein und versucht mithilfe einer repräsentativen Wahrnehmung deren Gefühle oder Qualitäten zu erfassen. Häufig offenbaren sich auf diese Weise Diskrepanzen zwischen der Wahrnehmung des Therapeuten von einer Person und dem, was der Patient über seine Beziehung zu ihr schildert. Hier bekommt der Therapeut oft wertvolle Hinweise auf die konfliktbelasteten Hintergründe der Symptomatik (siehe dazu das Beispiel: Der frühe Tod der Eltern: »Ich bin eure Tochter!«, S. 32).

1.3 Die Aufstellung des erkrankten Organs

Manchmal ergibt sich aus dem Sicheinfühlen in das erkrankte Organ des Patienten die Wahrnehmung, dass dieses wie nicht in das Gesamtsystem des Körpers eingebunden ist. In alternativmedizinischen Behandlungskonzepten stellt das jedoch eine Grundvoraussetzung für die Gesunderhaltung und Genesung eines Organs dar. Ist der Eindruck einer Abspaltung des betroffenen Organs vom Gesamtorganismus besonders deutlich, so gehe ich in der Aufstellung zunächst dieser unterbrochenen Verbindung nach. Dazu bitte ich den Patienten, zunächst Stellvertreter für sich selbst und das erkrankte Organ aufzustellen. Ein Beispiel:

Die Trauer der Mutter
(Patient mit rezidivierenden Erkrankungen der Atemorgane)
In einer Aufstellungsgruppe für körperlich Kranke bittet mich ein Mann, mit ihm zu arbeiten. Seit seiner Kindheit stellen seine Atemorgane einen körperlichen Schwachpunkt dar. Häufige Pneumonien führten zu chronischen Atemwegsbeschwerden, die sich bis heute als therapieresistent erweisen. Diese Information genügt zunächst, und ich nehme mir ein paar Momente Zeit, mich auf den Patienten einzulassen. Dabei spüre ich in ihm eine tiefe Traurigkeit als Grundgefühl.

In der traditionellen chinesischen Medizin wird die Emotion Trauer dem Funktionskreis der Lunge zugeordnet. Das heißt, eine übermäßig starke oder überfordernde Trauer, auch wenn diese von einer nahe stehenden Person gelebt wird, führt zu einer Beeinträchtigung des Funktionskreises Lunge, was sich unter anderem in Beschwerden der Atemorgane zeigen kann. Hier vermute ich einen Zusammenhang des empfundenen Grundgefühls der Traurigkeit des Patienten zu seinen Beschwerden. Als ich mich in der Folge auf die Lunge des Patienten einstimme und in seine Beziehung zu diesem Organ, empfinde ich keine Verbindung. Die Lunge fühlt sich wie abgeschnitten vom Gesamtorganismus an.

Ich bitte den Patienten, zwei Stellvertreter auszuwählen, einen für ihn selbst und einen für das Organ Lunge. Er stellt zunächst seinen Stellvertreter in die Mitte des Kreises, wählt eine Frau für seine Lunge aus und stellt sie, ihm zugewandt, hinter seine rechte Schulter. Unaufgefordert legt die Stellvertreterin der Lunge ihren Kopf an die Schulter des Stellvertreters des Patienten. Diesem ist das sichtlich unangenehm, und er geht vorsichtig einen Schritt nach vorn. Die Stellvertreterin der Lunge hält ihre Augen geschlossen und bleibt an den Stellvertreter des Patienten angelehnt. Dazu verlagert sie ihr ganzes Körpergewicht nach vorn, sodass der Stellvertreter des Patienten nicht weitergehen kann. Ich schaue zum Patienten, sehe, dass dieser weint, und sage: »Es sieht so aus, als sei dir dieses Bild vertraut.« Er nickt, deutet auf die Stellvertreterin der Lunge und sagt: »Das ist meine Mutter, so kenne ich meine Mutter.«

Dem Stellvertreter des Patienten wird die Last zu groß. Er löst sich, indem er zwei Schritte nach vorne geht. Die Stellvertreterin der Lunge bzw. der Mutter des Patienten öffnet die Augen, bleibt in gebückter Haltung stehen und schaut jetzt suchend vor sich auf den Boden.

Ich frage den Patienten, ob jemand in der Familie der Mutter früh gestorben ist, und er berichtet, seine Mutter habe vor ihm fünf Fehlgeburten gehabt. Als die Stellvertreterin der Mutter das hört, beginnt sie zu weinen und kniet sich auf den Boden.

Der Patient atmet tief durch und schaut mich wissend und zustimmend an. Sein Atmen hat sich jetzt verändert, sein Brustkorb fühlt sich freier und lebendiger an, und ich beschließe, es dabei zu belassen. Abschließend frage ich den Patienten noch, ob es so gut für ihn ist, und als er es bejaht, entlasse ich die Stellvertreter.

Durch die Aufstellung ist für den Patienten ein Zusammenhang seiner Beschwerden mit einem ihm vertrauten Lebensthema, der Trauer und dem Schmerz seiner Mutter, hergestellt. Dadurch hat er in Zukunft, wenn die Beschwerden wieder auftreten sollten, einen anderen Bezug zu seinen Symptomen, weiß jetzt, womit sie zusammenhängen, und ihm ist so eine Möglichkeit zur Veränderung und Gegenregulation gegeben.

Es ist in Aufstellungen immer wieder bewegend zu erleben, wie selbstlos und beharrlich Kinder bereit sind, stellvertretend das Schicksal ihrer Eltern und auch von anderen, ihnen nahe stehenden Bezugspersonen zu tragen, wenn sie spüren, wie diese darunter leiden.

1.4 Arbeitskontext und Leitgedanken

»Der gemäße Moment bestimmt die Qualität der Bewegung.«
Lao Tse

Der Versuch, Krankheit und Gesundheit in ihrer Wesenheit zu begreifen, sowie die Auseinandersetzung mit Heilungsphänomenen ließen in mir die Überzeugung reifen, dass es sich dort, wo Heilung stattfindet, um Selbstheilung handelt. Wer zu dieser Sichtweise gelangt, ist vor die Frage gestellt, was ein Begleiter von Menschen in Krankheitskrisen zur Linderung oder Genesung des Hilfe suchenden Patienten beitragen kann. Vielleicht gelingt es, Bedingungen zu gestalten, in denen sich die Selbstheilungskräfte so gut als möglich entfalten können. In dieser Weise erlebe ich neben der entsprechenden medizinischen Versorgung des Patienten die Arbeit mit Systemaufstellungen für Kranke in der Gruppe als einen hilfreichen, ergänzenden und wirkungsvollen Ansatz.

Seitdem ich Aufstellungen im Rahmen meiner Praxistätigkeit durchführe, beschäftigt mich die Frage nach der Effizienz und Wirksamkeit der Methode. Was hat geholfen, wenn bei Patienten nach der Teilnahme an einer Aufstellungsgruppe Heilungsprozesse von teilweise lange bestehenden Krankheiten in Gang kommen, manchmal sogar ohne dass die Patienten selbst eine Aufstellung machen?

Gibt es Kriterien für die Aufstellungsarbeit mit Kranken, deren Berücksichtigung neben der zur Methode gehörenden Haltung der Absichtslosigkeit des Therapeuten und einer phänomenologischen Vorgehensweise den Heilungsprozess bei den Patienten unterstützen kann?

(In seinem Buch Ordnungen der Liebe schreibt Bert Hellinger unter der Überschrift *Der wissenschaftliche und der phänomenologische Erkenntnisweg* [2000, S. 20 f.] zur phänomenologischen Vorgehensweise:

> »Zwei Bewegungen führen zur Einsicht. Die eine greift aus und will ein bisher Unbekanntes erfassen, bis sie seiner habhaft und es ihr verfügbar wird. Von dieser Art ist das wissenschaftliche Bemühen, und wir wissen, wie sehr es unsere Welt und unser Leben verwandelt, gesichert und bereichert hat.
>
> Die zweite Bewegung entsteht, wenn wir während des ausgreifenden Bemühens innehalten und den Blick nicht mehr auf ein bestimmtes Fassbares, sondern auf ein Ganzes richten. Der Blick ist also bereit, das Viele vor ihm gleichzeitig aufzunehmen.

Wenn wir uns auf diese Bewegung einlassen, zum Beispiel im Angesicht einer Landschaft oder einer Aufgabe oder eines Problems, merken wir, wie unser Blick zugleich füllig wird und leer. Denn sich der Fülle aussetzen und sie aushalten kann man nur, wenn man zunächst vom Einzelnen absieht. Dabei halten wir in der ausgreifenden Bewegung inne und ziehen uns etwas zurück, bis wir jene Leere erreichen, die der Fülle und Vielfalt standhalten kann.

Diese zuerst innehaltende und dann sich zurücknehmende Bewegung nenne ich phänomenologisch. Sie führt zu anderen Einsichten als die ausgreifende Erkenntnisbewegung. Dennoch ergänzen sich beide. Denn auch bei der ausgreifenden, wissenschaftlichen Erkenntnisbewegung müssen wir zuweilen innehalten und unseren Blick vom Engen auf das Weite richten, und vom Nahen auf das Ferne. Und auch die phänomenologisch gewonnene Einsicht bedarf der Überprüfung am Einzelnen und Nächsten.«)

1.4.1 Der Rahmen und die Haltung

Von besonderer Bedeutung ist die Gestaltung eines geschützten Rahmens, in dem die Aufstellungen in der Gruppe durchgeführt werden. Hier kommen die persönliche Erfahrung und insbesondere eine allen Teilnehmern und jedem Schicksal gleichermaßen zugewandte, urteilsfreie Haltung des Gruppenleiters zum Tragen. Je sicherer sich die Patienten fühlen und je deutlicher sie spüren, dass das, was sich in der Aufstellung zeigt, nicht von anderen Gruppenteilnehmern bewertet oder beurteilt wird, umso leichter werden sie sich für die Dynamiken, die hinter ihren Krankheiten wirken, öffnen können.

Der Aufstellungsleiter muss das in der Regel gespaltene Verhältnis des Patienten zu seiner Krankheit berücksichtigen. Einerseits möchte der Patient die Krankheit loswerden, da durch diese sein Leben eingeschränkt oder gar bedroht ist. Auf der anderen Seite muss anerkannt werden, dass die Krankheit der beste dem Patienten mögliche Versuch ist, sich seinen Lebensbedingungen anzupassen.

Wie in der Naturheilkunde betrachtet der Aufstellungsleiter Krankheit nicht so sehr als ein Problem, sondern sieht in ihr mehr ihre Funktion und den Versuch einer Lösung. In dieser Haltung ist er den hinter der Krankheit wirkenden Kräften und Dynamiken zugewandt, und der Patient gewinnt das Vertrauen, diese im Aufstellungsprozess zur Lösung freizugeben.

1.4.2 Die Leitgedanken

Aus der Sicht der Aufstellungsarbeit wirken im Umgang mit Krankheitsgeschehen nach bisherigen Erfahrungen folgende Aspekte ineinander und bedingen und verstärken sich gegenseitig:

- die Bereitschaft des Patienten zum Ja zum Leben und damit verbunden zur Eigenverantwortlichkeit,
- die primäre Liebe des Kindes zu seinen Eltern und die Sehnsucht nach Nähe zu ihnen,
- die Ausgrenzung von systemrelevanten Personen und/oder Themen durch den Patienten selbst oder durch seine Familie.

1.4.2.1 Das Ja zum Leben und das Nein

»Gesundheit ist kein Sich-fühlen, sondern ein Da-sein.«
Hans-Georg Gadamer

Traumatische Erfahrungen und Erlebnisse in Familien bereiten allen Angehörigen der Familie über Generationen hinweg Angst und trennen die Kinder von ihren Eltern und spätere Generationen von den früheren. Doch was oft als Last und Schwere empfunden wird, birgt in der Tiefe auch eine besondere Kraft.

Das folgende Beispiel einer Aufstellung verdeutlicht, wie wir mit der Geschichte unserer Familie verbunden sind und uns ihr nicht entziehen können. Sie gehört zu uns, sie ist ein Teil von uns und prägt unsere Persönlichkeit mit allen Stärken und Schwächen, die wir haben.

Die Last

Ein Mann schildert in einem Aufstellungskurs sein Anliegen mit den Worten: »Ich möchte die Last meiner Familie loswerden.« Ohne nachzufragen, was in der Familie geschehen war, bitte ich ihn, zwei Stellvertreter auszuwählen: einen für sich selbst und einen für die »Last«. Er stellt die beiden mit großem Abstand zueinander auf, sein Stellvertreter kehrt dabei der »Last« den Rücken zu. Während der Stellvertreter des Patienten von starker Unruhe geprägt ist, steht der Stellvertreter der »Last« fest und ruhig da. Er folgt aufmerksam und mit freundlichem Blick den Bemühungen des anderen, sich zu entziehen. Die Verzweiflung des Stellvertreters des Patienten über die Unmöglichkeit, der Last zu entrinnen,

> nimmt stetig zu, und er versucht, sich in einer Ecke des Raumes zu verstecken. Der Stellvertreter der Last schaut unbeirrt auf ihn und wartet. Auf die Frage, was in ihm vorgeht, antwortet er: »Ich bin da, und ich habe alle Zeit der Welt!« Als der Stellvertreter des Patienten diese Aussage vernimmt, verstärkt sich seine Unruhe von Neuem. Ihm wird zunehmend unbehaglich, bis er aufsteht, und ohne umzublicken geht er langsam, wie von einer unsichtbaren Kraft gezogen, Schritt für Schritt rückwärts, genau auf den Stellvertreter der Last zu, bis er sich schließlich mit seinem Rücken an ihn anlehnt. Dieser legt behutsam die Hände auf dessen Schultern, und der Stellvertreter des Patienten beginnt leise zu weinen. Nach einer Weile schaut er über seine Schulter zurück, in die Augen des Stellvertreters der »Last«, nickt einsichtig, und die beiden umarmen sich. Zum Abschluss schlage ich dem Stellvertreter des Patienten vor zu sagen: »Ja! – Jetzt nehme ich es (das Leben), auch zu diesem Preis.«

Das »Ja« zum Leben durch die Eltern und die Ahnen ist für viele ein schwieriger Vollzug. Er gelingt über die Zustimmung zu den Eltern, wie sie waren und sind, sowie zur Geschichte der Familie, in die man hineingeboren wurde. Das Gelingen dieses Vollzugs ist unabhängig von dem Kontakt oder der Qualität der Beziehung zu den Eltern oder Großeltern. Er ist auch jenen möglich, die ihre Eltern und deren Familien nicht kennen, denn er ist per se auch eine Zustimmung zur eigenen Person, zum persönlichen Schicksal und auch zur Lebenssituation, in der man sich befindet. Diese kann auch eine Krankheit beinhalten, von der man akut oder chronisch, vielleicht auch ein ganzes Leben betroffen ist.

Wie die Erfahrung zeigt, ist der erste Schritt zur Lösung eines Problems oder der Genesung von einer Krankheit oft, den eigenen Teil der Verantwortung darin zu übernehmen. Nach meiner Beobachtung steht die Kraft für diesen Schritt in Relation zur Bereitschaft, den Eltern und der eigenen Herkunftsfamilie zuzustimmen. Dieses »Ja« zu den Eltern und zur Familie ist gleichsam das Ja zum Leben, und die Bereitschaft dazu sehe ich als eine Voraussetzung, mich als Therapeut auf eine Aufstellung mit einem Patienten einzulassen. Meine Erfahrung in der Aufstellungsarbeit mit Kranken vor allem in der Klinik ist, dass wenn ein Patient nicht bereit zu diesem »Ja« zu seiner aktuellen Situation ist, dann ist er oft auch nicht bereit oder imstande anzunehmen, was sich in der Aufstellung als lösende Bewegung zeigen würde. Unter diesen Umständen arbeite ich dann zunächst an der Fähigkeit und Bereitschaft des Patienten zu diesem »Ja«.

Manchmal mache ich dazu mit dem Patienten eine Übung:

Ich stelle dem neben mir sitzenden Patienten Stellvertreter seiner Eltern gegenüber. Erst seinen Vater, dann links neben den Vater die Mutter. Den Abstand wähle ich so, dass der Patient die Nähe gerade noch gut ertragen kann, und doch so nah, dass er sich ihrem Blick auch nicht entziehen kann. Wenn nötig stelle ich hinter die Eltern noch die Großeltern und auch die Urgroßeltern auf.

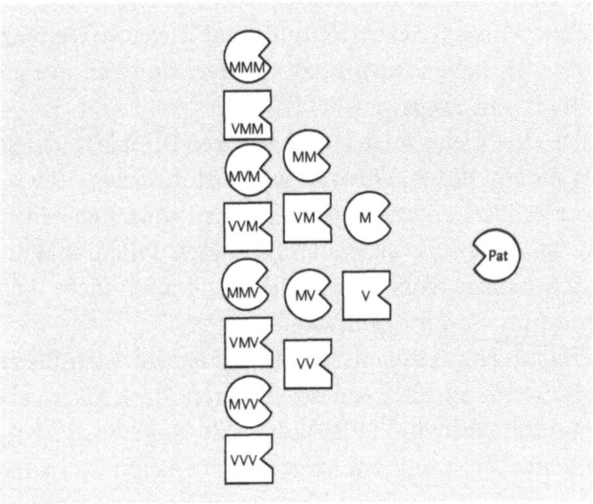

Man spürt, wann die Gestalt der aufgestellten Ahnen vollständig ist oder ob noch jemand fehlt. Dann warte ich geduldig, bis der Patient zu seinen Eltern schaut. Bleibt er im Widerstand, bitte ich die Gruppe der Stellvertreter, Schritt für Schritt näher zu treten, so wie ich spüre, dass es dem Patienten möglich ist, die Nähe gerade noch zuzulassen. Früher oder später, wenn der Patient dann seine Vorfahren in den Blick nimmt und ihnen wirklich in die Augen sieht, muss er erkennen, dass er das »Nein« zu seiner Familie nicht aufrechterhalten kann und er in Bezug auf seine Herkunft keine Wahl hat. Oft ergibt sich aus dieser Gegenüberstellung eine heilsame Hinbewegung zu den Eltern und über die Zustimmung zur Familie und deren Geschichte auch ein

»Ja« zum eigenen Leben und Schicksal. Aus der Verbindung mit der Familie und den Ahnen gewinnt der Patient die Kraft, das Schwere anzuschauen und sich in der Folge auch seiner Krankheit zu stellen.

Wie die Ablehnung der Eltern gleichsam unbewusst eine Ablehnung der eigenen Person bedeuten kann, zeigt die folgende Aufstellungsarbeit mit einer Patientin, die an einer Autoimmunerkrankung leidet.

Der frühe Tod der Eltern: »Ich bin eure Tochter!«
(Patientin mit Pemphigus vulgaris)

Die etwa 45-jährige Patientin leidet an Pemphigus vulgaris, einer Autoimmunerkrankung der Schleimhäute mit der Folge, dass diese sehr dünn und empfindlich werden und häufig bluten.

Die Patientin wirkt verhärtet und strahlt wenig Weiblichkeit aus. Als sie sich neben mich setzt, mustert sie mich mit großer Reserviertheit und Skepsis.

Ich warte eine Weile, folge einem inneren Impuls und beginne das Interview mit der Frage: »Auf wen bist du böse?« Sie schaut mich überrascht an, antwortet jedoch sofort: »Auf meine Mutter!« Mein Bild ist, diese Antwort erklärt nur einen Teil ihrer Wut, und so frage ich weiter: »Auf wen noch?« Und auch diese Antwort kommt prompt: »Auf meinen Vater!«

Die Befragung nach Ereignissen in der Herkunftsfamilie ergibt, dass die Patientin im Alter von neun Jahren ihren Vater verloren hat. Ihre Mutter starb drei Jahre später. Sie ist gebürtige Argentinierin und lebt seit ihrem zwanzigsten Lebensjahr in Spanien.

Mich in die Position ihrer Eltern einfühlend, empfinde ich eine tiefe Liebe zwischen ihnen und auch für die Tochter. Um diese Wahrnehmung zu überprüfen, bitte ich die Patientin, zwei Stellvertreter für ihre Eltern aufzustellen. Sie führt die beiden in einem gewissen Abstand zueinander und mit unterschiedlicher Blickrichtung an ihre Plätze. Die beiden Stellvertreter wenden sich aus eigenem Impuls einander zu, lächeln sich an und umarmen sich innig. Nach einer Weile lösen sie die Umarmung und schauen gemeinsam auf ihre Tochter. Die Patientin ist sichtlich bewegt und bemerkt erstaunt: »So habe ich meine Eltern nie gesehen!« Ich sage zu ihr: »Du warst ja auch nicht immer dabei.« Da muss sie lachen.

Auch die Stellvertreter der Eltern schmunzeln, kommen langsam näher und stellen sich vor die neben mir sitzende Patientin. Diese wird zunehmend unruhig auf ihrem Stuhl und vermeidet es, die Eltern anzuschauen. Ich wende mich zu ihr und sage: »Schau sie an und sage: ›Ich bin eure Tochter!‹.« Diesen Satz lasse ich sie mehrmals wiederholen, bis zu spüren ist, dass er nicht nur nachgesprochen ist, sondern in ihrem ganzen Körper schwingt. »Ich bin eure Tochter, und ihr seid meine Eltern!« Da gibt sie sich selbst einen Ruck, steht auf und lässt sich von den Eltern in den Arm nehmen. Diese halten sie lange fest, und als sie sich aus der Umarmung löst und ihnen in die Augen sieht, sage ich zu ihr: »Schau sie an und sage: ›Ja!‹« Sie schaut erst dem Vater in die Augen und sagt: »Ja!«, und dann schaut sie der Mutter in die Augen und sagt: »Ja! Jetzt stimme ich zu, wie es war!«

Sichtlich befreit setzt sie sich wieder, schaut mich freundlich lächelnd an und sagt: »Danke!«

Am nächsten Tag in einer Runde bemerkt sie: »Ich kann noch gar nicht sagen, wie es mir geht. Mir scheint, mein ganzes Leben ändert sich gerade. Noch nie konnte ich meine Eltern in einem positiven Licht sehen. Wenn ich jetzt an sie denke, bin ich von Dankbarkeit erfüllt. Das gibt mir ein bisher unbekanntes Lebensgefühl!«

Wenn wir uns wehren oder weigern, Zugehöriges anzuerkennen, werden wir manchmal durch eine Krankheit oder Symptomatik an das von uns Ausgegrenzte erinnert. Unser Leben und unser Glück sind von der Haltung, die wir unseren Eltern und der Geschichte unserer Familie gegenüber eingenommen haben, geprägt. Wer sich im Einklang mit seiner Familie erlebt, kann das Leben in der ganzen Fülle nehmen und in der Folge vielleicht auch weitergeben.

Der unerfüllte Kinderwunsch

Ein verheiratetes junges Paar leidet seit Jahren an ihrem unerfüllten Kinderwunsch. Die Frau hatte in den vergangenen zwei Jahren drei Fehlgeburten, alle jeweils zwischen der siebten und zehnten Schwangerschaftswoche. Die durchgeführten klinischen Untersuchungen ergaben keine nennenswerten Ergebnisse, die die Abgänge erklären hätten können.

Während ich beide befrage, stelle ich mir vor, ich wäre ein Kind von ihnen. Dabei läuft wiederholt ein Schauer durch meinen Körper. Diese Wahrnehmung lässt mich den Mann bitten, zuerst zwei Stellvertreter für ihn selbst und seine Frau aufzustellen und in einem zweiten Schritt einen Stellvertreter für ein Kind dazuzustellen. Der Stellvertreter des Kindes fühlt sich schlecht. Er ist von großer Angst erfüllt und kann den Anblick und auch die Nähe des Vaters nicht ertragen. Sofort zieht er sich von seinen Eltern zurück und tritt hinter den Stuhlkreis der Seminarteilnehmer.

Die Frage nach Ereignissen in der Herkunftsfamilie des Mannes ergibt, dass er deutschstämmig in Rumänien geboren ist. Seit seinem siebten Lebensjahr lebt er in Deutschland. Er ist das einzige Kind seiner Eltern. Auf meine Frage, ob er sich die Angst des Stellvertreters des Kindes erklären könne, schüttelt er den Kopf. Seine Frau jedoch reagiert betroffen, und mit Tränen in den Augen erzählt sie, ihr Mann sei das einzige lebende Kind seiner Mutter. Vor ihm habe die Mutter sechs Kinder abgetrieben.

Diese Information lässt den Stellvertreter des Kindes schaudern, und er zieht sich noch weiter zurück, bis er mit seinem Rücken an der Wand des Raumes lehnt.

Ich bitte nun einen Gruppenteilnehmer, sich als Stellvertreter eines abgetriebenen Kindes hinter den Stellvertreter des Mannes zu stellen. Nach einer Weile legt dieser behutsam eine Hand auf dessen Schulter, und der Stellvertreter des Mannes lehnt sich vorsichtig zurück. Diese Veränderung macht den Stellvertreter des Kindes neugierig, und er schaut nun zum ersten Mal zum Vater. Dieser hat sich erstaunlich verändert. Eine bisher vorhandene Blässe und Traurigkeit sind aus seinem Gesicht gewichen. Das aufgestellte Geschwister tut ihm sichtlich gut. Ich bitte einen weiteren Teilnehmer der Gruppe, sich hinter die beiden zu stellen. Der Stellvertreter des Vaters bleibt zunächst verhalten, doch der seines Geschwisters freut sich über den neuen Stellvertreter. Das Interesse des Stellvertreters des Kindes wird zunehmend geweckt, und er unternimmt einen weiteren Schritt auf seinen Vater zu.

An dieser Stelle frage ich den Patienten, ob er sich selbst an seinen Platz in der Aufstellung stellen möchte. Er zögert, doch schließlich steht er auf und nimmt den Platz ein. Als der Stellvertreter des abgetriebenen Kindes vorsichtig seine Hand auf die Schulter des Patienten legt, wird dieser bleich, schließt die Augen und droht ohnmächtig zu werden. Indem ich ihn ermuntere, die Augen geöffnet zu halten, ist es ihm möglich, in seiner Kraft zu bleiben und an diesem Platz stehen zu bleiben. Schritt für Schritt bitte ich weitere vier Teilnehmer, sich als abgetriebene Kinder hinter den Patienten zu stellen.

Man sieht deutlich, wie es ihm das Letzte abverlangt. Er atmet schwer, doch nach einiger Zeit gelingt es ihm auch mit sechs Stellvertretern für seine abgetriebenen Geschwister hinter ihm, auf sein eigenes Kind zu schauen. Die große Herausforderung für den Patienten ist es, die Loyalität zu den toten Geschwistern zu brechen und im Angesicht und Tuchfühlung zu ihnen das eigene Leben zu nehmen und mit Kraft ins Leben und auf seine Frau und auf das Kind zu schauen.

Ich empfehle den beiden noch, zunächst nicht über die Aufstellung zu sprechen, und schicke sie unmittelbar danach mit dem unmissverständlichen Hinweis nach Hause: »Wo ein Wille ist, da findet sich auch ein Gebüsch!«

Etwa zehn Monate nach der Aufstellung erhielt ich eine Geburtsanzeige mit dem Zusatz, das sei »das prächtige Ergebnis der Aufstellung«. Vier Jahre später bat mich das Paar um einen gesundheitlichen Rat für das Kind. Ich nützte die Gelegenheit, sie zu bitten, mir mitzuteilen, wie sie die Aufstellungsarbeit für sich erlebt haben. Sie sendeten mir die folgenden Zeilen:

Erfahrungsbericht der Frau:
Während der Aufstellung und unmittelbar danach war ich sehr erleichtert und glücklich über die gefundene Lösung. Sie hat die Liebe zu meinem Mann gestärkt. Als ich dann schwanger war, war ich die ersten Monate doch sehr besorgt und ängstlich. Doch nachdem die kritische Zeit vorbei war, konnte ich zunehmend Vertrauen gewinnen und hatte eine sehr schöne Schwangerschaft.

Nach der Geburt habe ich dann auch sehr viel an meine anderen Kinder denken müssen und war oft traurig, dass ich sie nicht kennen lernen durfte. Doch das ist jetzt wesentlich besser, und wenn ich jetzt an sie denke, ist der Schmerz nicht mehr da.

Die Erfahrungen des Mannes:
Während der Aufstellung der Paarbeziehung war ich zunächst ganz gelassen. Als du dann die sechs abgetriebenen Kinder meiner Mutter

hinzugestellt hast, tat sich sehr schnell ein beklemmendes Gefühl bei mir auf.

Ich erlebte die Aufstellung plötzlich wie einen unvorhersehbaren »Überfall«. Damit hatte ich in keiner Weise gerechnet. Ich habe zunächst versucht, meine Gefühle zu unterdrücken. Aber sie brachen schließlich durch. Für kurze Zeit schämte ich mich über meine heftige Reaktion, doch am Ende der Aufstellung war ich sehr erleichtert. Irgendwie trat damit verbunden eine neue Art Glücksgefühl in mein Leben, das auch bis heute anhält.

1.4.2.2 Lieber krank als allein: Die primäre Liebe des Kindes

Eine weitere Einsicht ergab sich aus zahlreichen Erfahrungen mit Krankheits- und Symptomaufstellungen und den Rückmeldungen von Patienten über deren Wirkungen auf das Krankheitsgeschehen.

Stellvertreter für abstrakte Elemente wie zum Beispiel Symptome oder Krankheiten zeigen in der Aufstellung häufig Gefühle und Reaktionen, die darauf schließen lassen, dass sie meist Repräsentanten für ausgegrenzte Familienmitglieder entsprechen. Werden in einem nächsten Schritt Stellvertreter für die entsprechenden Personen in die Aufstellung gebracht und bekommen diese von den Patienten ihren Platz eingeräumt und erleben die ihnen gemäße Achtung, dann fühlen sich die Stellvertreter der Symptome oder Krankheiten in der Folge oft überflüssig und nicht mehr gebraucht. Sie haben dann meist das Bedürfnis, sich aus der Aufstellung zurückzuziehen. Von Seiten des (Familien-)Systems scheinen ein Gleichgewicht und eine Ordnung wiederhergestellt zu sein. Damit könnten die Voraussetzungen für eine Genesung des Patienten aus diesem Gesichtspunkt geschaffen sein.

Viele Patienten erleben diese, in der Aufstellung gewonnenen Einsichten in die häufig generationenübergreifenden Hintergründe ihrer Krankheiten und Symptome als tief greifenden und auch lösenden Prozess.

Dennoch machte ich immer wieder die Erfahrung, dass die kurative Wirkung dieses Prozesses oft geringer war als erwartet, oder eine Symptomatik, die sich nach einer Aufstellung kurzfristig zurückgezogen hatte, kehrte nach einer gewissen Zeit wieder zurück. Die Frage in jedem einzelnen dieser Fälle ist, inwieweit Lösendes aus der Sicht des Familiensystems fehlte oder ein persönlicher Vollzug des Patienten selbst.

Die Erfahrung lehrte mich, dass ein nicht unwesentliches Potenzial in der Eigenverantwortung und den Möglichkeiten des Patienten liegt.

Diesbezüglich war das folgende Beispiel einer Aufstellungsarbeit für mich ein Schlüsselerlebnis und bestärkte mich, den Fokus zunehmend auf den inneren Prozess des Patienten zu richten.

**Der Anspruch: »Auch wenn du stirbst,
du bekommst nicht mehr!«
(Patient mit Knochenkrebs und Metastasen in der Lunge)**
Der Patient war selbst Arzt. Aufgrund eines progredienten Knochenkrebsleidens im rechten Bein wurde er bereits mehrmals operiert und trug eine für jedermann sichtbare Prothese. Trotz Chemotherapien und Bestrahlungen war das Krebsgeschehen bisher nicht in den Griff zu bekommen. Aktuell waren Metastasen in der einen Hälfte der Lunge nachgewiesen worden, und der Patient litt an wiederkehrenden Pneumonien. Seine Frau und seine beiden Kinder in jugendlichem Alter begleiteten ihn in die Gruppe. Es war mir nicht bekannt, dass er aufgrund eines aktuell durchgeführten Bestrahlungsprogramms nur am ersten Tag an der Gruppe teilnehmen wollte.

Nach einem kurzen Eingangsgespräch, in dem er erwähnt, dass seine Eltern noch »Teenager« waren, als er geboren wurde, bitte ich ihn, Stellvertreter für sich selbst, für seinen Vater und für seine Mutter auszuwählen. Er stellt sie in Beziehung zueinander auf, und wir fügen noch einen weiteren Stellvertreter für seine Krankheit dazu. An den Reaktionen der Stellvertreter zeigt sich eine Verbindung zwischen der Krankheit und seiner Mutter. Weiteres Nachfragen ergibt jedoch keine relevanten oder weiterführenden Informationen. Der Patient betont, dass er einen sehr guten Kontakt zu seiner Mutter hat und auch immer hatte. Die Aufstellung zeigt nur wenige und vage Hinweise auf die Hintergründe der Erkrankung, und die geringe Bereitschaft des Patienten, sich auf ein weiterführendes Interview einzulassen, lässt mich die Aufstellung an dieser Stelle unterbrechen.

Der Abbruch stimmt den Patienten zunächst ärgerlich, und er betont am Ende des ersten Tages, er und seine Familie hätten einen großen Aufwand auf sich genommen, zum Seminar zu kommen, und jetzt sei er enttäuscht. Ich versichere ihm, ich würde die Arbeit am nächsten Tag fortsetzen, wenn sich durch das Erlebte in ihm neue Aspekte eröffneten. Er wendet ein, dass er am Abend aufgrund des wichtigen Behandlungstermins den Heimflug antreten muss. Ich wiederhole, er habe alle Möglichkeiten, und die Entscheidung liege bei ihm.

Am folgenden Tag ist er da. Seine Familie hat den Rückflug angetreten, was ihn merklich entspannter wirken lässt. Insgesamt ist er gefasster und gesammelter. Ich entschließe mich nochmals zu einer Aufstellung seines Herkunftssystems. Da einige neue Teilnehmer in die Gruppe gekommen sind, bitte ich ihn, nur diese als Stellvertreter auszuwählen, da sie die Aufstellung des Vortages nicht kennen. Es ergibt sich ein sehr ähnliches Bild wie am Vortag: verwirrende Bewegungen der Stellvertreter, ein Geheimnis um die Mutter und wenig Potenzial für eine Lösung. So bitte ich ihn erneut, von seiner Mutter und seiner Beziehung zu ihr zu erzählen. Am Vortag sagte er, er stehe in gutem Kontakt zu ihr. In diesem Gespräch erfahren wir, dass seine Mutter nichts von seiner Erkrankung weiß.

Das ist der Schlüssel, und als ich frage, wie das möglich ist, antwortet er, dass er seit seiner ersten Operation vermeiden würde, seine Mutter zu sehen. Sie telefonierten täglich miteinander, wobei sie über alles sprechen würden, nur nicht über die Erkrankung.

Nach dieser Information bitte ich die Stellvertreterin der Mutter, sich ihm gegenüber zu stellen, und ich fordere ihn auf zu sagen: »Liebe Mama, schau, ich bin sehr krank.« Entgegen der zu erwartenden Reaktion einer Mutter, sich dem schwer kranken Sohn zuzuwenden, taumelt die Stellvertreterin der Mutter schwindlig rückwärts und hat Mühe, stehen zu bleiben. Ihre Bewegung deutet an, dass sie überfordert ist und nicht in der Lage, dem kranken Sohn beizustehen. In mir erklingt plötzlich ein Satz der Mutter zu ihm, und ich schlage der Stellvertreterin der Mutter vor, zu ihrem Sohn zu sagen: »Mein lieber Sohn, auch wenn du stirbst, du bekommst nicht mehr!« Dieser Satz erschüttert den Patienten sehr. Es ist, als wenn ein Kartenhaus in ihm zusammenfällt, und es ist deutlich zu spüren, wie sich sein Körper nach dieser Intervention neu organisieren muss. Die Stellvertreterin der Mutter fühlt sich mit diesem Satz richtig und gut. Sie erlebt sich wieder in ihrer Kraft, hält die Distanz zu ihrem Sohn und betont noch einmal, sie habe ihm alles gegeben, was sie geben kann, mehr sei nicht möglich. Der Patient hört die Worte seiner Mutter und beginnt zu weinen. Vorsichtig lege ich den Arm um ihn und halte ihn für kurze Zeit in seinem Schmerz. Als er sich in meinen Armen beruhigt, kann er der Mutter in die Augen schauen, ihrer Bindung zustimmen und sich für das bedanken, was er durch sie bekommen hat. Diese Zustimmung und der Dank führen zu einem tiefen Frieden zwischen Mutter und Sohn. Betroffen und doch erleichtert geht der Patient zu seinem Stuhl zurück.

Etwa ein halbes Jahr nach dieser Arbeit erhält die Organisatorin dieser Aufstellungsgruppe, Susan Ulfelder, eine Karte als Danksagung. Der Patient schreibt: »Yeah, sowohl das Computertomogramm von meinem Bein als auch das meiner Brust sind ohne Befund. Ich möchte mich von ganzem Herzen für alles bedanken, was ihr für mich getan habt. B.«

Aus welchem Grund auch immer, die angewendeten medizinischen Maßnahmen waren schließlich erfolgreich. Ein möglicher Einfluss der Aufstellungsarbeit bleibt ungeklärt.

Im August des Jahres 2006, etwa zwei Jahre nach der Aufstellung, treffe ich Susan Ulfelder im Rahmen einer Weiterbildung. Sie berichtet, sie hätte noch Kontakt mit dem Patienten und es gehe ihm sehr gut. Er habe sein Leben umstrukturiert und den Arztberuf aufgegeben. Er habe sich selbstständig gemacht und eine Agentur für Immobilien eröffnet.

Die Aufstellung veranschaulicht die heilsame Kraft, die in einer anerkennenden Haltung des Kindes gegenüber den Eltern und deren Möglichkeiten und Grenzen liegen kann. Für den Lösungsprozess des Patienten war die Verstrickung der Mutter nicht von Bedeutung, wesentlich war die Veränderung seiner Haltung gegenüber der Mutter. Die Verheimlichung der Krankheit vor ihr kann als Form der Missachtung gesehen werden, die sich auch bereits im ersten Dialog mit dem Patienten andeutete, als er seine Eltern als Teenager bezeichnete.

Systemorientiert – klientenorientiert

Diese und ähnliche Rückmeldungen nach Aufstellungen mit Kranken haben meine Vorgehensweise in der Arbeit mit Systemaufstellungen verändert. Standen zunächst die generationenübergreifenden Verstrickungen als Hintergründe von Krankheiten und ihre Lösung im Mittelpunkt der Arbeit, so gilt heute meine Aufmerksamkeit während des Aufstellungsprozesses mehr dem Patienten und seiner potenziell krank machenden Grundhaltung sowie seinen Möglichkeiten zur Veränderung.

Mein Freund Dale Schusterman sagte einmal, als er einer Aufstellungsgruppe für Kranke beiwohnte: »You use the person to change the system, not the system to change the person!« Diese Worte kann ich nur bestätigen. Gerade weil wir ein Teil des Systems sind, haben wir einen (wenn auch begrenzten) Einfluss auf das System als Ganzes. Bert Hellinger verwendet in einem seiner Texte (1996, S. 71 f.) unter der Überschrift »Die Antwort« das Wort »Spielraum«:

> »Ein Jünger wandte sich an einen Meister: ›Sage mir, was Freiheit ist!‹ ›Welche Freiheit?‹, fragte ihn der Meister. ›Die erste Freiheit ist die Torheit. Sie gleicht dem Ross, das seinen Reiter wiehernd abwirft. Doch umso fester spürt es nachher seinen Griff.
>
> Die zweite Freiheit ist die Reue. Sie gleicht dem Steuermann, der nach dem Schiffbruch auf dem Wrack zurückbleibt, statt dass er in die Rettungsboote steigt.
>
> Die dritte Freiheit ist die Einsicht. Sie kommt nach der Torheit und der Reue. Sie gleicht dem Halm, der sich im Winde wiegt und, weil er, wo er schwach ist, nachgibt, steht.‹
>
> Der Jünger fragte: ›Ist das alles?‹ Darauf der Meister: ›Manche meinen, sie selber suchen nach der Wahrheit ihrer Seele. Doch die große Seele denkt und sucht durch sie. Wie die Natur kann sie sich sehr viel Irrtum leisten, denn falsche Spieler ersetzt sie laufend mühelos durch neue. Dem aber, der sie denken lässt, gewährt sie manchmal etwas Spielraum, und wie ein Schwimmer, der sich treiben lässt, trägt sie ihn mit vereinter Kraft ans Ufer.‹«

Persönliche Freiheit und Wahl

Wir haben keine Wahl in Bezug auf unsere Eltern und in Bezug auf die Geschichte der Familie, in die wir eingebunden sind, und wir unterliegen auch den Ordnungskräften des kollektiven Gewissens dieses Systems. Doch über unsere Haltung, die wir gegenüber den uns zugehörigen Personen und deren Leben und Schicksal einnehmen, haben wir Einfluss darauf, inwieweit wir in Verstrickungen verhaftet sind und bleiben oder auf eine gute Weise verbunden sind und im Rahmen unserer Möglichkeiten gelöst und in größerem Maße selbstbestimmt.

Ohne Zweifel hat jeder von seinen Eltern etwas bekommen, und jeder vermisst auch etwas von seinen Eltern. Es liegt nun an jedem Einzelnen, womit er sich verbindet. Gelingt es ihm, auf das zu schauen, was er bekommen hat, so fühlt er sich beschenkt und hat in der Folge auch etwas zu geben. Bleibt er im Anspruch und verbindet sich mit dem, was er nicht bekommen konnte, so fühlt er sich vielleicht vom Leben und den Eltern betrogen. Es geht ihm schlecht, ihm fehlt etwas, und er ist in der Folge oft nicht bereit oder in der Lage zu geben. In dieser Haltung werden viele depressiv.

Im Einklang zu sein mit den Eltern heißt zu nehmen, was man bekommen hat, und auf das zu verzichten, was man nicht bekommen konnte. Dies ist ein echter Verzicht, denn niemand kann die Eltern ersetzen. Der Vater nicht die Mutter, die Mutter nicht den Vater, die Adoptiv- oder Pflegeeltern nicht die leiblichen Eltern. Auch Lebenspartner können diese Bedürfnisse nicht erfüllen, und viele Kinder leiden unter den unbewussten Projektionen ihrer Eltern, wenn sie diese für sie vertreten müssen (Parentifizierung).

Auch das folgende Beispiel zeigt die Kraft der primären Liebe des Kindes und das lösende Potenzial, das in der Anerkennung des eigenen Schicksals liegt. Dabei ist es meine Beobachtung in der Aufstellungsarbeit mit Kranken, dass viele Patienten in ihrer Krankheit oder Symptomatik unbewusst in einer kindlichen Sehnsucht gefangen sind und aus dem tiefen Bedürfnis nach Zugehörigkeit an ihr festhalten. Sie leben und leiden in der Hoffnung, mehr Nähe und Zuneigung von ihren Eltern zu bekommen, als diese geben können.

Zum Heilungsprozess würde somit gehören, diese Sehnsucht nach Nähe zu den Eltern aufzugeben und über den Einklang mit den Eltern und die Übernahme der Verantwortung für sich selbst in die Autonomie eines Erwachsenen hineinzuwachsen.

Die Hoffnung des Patienten auf Erfüllung dieser kindlichen Wünsche könnte unbewusst als Krankheitsgewinn im weiteren Sinne bezeichnet werden.

Die Bedürftigkeit: »Du musst die Mutter gehen lassen!« (Patientin mit Morbus Sudeck)

Eine gehbehinderte Frau berichtet von ihrer schweren Geburt und dass sie sofort danach von ihrer Mutter getrennt wurde und für drei Wochen stationär in einer Kinderklinik aufgenommen werden musste. Die Mutter war vom entstellten Aussehen der Tochter durch die Geburt mit Saugglocke und Zange schockiert und sprach immer wieder davon, wie schwer es für sie war, die Tochter anzunehmen.

Während der Klärung des Anliegens der Patientin ist ihre Sehnsucht nach Nähe und Halt deutlich wahrzunehmen. Fühlbar ist auch, wie sie ihre Bedürftigkeit in dieser Situation auf den Therapeuten projiziert. So bitte ich die Patientin zunächst, zwei Stellvertreter aufzustellen. Eine Frau für sich selbst und einen Mann für meine Person. Die Stellvertreterin der Patientin lehnt sich in der Aufstellung sogleich an meinen Stellvertreter an, legt ihren Kopf an dessen Schulter und weint. Die Projektion auf mich, als einen Elternteil, ist auch für die Patientin nachvollziehbar, und ich bitte zwei Gruppenteilnehmer, sich als Stellvertreter für den Vater und die Mutter der Patientin zur Verfügung zu stellen. Ich führe die beiden in die Aufstellung und stelle sie mit etwas Distanz hinter die Stellvertreterin der Patientin. Meinen sichtlich erleichterten Stellvertreter entlasse ich aus seiner schwierigen Position.

Die Stellvertreterin der Mutter zeigt weder Interesse noch Gefühl für ihre Tochter. Man erkennt deutlich, wie schwer das für die Patientin ist, doch sie kann ihren Schmerz nicht zeigen und hält jedes Gefühl zurück. Ich entscheide mich dafür, die Arbeit an dieser Stelle zu unterbrechen und die Patientin im Moment nur mit ihrer Bedürftigkeit in Kontakt zu bringen.

Am folgenden Morgen berichtet die Patientin, dass es ihr seit der gestrigen Aufstellung körperlich zunehmend schlechter gehe. Sie fühle sich in ihrem Schmerz alleingelassen und verloren, und das Bild von der Mutter, die sich von ihr abwendet, beschäftige sie sehr. Ihr Widerstand gegen dieses Bild ihrer Mutter ist deutlich zu spüren und ich sage ihr mit ruhiger, doch bestimmter Stimme: »Du musst sie gehen lassen.«

Der Blick der Patientin geht resigniert zu Boden. Nach einer Weile schüttelt sie den Kopf und stampft wütend auf den Boden und macht damit deutlich, dass sie mit meiner Aussage nicht einverstanden ist. Ich bitte die Stellvertreterin ihrer Mutter vom Vortag, sich der neben mir sitzenden Patientin gegenüberzustellen. Diese blickt weiterhin zu Boden, und wieder wendet sich die Stellvertreterin der Mutter von ihrer Tochter ab. Als die Patientin leise zu weinen beginnt, fordere ich sie auf: »Schau deine Mutter an! – Schau ihr in die Augen!« Langsam hebt sie ihren Blick, doch ihre Mutter sieht unbeirrt aus dem Fenster. Ehe ich einen weiteren Schritt unternehmen kann, lässt sich die Patientin von ihrem Stuhl auf den Boden sinken, umfasst die Beine ihrer Mutter und beginnt laut und dramatisch zu schluchzen. Der Stellvertreterin der Mutter ist das unerträglich, sie versucht, die Patientin von sich abzuschütteln und sich aus dem umklammernden Griff zu befreien. Als die Stellvertreterin der Mutter den Griff der Tochter gewaltsam löst, schreit diese auf vor Schmerz und Wut. Die Stellvertreterin der Mutter tritt zwei Schritte zurück und lässt die Patientin unbeachtet am Boden liegen. Diese will die Reaktion ihrer Mutter nicht akzeptieren und beginnt, zu ihrer Mutter zu kriechen. Da sie ihre Beine kaum gebrauchen kann, zieht sie sich mit ihren Händen Zentimeter für Zentimeter in Richtung ihrer Mutter. Die Stellvertreterin der Mutter bleibt gesammelt, ruhig und kraftvoll und schaut unbeirrt aus dem Fenster. Die Patientin bewegt sich mit aller Kraft und unter lautem Schluchzen auf die Mutter zu. Endlich hat sie diese erreicht und berührt mit ihren Fingerspitzen die Füße der Stellvertreterin der Mutter. Doch diese tritt erneut zurück, und wieder weint die Patientin auf vor Schmerz und versucht erneut der Mutter zu folgen.

Da sich keine Entwicklung in dieser Bewegung abzeichnet, ist allen Anwesenden klar, dass die Arbeit unterbrochen werden muss. Ich entlasse die Stellvertreterin der Mutter aus ihrer Position und kündige für die Gruppe eine halbe Stunde Pause an. Die Patientin liegt leise weinend auf dem Boden. Als zwei Gruppenteilnehmer ihr helfen wollen aufzustehen, halte ich sie davon ab, ohne dass die Patientin es bemerkt. Es ist mir bewusst, dass sie mit ihrer Hilfe die Intervention des Abbruchs stören würden. Meiner Wahrnehmung zufolge ist der erste lösende Schritt, mit der Mutter, wie sie ist, in Einklang zu kommen. Also verhalte ich mich wie sie und bitte auch die Gruppe, der Patientin nicht zu helfen.

So gehen wir in die Pause, die Teilnehmer verlassen angespannt und betroffen den Gruppenraum und begeben sich auf die Terrasse ins Freie. Zu unser aller Erstaunen kommt die Patientin nach etwa 20 Minuten strahlend und ohne ihren Stock auf die Terrasse heraus. Sie geht direkt auf mich zu und bedankt sich. Wir alle

> sehen beeindruckt, wie sie ohne ihren Stock zurechtkommt. Voller Stolz lässt sie uns wissen: »Dies ist das erste Mal seit Jahren, dass ich ein Haus ohne eine Gehhilfe verlasse!«

Etwa ein Jahr nach der Aufstellung erhalte ich von der Patientin folgenden Bericht:

> Winter und Frühjahr 2004 waren für mich eine schlimme Zeit. Physisch ging es mir sehr schlecht: Über einen Zeitraum von sechs Monaten brauchte ich Medikamente gegen die Entzündungen und Schmerzen. Ich war zweimal im Krankenhaus, jedoch nichts hatte geholfen oder Erleichterung gebracht. Obwohl die Ärzte sagten, dass ich auf dem Weg der Genesung war, hatte ich unerträgliche Schmerzen an Hüften, Fersen und Füßen. Ich brauchte einen Stock mit drei Füßen, auf den ich mich stützen musste, um mühsam und unter Schmerzen wenigstens ein paar Schritte gehen zu können. Ich war so verzweifelt, dass ich mich entschloss, eine Familienaufstellung zu machen.
>
> Ich meldete mich gleich zu Beginn der Gruppe für eine Arbeit und kam als Erste dran. Als ich neben dem Therapeuten saß, schaute er mich lange an, ohne etwas zu sagen. Der ruhige und gelassene Blick brachte mir einen tiefen Frieden. Nach wenigen Fragen sagte er schließlich: »Wähle einen Stellvertreter für dich und einen für mich aus und stell die beiden in Beziehung zueinander auf.« Ich wunderte mich zwar, doch tat ich, wie gesagt und stellte die beiden einander gegenüber. Kurz darauf, aus eigenem Impuls, näherte sich meine Stellvertreterin dem Stellvertreter des Therapeuten, legte den Kopf an seine Schulter und weinte. Dann, ganz langsam, sank sie zu Boden, weinte weiter und hielt sich am Stellvertreter des Therapeuten fest.
>
> Stephan Hausner fragte mich: »Denkst du, wir haben eine gute Basis für eine therapeutische Arbeit?«
>
> Es war mir klar, dass es so nicht gehen konnte, und so antwortete ich: »Nein, es sieht aus wie eine Beziehung zwischen einem Kind und seinem Vater oder seiner Mutter.«
>
> Stephan nickte, ging zu seinem Stellvertreter, bedankte sich und entließ ihn aus dieser Rolle. Dann wählte er einen Mann und eine Frau als Stellvertreter meiner Eltern aus und brachte sie in die Aufstellung hinein. Der Stellvertreter meines Vaters wandte sich liebevoll meiner Stellvertreterin zu, während die Stellvertreterin meiner Mutter gleichgültig wirkte und sich schließlich abwandte. Mir wurde kalt, als ich die Reaktion meiner Mutter sah, und dasselbe fühlte meine Stellvertreterin. Sie wirkte verzweifelt, weinte und sagte: »Es geht mir schlecht, mir ist sehr kalt. Ich habe das Gefühl zu sterben. Alle meine Glieder schlafen ein.« So stand sie da, weinte und zitterte, zitterte und weinte. Dann sagte

sie noch: »Es ist zu viel, alles ist zu viel.« Diese Sätze machten mich sehr betroffen, da ich mein ganzes Leben mit diesem Gefühl gelebt hatte, dass es »zu viel« war. An dieser Stelle entschied Stephan, die Arbeit zu unterbrechen. Er sagte: »Ich würde es für den Moment gerne so lassen, und morgen arbeiten wir weiter.«

Am nächsten Tag, als ich mit den anderen Teilnehmern im Kreis saß, berichtete ich, dass es mir am vorigen Abend nicht gut ging, dass ich viel Traurigkeit spürte und tief aufgewühlt war.

Stephan sagte nichts, er tat aber etwas, das mein Leben veränderte. Er nahm die Stellvertreterin meiner Mutter, stellte sie vor mich und sagte: »Schaue sie an, schaue ihr in die Augen.« Das tat ich schließlich auch. Jedoch dann geschah alles, wie getrieben von etwas, das über mich hinausging. Ich sank in die Knie, vergaß alle meine Schmerzen, umarmte die Stellvertreterin meiner Mutter an ihren Knien, drückte meinen Kopf an ihren Schoss und schrie: »Mama! Meine liebe Mama! Meine Mama, wie schön ist es, dir so nahe zu sein und dich an mich zu halten. Meine liebe Mama, oh, meine liebe Mama, ich möchte für immer bei dir bleiben, an deinem Herz, in der Wärme deiner Umarmung!«

Jedoch plötzlich realisierte ich: »Aber ... du umarmst mich nicht, Mama! Deine Hände haben keine Zärtlichkeit und deine Beine ... Gott! Sie sind hart wie Stein. Jetzt wendest du dich ab, du wendest dich ab wie gestern.« – »Aber es macht nichts. Es genügt mir, bei dir zu sein. Lass mich nur bei dir bleiben. Ich brauche dich, Mama! Lass mich nur hier bei dir bleiben.«

Doch ihre Hände, hart wie Krallen, packen mich mit Gewalt, mit Ablehnung, und trennen mich von ihr.

»Neiiiiin!” Ein einziger, großer, unendlicher Schrei. Und der Tod, ich hatte das Gefühl, dass mit ihren Händen, die mich von ihr trennten, auch mein Leben aus mir weicht. – Dann, das Nichts. Kein Gedanke, kein Gefühl. Ich blieb am Boden liegen. Für eine lange Zeit, die mir unendlich schien.

Nach diesem Wochenende war ich nicht mehr dieselbe. Ich verstand, dass mein Leid auch durch diese Sehnsucht nach der Nähe zu meiner Mutter bedingt war. Meine Mutter hatte das Größte für mich vollbracht, indem sie mir das Leben gab. Und jetzt war es meine Aufgabe, ihr dafür zu danken und sie dafür zu ehren. Das konnte ich jetzt auch.

Was alle erstaunte – vor allem mich – war, dass ich am Freitag voller Schmerzen kam und nur mit großer Mühe gehen konnte und am Sonntag fast ohne Schmerzen wegging, ja, mich fast schwungvoll bewegen konnte. Ich möchte hier noch besonders hervorheben, dass dies auch anhielt. Es ging mir nach dieser schweren Arbeit jeden Tag besser, bis ich ganz ohne Stock gehen konnte, und ich verbrachte einen wunderschönen Sommer.

Im Rahmen der Aufstellungsarbeit in einer Klinik für psychosomatisch Kranke begegneten mir noch andere Patienten, die an Morbus Sudeck litten. Wie mir ein dort beschäftigter Arzt bestätigte, findet man in ihrer Familienanamnese häufig eine frühe Trennung von den Eltern, meist bereits unmittelbar nach der Geburt.

Auch bei diesen Patienten war die Aufstellungsarbeit von einem In-Kontakt-Kommen mit den eigenen Kräften und Möglichkeiten, dem Übernehmen einer Eigenverantwortlichkeit und dem Aufgeben einer Klagehaltung geprägt.

Die blinde Liebe des Kindes zu den Eltern, die potenziell krank macht, ist selbstbezogen und nicht auf die Eltern gerichtet. Würde das kranke Kind seinen Eltern in die Augen sehen, könnte es nicht in derselben Weise an der Krankheit festhalten. Es müsste anerkennen, dass auch die Eltern lieben und sie nicht wollen, dass ihre Kinder leiden.

Dass Kinder in ihrer Liebe bereit sind, ihr Leben für ihre Eltern zu opfern, zeigt auch das nächste Beispiel.

»Für dich! – Und für dich!«
(Patientin mit Brustkrebs und Metastasen in der Lunge, der Leber und den Knochen)

Im Rahmen Internationaler Krebstage in Madrid[1] meldet sich eine etwa 45-jährige Frau aus dem Teilnehmerkreis für eine Aufstellungsarbeit. Ihre Grunderkrankung ist Brustkrebs, jetzt hat sie Metastasen in der Lunge, der Leber und den Knochen. Angesichts des klinischen Befundes sage ich der Patientin offen, dass ich nicht sicher bin, ob eine Aufstellungsarbeit für sie angemessen ist. Sowohl sie als auch ich müssen anerkennen, dass der Tod vielleicht schon nahe ist und ich in eine eventuelle Hinbewegung ihrer Seele zum Tod vielleicht nicht mehr eingreifen darf. Sie versteht und erklärt sich einverstanden. Mit dieser Zustimmung ihrerseits fühle ich mich bereit, mich auf eine Arbeit einzulassen.

Die Patientin lebt allein und hat keine Kinder. In ihrer Herkunftsfamilie ist sie die jüngste von vier Geschwistern. Die ersten beiden, ein Bruder und eine Schwester, starben jeweils wenige Tage nach der Geburt. Mit ihrem acht Jahre älteren Bruder hat

1 *1 as* Jornadas de Comunicacion Abierta entre las Terapias Alternativas y el Cancer, 2006; Organisation: Fundación Benqi Absa.

sie keinen Kontakt. Ihre Eltern haben sich getrennt, beide sind schwer krank und leben jeweils betreut in einem Heim. Aus einem Gefühl, hier könnte etwas zwischen der Patientin und ihren Eltern offen sein, das sie sowohl am Leben als auch am Sterben hindert, bitte ich die Patientin, Stellvertreter für ihren Vater, ihre Mutter und für sich selbst aufzustellen.

Vater und Mutter stellt sie in großem Abstand zueinander auf, ihre Stellvertreterin etwa einen Schritt hinter den Vater mit gleicher Blickrichtung wie er.

Die Stellvertreterin der Mutter blickt entsetzt vor sich auf den Boden, weint und zittert am ganzen Körper. Vermutlich schaut sie auf ihre beiden kurz nach der Geburt verstorbenen Kinder. Der Stellvertreter des Vaters ist unbeteiligt. Er starrt geradeaus in die Ferne. Die Stellvertreterin der Patientin atmet schwer. Auf meine Frage, was sie jetzt empfindet, antwortet sie: »Ich habe große Angst vor dem Vater. Ich traue mich nicht, ihn anzuschauen.«

Ich frage die Patientin nach weiteren Ereignissen in der Familie. Sie berichtet, ihr Vater habe sie sexuell missbraucht. Vor der Ehe mit der Mutter sei der Vater als Gastarbeiter in Deutschland gewesen. Dort verbrachte er mehrere Jahre im Gefängnis, da er bei einer Messerstecherei in einer Bar einen Deutschen getötet hatte.

Die Stellvertreterin der Mutter war inzwischen auf die Knie gesunken und legte sich, vom vielen Weinen erschöpft, auf den Boden. Die Stellvertreterin der Patientin geht vorsichtig am Stellvertreter des Vaters vorbei und hin zu ihrer Mutter. Als sie diese regungslos am Boden sieht, zieht sie sich langsam wieder zurück an ihren Platz und dreht sich um. Der Stellvertreter des Vaters bleibt unverändert stehen.

Ich schaue die Patientin lange an und »höre« dabei in mir immer wieder die Frage: Wer muss sterben? Als ich sie ausspreche, fragt die Patientin vorsichtig: »Ich?«

Ich antworte: »Ich denke, der Vater!« – »Und wer tut es?« Sie sieht mich fragend an, doch in der Tiefe ihres Blickes meine ich zu sehen, dass sie darum weiß, und gebe meiner Vermutung Ausdruck: »Du!« – »Und du weißt es!«

Sie senkt den Blick und sagt nach Momenten des Schweigens: »Ich weiß nicht, was ich machen soll!«

Ich antworte: »Ich weiß nicht, ob wir etwas tun können für deinen Körper, aber vielleicht für die Seele.«

Während unseres Wortwechsels ist die Stellvertreterin der Patientin zunehmend unruhig geworden. Man sieht, dass ihr das Stehen schwerfällt, und so setzt sie sich auf den Boden. Ganz langsam legt sie sich schließlich auf den Rücken, schließt die Augen und überkreuzt beide Hände auf ihrer Brust. Da liegt sie friedlich, wie in einem Grab.

Nach einer Weile des Schweigens nehme ich, wie in der Seele der Patientin, die Worte wahr: »Für dich!« Als sie zunehmend »lauter« werden, gehe ich zur Stellvertreterin der Mutter und bitte sie, zu ihrer Tochter zu schauen. Zur Patientin sage ich: »Schau deine Mutter an und sage: ›Für dich!‹« Sie sagt es. – Und ich schlage weiter vor: »Und jetzt schau den Vater an und sage: ›Und für dich!‹« Sie sagt es auch zum Vater.

Da steht die Stellvertreterin der Mutter auf und geht zu der neben mir sitzenden Patientin. Die beiden sehen sich lange tief in die Augen, beginnen zu weinen und schließen sich unter Tränen in die Arme. Als der Vater das Weinen hört, schaut auch er zu den beiden, wendet sich zu ihnen und umarmt seine Frau und seine Tochter. Wir sitzen alle still und geben dem versöhnenden Prozess die volle Zeit. Damit beende ich die Arbeit.

In der Pause nach dieser Aufstellung kommt ein Arzt aus dem Publikum zu mir und sagt, wie sehr ihn diese Arbeit berührt hat. Seit vielen Jahren ist er in der Sterbebegleitung in einem Hospiz für Straßenkinder in Brasilien tätig. Er sagt, man könne sich nicht vorstellen, was diese Kinder oftmals in ihrem Leben durchgemacht haben und wie sie oft über viele Jahre unter ihren Eltern oder anderen Familienangehörigen bis zu ihrem Tod gelitten haben. Doch nahezu alle diese Kinder haben laut Aussage des Arztes in dem Moment, in dem sie das Leben loslassen müssen, nur eine Sehnsucht. Das sind ihre Eltern.

Etwa vier Monate nach dieser Aufstellung treffe ich einen mir bekannten Kollegen in einer Weiterbildungsgruppe. Er hatte der Patientin empfohlen, zum Kongress zu gehen und sich für eine Arbeit zu melden. Er teilte mir mit, dass sie am Leben sei. Neben der schulmedizinischen Behandlung ist sie bei ihm in psychotherapeutischer Begleitung und wird auch komplementärmedizinisch versorgt. Als ihr Therapeut erlebte er die Aufstellungsarbeit als einen sehr hilfreichen Schritt. Die Patientin war danach sehr viel ruhiger und gelassener, was seiner therapeutischen Arbeit mit ihr sehr zugute kam.

Wiederum ein Jahr später erfahre ich vom kurz zurückliegenden Tod der Patientin. Der Therapeut hat sie bis wenige Wochen davor begleitet. Er sagt, sie hätte trotz der schweren Erkrankung ein gutes letztes Lebensjahr verbracht.

1.4.2.3 Wie innen so außen: Die Entsprechung der Symptomatik

Wie oben so unten – wie innen so außen.
Paracelsus

Bereits im Studium der Naturheilkunde berührte mich die Signaturenlehre[2]. Krankheiten und Arzneistoffe werden »in die Schau genommen«, und aus deren äußeren Erscheinungsformen lassen sich Rückschlüsse auf innere Zusammenhänge ziehen. Auch in der Aufstellungsarbeit mit Kranken liefert das umsichtige Denken in Analogien und Entsprechungen oft wertvolle Hinweise. Die in Familien ausgegrenzten Inhalte melden sich häufig in einer erstaunlichen Übereinstimmung und Wiederkehr von generationenübergreifend auftauchenden Lebensthemen, Krankheiten und langfristig bestehenden Symptomen zu Wort.

Die verstorbene Schwester des Vaters (Patientin mit Zahnproblemen)

In einem Arbeitskreis für Systemaufstellungen schildert eine Patientin die Probleme mit ihren Zähnen. Sie selbst und auch die Zahnärzte verzweifeln, weil ihre hohe Sensibilität in diesem Bereich fortwährend zu Schwierigkeiten führt. Seit Jahren schon versuchen verschiedene Zahnärzte, die bestehenden Herde zu sanieren und den Kiefer mit passendem Zahnersatz zu versorgen, doch Unverträglichkeiten von Zahnersatzmaterial und wiederkehrende Entzündungen führen zu ständigen Komplikationen. Nach Aussage der Patientin sind ihre Zähne »schon immer ein Problem«.

In der Aufstellung zeigt sich eine Identifizierung der Patientin mit der älteren Schwester ihres Vaters, die im Alter von knapp drei Jahren an einer Gehirnhautentzündung in Folge einer Kom-

2 »Die Signaturenlehre ist die Lehre von den Zeichen in der Natur, die als äußere Merkmale auf Ähnlichkeiten, Verwandtschaften und innere Zusammenhänge hinweisen. [...] Sie beruht [...] auf einem kosmischen Denken in Entsprechungen und ist weltweit in der Mehrzahl traditioneller Heillehren zu finden« (www.wikipedia.org/wiki/Signaturenlehre, 15.7.2008).

plikation bei einer Zahnvereiterung verstarb. Über die Schwester des Vaters wurde nie gesprochen. Die Patientin hatte von ihrer Tante beiläufig durch ihre Mutter erfahren. In der Aufstellung schaute niemand außer der Stellvertreterin der Patientin auf das tote Kind. Dieses wurde ohne Eintragung des Namens im Familiengrab der Großeltern beigesetzt, und seine Existenz wurde fortan verschwiegen.

Neben einer Ähnlichkeit in der Symptomatik oder der betroffenen Organe zeigt sich bisweilen auch eine Entsprechung in der Dynamik. So kann man zum Beispiel bei autoaggressiven Krankheitsgeschehen neben anderen Familiendynamiken an die Unvereinbarkeit von Kräften denken, die an sich zusammengehören, jedoch nicht verbunden oder integriert werden können oder dürfen.

Der verweigerte Segen des Urgroßvaters (Patientin mit Lupus erythematodes)

Als Beispiel für eine Dynamik bei einer Autoimmunerkrankung sei hier die Aufstellung einer an Lupus erythematodes (Autoimmunerkrankung des Gefäß- und Bindegewebes, mit charakteristischer Hautröte im Gesicht und Entzündungen der Gelenke) erkrankten Patientin aus Jujuy, einer Provinz im Nordwesten Argentiniens, erwähnt. Der für die Krankheit aufgestellte Stellvertreter konnte sich in diesem Fall zurückziehen, als die Patientin sich vor ihrer indianischen Großmutter verneigte, die einen Spanier geheiratet hatte. Für diese Verbindung fehlte der Segen ihres Vaters, der seine Tochter nach ihrer Heirat als Verräterin verstieß. Der zunächst verbitterte Stellvertreter des Urgroßvaters der Patientin ließ sich jedoch erweichen, als seine Tochter ihm in der Aufstellung seine Urenkelin zeigte. Er sagte daraufhin, er hätte große Angst um seine Tochter gehabt und auch davor, dass es in der Generationenfolge nun nicht weitergehen würde. Die Patientin sagte ihm daraufhin aus eigenem Impuls, sie würde ihn und das Erbe seines Volkes in Ehren halten.

Eine ideologische, religiöse oder ethnische Unvereinbarkeit durch polare Gegensätze in der Familie des Vaters und der Familie der Mutter kommt auf körperlicher Ebene häufig erst in den Identifizierungen der Enkel oder Urenkel zum Ausdruck. Allgemein kann festgestellt werden, je tief greifender das Trauma oder der Konflikt ist, umso nachhaltiger und langfristiger zeigen sich mögliche Auswirkungen in späteren Generationen, und je gravierender ein Krankheitsbild ist, umso schwerwiegender sind meist die Ereignisse in der Geschichte der Familie.

Manchmal weist die Symptomatik des Patienten auch auf eine Bewegung oder Haltung hin, die vom Patienten vermieden wird. Bert Hellinger verwies in seinen Kursen wiederholt auf einen Zusammenhang zwischen Rückenschmerzen und dem Widerstand des Patienten gegen eine Verneigung vor einem Elternteil oder einem anderen Familienmitglied, dem ein besonderes Schicksal widerfahren ist.

In diesem Zusammenhang erscheint mir das folgende Beispiel einer Patientin, die viele Jahre an einer zervikalen Dystonie (einer neurologischen Erkrankung, die durch überaktivierte Halsmuskeln zu einer spastischen Fehlhaltung des Kopfes führt) litt, erwähnenswert.

Das abgetriebene Kind
(Patientin mit zervikaler Dystonie)

Eine etwa 35-jährige Frau schildert in einer Aufstellungsgruppe ihren Wunsch nach einer glücklichen und beständigen Paarbeziehung mit dem Ziel, eine Familie zu gründen. Nach eigener Aussage gerät sie immer wieder an die »verkehrten« Männer.

Ohne weitere Fragen zu stellen bitte ich sie, eine Stellvertreterin für sich selbst und einen Stellvertreter für einen Mann auszuwählen. Sie stellt die beiden mit etwas Abstand einander gegenüber. Die Stellvertreterin der Frau verspürt ein starkes Ziehen in ihrem Nacken. Sie muss der Bewegung nachgeben, und ihre Halswirbelsäule verspannt sich in einer sehr schmerzhaften Rechtsdrehung.

Als die Patientin die Haltung ihrer Stellvertreterin sieht, bemerkt sie erschrocken: »Ich habe 15 Jahre an einem Schiefhals mit genau dieser Rechtstorsion gelitten. Ich wurde immer wieder mit Botulinumtoxin behandelt, um die Krämpfe zu lösen, bis die Beschwerden schließlich eines Tages nicht mehr aufgetreten sind.«

Auf die Frage, wie es dem Stellvertreter des Mannes geht, antwortet dieser: »Ich bin verunsichert, ich mag diese Frau, aber sie ist mir auch unheimlich.«

Diese Aussage und die Unmöglichkeit der Stellvertreterin der Patientin, sich gegen diesen äußerst schmerzhaften Bewegungsimpuls zu wehren, wobei sie gezwungenermaßen über die eigene Schulter hinter sich auf den Boden blicken muss, leiten mich zu der Frage, ob sie vielleicht ein Kind verloren hat. Sie antwortet mit Nein, jedoch bemerke ich unmittelbar nach meiner Frage eine leichte Irritation in ihrem Gesichtsausdruck, und so halte ich den Blickkontakt, um zu zeigen, dass ich mir mit ihrer Antwort nicht ganz sicher bin. Die Patientin bemerkt meinen Zweifel und berichtet: »Als ich 17 war, wurde ich schwanger. Meine Eltern waren gegen diesen Mann, und auch er fühlte sich überfordert mit einem Kind, so hat meine Mutter für mich eine Abtreibung arrangiert.«

Ich frage die Patientin: »Was ist dein Bild, war es ein Junge oder ein Mädchen?« (Diese Frage dient der inneren Kontaktaufnahme der Mutter mit dem Kind.) Die Patientin antwortet: »Ein Junge!« – Ich bitte sie: »Stell jemanden für ihn auf!« Sie wählt einen Stellvertreter aus und stellt ihn hinter ihre Stellvertreterin. Diese beginnt zu weinen, dreht sich um, nimmt sich des Kindes an und schließt es in die Arme. Die Verspannung im Hals löst sich augenblicklich.

Der Stellvertreter des Mannes meldet sich erleichtert zu Wort und möchte nachtragen, dass die von ihm empfundene Beklemmung schlagartig vorbei war, als das Kind erwähnt wurde. Er hatte immer gespürt, dass etwas fehlt, und fühlte sich am Ende der Aufstellung sehr erleichtert. Abschließend bemerkt er, jetzt stehe seinerseits der Beziehung nichts mehr im Wege.

1.4.3 Ausgrenzung, Zustimmung und Einklang

»Es geht darum, alles zu leben.«
Rainer Maria Rilke

Systemaufstellungen zeigen deutlich, dass viele Probleme, besonders auch gesundheitlicher Natur, in einem Zusammenhang mit der Ausgrenzung einer oder mehrerer Personen oder von systemrelevanten Ereignissen in der Geschichte der Familie stehen können. Hintergrund einer bewussten oder unbewussten Ausgrenzung ist in der Regel eine emotionale Überforderung in einer traumatischen Erfahrung oder schmerzhaften Enttäuschung. In der Überforderung ist die Ausgrenzung zunächst ein lebenserhaltender Schritt. Häufig wird dieser Mechanismus in der Folge als Muster konditioniert und in unbewussten Projektionen auf Mitmenschen aufrechterhalten.

Viele dieser primär schmerzhaften Erfahrungen führen später zu abwertenden Urteilen, Vorwürfen und Ansprüchen. Sie alle wirken in Beziehungen sowohl trennend als auch bindend zugleich, und oft ist es in der Folge eine Krankheit, die den Betroffenen zum Innehalten und zu einer Veränderung zwingt.

Im Gegensatz zur bindenden, verstrickenden und das Leben einschränkenden Wirkung von Ausgrenzungen werden ungeachtet aller Schwere Einklang, Zustimmung und Anerkennung als lösend und heilsam erfahren.

Nur wer mit seiner Vergangenheit im Einklang ist, ist auch frei für eine Zukunft. Wer mit Vergangenem hadert, ob es das eigene Leben betrifft – im Sinne eines frühen Verlustes, einer frühen Trennung von den Eltern oder einer getroffenen Entscheidung – oder über das Persönliche hinausgeht und die Geschichte der Familie berührt, bleibt gebunden.

Systemaufstellungen mit Kranken legen nahe, dass der Blick auf das eigene Leben für eine Linderung oder Heilung oft nicht genügt. Krankheit muss eingebunden in den generationenübergreifenden Kontext der Familie betrachtet werden und kann nicht auf ein persönliches Geschehen des Patienten reduziert werden.

2. Fallgeschichten, Rückmeldungen und Kommentare

»Je mehr man sich weigert, sich auf die Botschaft und den Sinn der Pathologie einzulassen, umso pathologischer wird sie.«
Wolfgang Giegerich

Die moderne medizinische und psychosomatische Forschung spricht hinsichtlich der Entstehung und des Verlaufs von Krankheitsgeschehen von einem Ineinanderwirken und Sichergänzen von biologischen, psychologischen und sozialen Faktoren. Dabei verneint sie überwiegend einen Zusammenhang zwischen bestimmten Familiendynamiken und spezifischen Krankheitsbildern.

Wie die Erfahrungen und Rückmeldungen der Patienten nach Aufstellungen zeigen, kann die Auseinandersetzung mit generationenübergreifenden Familiendynamiken im Rahmen von Systemaufstellungen mit Kranken zu einem besseren Coping, zu einer Linderung oder gar Genesung von Krankheiten beitragen.

Jede Aufstellung gestaltet sich dabei als individueller und einzigartiger Prozess und kann auch nur auf diese Weise hilfreiche Wirkungen entfalten.

Die teilweise kommentierten Beispiele und die wiederholt beobachteten Dynamiken, die hier beschrieben werden, dienen vor allem der Veranschaulichung und Einführung in das Denken in Familienzusammenhängen und ihren Wechselbeziehungen, die mit der Entstehung von Krankheiten und Symptombildungen verknüpft sein können. Die Anwendung dieser Beobachtungen ohne Berücksichtigung der individuellen Situation und Geschichte des Patienten kann diesem nicht nur nicht helfen, sondern auch schaden.

Die Gliederung der Fallbeispiele nach Familienthemen soll die Auseinandersetzung mit den Wechselwirkungen familiärer Beziehungsmuster als Möglichkeit für präventive und kurative Veränderung und Umstrukturierung in den Vordergrund der Betrachtung stellen und einer wenig hilfreichen Vorstellung eines direkten Kausalzusammenhangs zwischen familiärer Verstrickung und spezifischen Krankheiten entgegenwirken.

2.1 Krankheit und Bindungsverhalten des Kindes

»Es ist nie zu spät,
eine glückliche Kindheit zu haben.«
Milton Erickson

Die erste Instanz in der Anbindung an die Kraft der Ahnen, die in allen indigenen Kulturen als Grundlage für ein Leben in Gesundheit gilt, sind die Eltern. Das Nehmen des Lebens durch sie gelingt über die Achtung vor und den Einklang mit ihnen. Familiensystemische Verstrickungen und frühe Trennungstraumen führen zu einer Bindungsverunsicherung des Kindes und stehen dem Gelingen dieses in der Tiefe spirituellen Vollzugs oft im Wege.

So kommt für mich der inneren Aussöhnung mit den Eltern in der Aufstellungsarbeit mit Kranken besondere Bedeutung zu.

Bindungsverunsicherung und Bindungsverlust

Entwicklungsphysiologisch betrachtet dient die Bindung des Kindes an die Eltern, vornehmlich an die Mutter, der Sicherung des Lebens. Die Erforschung des Bindungsverhaltens des Menschen und seinen Einfluss auf dessen seelische Entwicklung verdanken wir zunächst dem englischen Psychologen John Bowlby. Seine Beobachtungen und Erkenntnisse finden zunehmende Beachtung in der Psychologie und Psychotherapie (s. a. Brisch 2009), und auch die Aufstellungsarbeit zeigt die Bedeutung und Aktualität seiner Ausführungen.

Systemaufstellungen mit Kranken weisen neben den emotionalen Folgen frühkindlicher Beziehungsstörungen und Bindungsverluste auch auf Auswirkungen auf körperlicher Ebene hin.

Ursächlich für Bindungsstörungen lassen sich folgende Begebenheiten differenzieren:

- ein früher Bindungsverlust des Kindes
  durch lange, schwere Krankheit oder den Tod eines Elternteils sowie durch die Weggabe des Kindes in Pflege, zur Adoption oder in ein Heim
- eine vorübergehende frühkindliche Trennung von Mutter oder Vater mit der Folge einer »unterbrochenen Hinbewegung«
- eine Bindungsverunsicherung des Kindes
  durch eine eingeschränkte emotionale Verfügbarkeit der Eltern

aufgrund ihrer persönlichen traumatischen Erlebnisse oder familiärer Verstrickungen

Was auch immer der Grund für eine frühe Beziehungsstörung zu den Eltern ist, in der Folge ist das Kind meist gefangen zwischen dem unerfüllten Bedürfnis nach Nähe zu den Eltern und einem Gefühl, sich schützen und abgrenzen zu müssen. Gelingt es im Rahmen von Aufstellungsgruppen, die Hintergründe der Beziehungsstörung ans Licht zu bringen und die emotionale Spaltung der betroffenen Patienten zu lösen, wird das Ende dieser Ambivalenz in der Seele friedvoll und immer wieder auch heilsam auf der körperlichen Ebene erlebt.

2.1.1 Krankheit und Bindungsverlust des Kindes durch eine frühe Trennung von der Mutter

Die primäre Bezugsperson des Kindes ist die Mutter. Deshalb wirkt sich ein früher Verlust der Mutter oder eine frühe Trennung von ihr mit der Folge einer Bindungsverunsicherung gravierender aus als der Verlust des Vaters oder anderer wichtiger Bezugspersonen.

Die Trennung der Eltern: »Liebe Mama! – Es war schwer für mich!« (Patient mit Autoimmun-Glomerulonephritis)

Zwei Monate, nachdem ein Mann die Diagnose einer Autoimmunerkrankung des Nierenfunktionsgewebes erhält, besucht er eine Aufstellungsgruppe für Kranke. Durch das besonders plötzliche Auftreten seiner starken Symptome befürchten die Ärzte einen sehr progressiven Krankheitsverlauf.

Die Familienanamnese ergibt, dass die Mutter des Patienten den Vater und ihn verlassen hatte, als er drei Jahre alt war. Sie hatte sich in einen amerikanischen Soldaten verliebt, der in ihrer Stadt stationiert war, und ging mit diesem nach Amerika, als er in seine Heimat zurückversetzt wurde.

Wir beginnen die Aufstellung mit zwei Stellvertretern für den Patienten und für die Krankheit. Für die Krankheit wählt der Patient eine Frau aus und stellt sie dem eigenen Stellvertreter mit etwas Abstand gegenüber. Meine Hypothese ist, dass ein Hintergrund der Krankheit in einer Zurückweisung der Mutter liegen könnte, und ich bitte den Patienten, noch eine Stellvertreterin für seine Mutter aufzustellen. Als die Stellvertreterin für die Mutter in der Aufstellung erscheint, weicht der Stellvertreter des Patienten sofort vor ihr zurück und merkt nicht, dass er sich damit der Stellvertreterin der Krankheit nähert. Dieser Impuls wird noch deutlicher, als die Stellvertreterin der Mutter versucht, sich dem Sohn zu nähern, und dieser wiederum zurückweicht und den Abstand zur Krankheit erneut verringert. Auf meine Frage, wie es der Stellvertreterin der Krankheit geht, antwortet sie: »Wenn er mich braucht, bin ich für ihn da!«

Die Reaktionen der Stellvertreter genügen mir als Bestätigung. Ich unterbreche die Aufstellung und bitte die Stellvertreterin der Mutter, sich vor den an meiner Seite sitzenden Patienten zu stellen. Dabei wähle ich den Abstand so, dass der Patient die Nähe seiner Mutter gerade noch erträgt.

Der Patient drückt seinen Oberkörper gegen die Stuhllehne und schiebt seinen Stuhl langsam nach hinten gegen die Wand. Eine Hinbewegung zu seiner Mutter gelingt über die Thematisierung und den Ausdruck dessen, was schwer für ihn war. So schlage ich dem Patienten vor, zu seiner Mutter zu sagen: »Liebe Mama, es war so schwer für mich.« Bezeichnend ist, dass er die Worte »Liebe Mama« zunächst nicht sagen kann. Eingebunden in den ganzen Satz: »Liebe Mama, es war so schwer für mich« ist es ihm möglich. Die Mutter bitte ich zu sagen: »Mein lieber Sohn, ich konnte nicht anders, in der Tiefe wäre ich gerne geblieben, doch irgendwie konnte ich nicht anders.« Nach diesen Worten kann der Patient seiner Mutter schließlich in die Augen schauen. Sein Widerstand bricht, und weinend umfasst er seine Mutter. Die beiden umarmen sich lange. Als er sich langsam wieder beruhigt, lasse ich die Mutter sagen: »Mein lieber Sohn, auch wenn ich gehen musste, weil ich nicht anders konnte, bleib!« Und den Patienten: »Ja, liebe Mama, auch wenn du gegangen bist, ich bleibe! – Ich bleibe, und jetzt stimme ich zu, wie es war, und jetzt nehme ich es, auch zu diesem Preis.«

Die beiden umarmen sich noch einmal, bevor sich die Stellvertreterin der Mutter löst und langsam Schritt für Schritt zurücktritt. Der Patient schaut ihr leicht wehmütig, doch liebevoll nach. Ich bitte drei Gruppenteilnehmer, sich als Stellvertreter für die Frau und die beiden Kinder des Patienten in den Kreis zu stellen. Sogleich schaut der Patient mit Freude zu ihnen, und ich fordere ihn auf zu sagen: »Auch wenn meine Mutter nicht bleiben konnte, ich bleibe!«

Für den Fall, dass ein Teil der Ablehnung des Patienten gegenüber seiner Mutter in einer Loyalität zum Vater wurzelte, gebe ich dem Patienten noch einen Satz zu seinem Vater mit auf den Weg: »Nur zur Vorsicht sagst du innerlich zu deinem Vater: ›Die Mama, die man hat, ist immer die beste!‹«

Er lacht und nickt zustimmend.

Ein Jahr nach der Aufstellung sendet mir der Patient den folgenden Bericht:

> Es waren zwei Monate vergangen, seitdem ich die Diagnose einer Autoimmunerkrankung meiner Nieren bekommen hatte, laut Aussage der Ärzte mit drastischem Verlauf und ungünstiger Prognose. Als Körperpsychotherapeut bin ich von der Wirkung psychischer Prozesse auf den Körper und umgekehrt überzeugt. Doch war für mich selbst nicht erkennbar, wie meine Familie zu meiner Erkrankung beitragen oder auch heilsam wirken könnte.
>
> Kaum noch erinnerbar ist für mich heute, wie wir von meiner Krankheit zu der Beziehung zu meiner Mutter kamen. Sehr deutlich erinnere ich mich, wie sich die Ablehnung und Abwertung, die ich meiner Mutter gegenüber empfand, in ein Zulassen meiner Sehnsucht nach Nähe zu ihr verwandelten.
>
> Seit der Aufstellung verspüre ich keinen inneren Drang mehr, meine Mutter abzuwerten oder sie auf Distanz zu halten. Dafür verwende und verbrauche ich jetzt keine Kraft mehr. Im Gegenteil: Ich nahm wieder mehr Kontakt zu ihr auf. Einmal kam es während eines Telefonats zu einem starken Gefühlsausbruch meiner Mutter. Sie sagte: »Wenn du mich noch einmal drängst, deinem Vater zu vergeben, bin ich nicht mehr deine Mutter!« Für einen Moment war ich wie tot, gelähmt, dann schließlich bereit, sie für diese Aussage moralisch fertigzumachen, doch plötzlich wirkte, wie durch ein Wunder, ein Satz aus der Aufstellung: »Selbst wenn du gehst – ich bleibe!«
>
> Ich legte nicht auf, ich blieb am Telefon und im Kontakt mit ihr und fühlte mich dabei ungewohnt ruhig und lebendig. Ich war plötzlich »immun« gegenüber ihren Drohungen, mich zu verlassen. Seit diesem Moment erlebe ich mich frei von einer Angst, die sich bisher auch immer wieder negativ auf meine Ehe ausgewirkt hat. Auch meine Mutter erkannte, scheinbar gerade durch mein Nicht-Reagieren, ein eigenes Muster und entschuldigte sich zu meiner Verwunderung bei mir. Somit kam auch bei ihr etwas zu einem Abschluss.

Meine Erkrankung hat sich nicht aufgelöst, aber ich habe das Gefühl, irgendwie heiler, ganzer durch diese Aufstellung geworden zu sein. Ich habe meinen Nieren die Botschaft gegeben zu bleiben. Ich merke, ich will verstärkt hier bleiben, erlebe meinen verstärkten Wunsch auch in Form einer gewandelten geistigen Präsenz. Der drastische Verlauf der Krankheit, der durch die Schulmedizin prognostiziert wurde, hat sich glücklicherweise nicht eingestellt. Wie die regelmäßige Kontrolle der Laborwerte zeigt, ist die Krankheit fast zu einem Stillstand gekommen.

Ebenfalls im Zusammenhang mit dieser therapeutischen Arbeit sehe ich auch noch, wie durch die Klärung mit meiner Mutter der Zugang zu meiner Frau und meinen Kindern, zunächst in der Aufstellung, dann auch tatsächlich zu Hause freier wurde.

John Bowlby teilt die emotionalen Reaktionen des Kindes auf eine frühe Bindungsstörung in Folge einer Trennung, primär von der Mutter, dem Vater oder einer anderen wichtigen Bezugsperson, in verschiedene Phasen ein. Zunächst reagiert das Kind mit Angst und Panik. In der Folge mit Wut und Zorn und schließlich mit Verzweiflung und Apathie.

Interessant erscheint mir im Lösungsprozess die vom Patienten geschilderte »Rückläufigkeit« seiner Gefühle zur Mutter.[3] Durch die Aussage der Mutter: »Wenn du mich noch einmal drängst, deinem Vater zu vergeben, bin ich nicht mehr deine Mutter!« verfällt er zunächst in Apathie und reagiert in der Folge mit Wut und Zorn. Mit Hilfe des Lösungssatzes der Aufstellung: »Selbst wenn du gehst – ich bleibe!« gelingt ihm die Überwindung der Wut und damit auch die Lösung aus der auf den Partner projizierten Angst vor dem Verlassenwerden. Der Einfluss dieses Prozesses auf den Krankheitsverlauf bedürfte einer eigenen Betrachtung.

Das »Nein« zur Mutter (Patientin mit Dermatomyositis)

Dermatomyositis ist eine Autoimmunkrankheit mit entzündlichen Veränderungen der Haut und Muskulatur, die zu Schmerzhaftigkeit und Schwäche der Muskulatur führen.

3 Der Begriff »Rückläufigkeit« stammt aus der Homöopathie und bezieht sich auf die Rückläufigkeit der Symptomatik im Genesungsverlauf. Homöopathische Heilung erfolgt von innen nach außen, das heißt, eine chronische Krankheit kann nur ausgeheilt werden, indem sie wieder akut wird, was für den Patienten bedeutet, dass die anfängliche Symptomatik der Krankheit als Heilungsreaktion wieder in Erscheinung tritt.

Die Patientin ist wie ihre Mutter Trägerin des fehlerhaften X-Chromosoms, das bei Söhnen zu Hämophilie führt. Sie hatte ihren Bruder durch diese Krankheit verloren und war ihrem Vater treu, in dem Sinne, dass er unbewusst der Mutter einen Vorwurf für den Verlust des geliebten Sohnes machte. Als die Patientin einer Stellvertreterin ihrer Mutter gegenüberstand, war es ihr nicht möglich, der Mutter in die Augen zu sehen und »Ja« zu sagen. Mein Eindruck war, das »Nein« zur Mutter und ihrer Krankheit war so tief in ihr verankert, dass es sich als Kraft gegen sie selbst richtete.

Die wiederholte Beobachtung einer starken Zurückweisung der Eltern in Systemaufstellungen mit Autoimmunpatienten erscheint mir beachtenswert.

Ein weiteres Beispiel zu frühem Bindungsverlust:

Der fehlende Segen: »Danke!«
(Patientin mit unerfülltem Kinderwunsch, zwei Fehlgeburten)

Eine sehr selbstbewusst wirkende 35-jährige Frau berichtet von ihrem bisher nicht in Erfüllung gegangenen Kinderwunsch. Sie ist glücklich verheiratet und war im vergangenen Jahr zweimal schwanger. Doch beide Male ist das Kind etwa in der achten Schwangerschaftswoche nicht mehr gewachsen und gestorben. Die Fehlgeburten belasten die Patientin sehr, auch wenn ihr die Ärzte versichern, aus medizinischer Sicht sei alles in Ordnung und sie müsse sich keine Sorgen machen.

Ohne weitere Informationen einzuholen bitte ich die Frau als ersten Schritt, zwei Stellvertreter für sich selbst und ihren Mann aufzustellen. Sie stellt die beiden relativ nah und aufeinander ausgerichtet. Diese betrachten sich kurz, lächeln sich an, machen jeweils einen Schritt aufeinander zu und umarmen sich. Schließlich stellen sie sich Arm in Arm nebeneinander und zeigen auf diese Weise die gemeinsame Ausrichtung auf ein Drittes. Ich ersuche die Patientin, einen Stellvertreter für ein Kind dazuzustellen. Sie wählt eine Teilnehmerin aus und stellt sie den beiden gegenüber.

Die Stellvertreterin des Kindes fühlt sich sichtlich unwohl, neigt sich etwas zurück und droht zu fallen, doch die Stellvertreterin der Patientin ist sofort an ihrer Seite und hält sie fest. Das Kind lässt das mit sich geschehen, schließt jedoch die Augen und wirkt wie weggetreten. Ich bitte die Patientin, einen weiteren Stellvertreter für das, was zwischen ihr und dem Kind steht, aufzustellen. Sie wählt eine Frau aus und positioniert sie in großem Abstand mit Blick auf die junge Familie. Kaum positioniert, bewegt sich die Stellvertreterin Schritt für Schritt zielstrebig auf die Familie zu, drängt sich entschieden zwischen die Mutter und das Kind und schaut ihr mit strengem Blick in die Augen. Als das Trennende zwischen Patientin und Kind steht, öffnet die Stellvertreterin des Kindes erleichtert die Augen und gewinnt wieder die Kraft, auf eigenen Füßen stehen zu können. Die Entschlossenheit des »Störfaktors« ist eindrucksvoll und verleitet mich zu der Frage an die Patientin, ob sie und ihr Mann den Segen für ihre Verbindung haben. Die Patientin berichtet, die Eltern des Mannes seien relativ früh verstorben, aber das Verhältnis sei immer gut gewesen. Ihr Vater sei auf ihrer Hochzeit gewesen, nicht jedoch ihre Mutter. Sie habe seit 20 Jahren keinen Kontakt mehr zu ihr. Die Eltern hätten sich kurz vor ihrer Geburt getrennt. Im Alter von fünf Jahren habe ihre Mutter dann einen anderen Mann kennen gelernt. Von dieser Zeit an sei sie immer häufiger bei ihrer Großmutter gewesen, bis sie im Alter von sieben Jahren schließlich ganz bei ihr lebte. Ihren Vater hat sie im Alter von 23 Jahren auf eigene Initiative das erste Mal gesehen. Ihre Mutter hatte den Kontakt zuvor nicht erlaubt.

Seit über die Mutter der Patientin gesprochen wird, zieht sich die Stellvertreterin des »Störfaktors« langsam von der Familie zurück, doch die Stellvertreterin des Kindes folgt ihr sehnsüchtig und wie gebannt mit ihrem Blick. Alle Versuche der Stellvertreterin der Patientin, durch Berührung und Streicheln die Aufmerksamkeit des Kindes zu erhalten, scheitern.

Aufgrund der unmittelbaren Reaktion der Stellvertreterin des »Störfaktors« auf die Erwähnung der Mutter der Patientin ist allen Anwesenden klar, dass hier eine Verbindung besteht. Also bitte ich die Stellvertreterin, in diese neue Repräsentation zu wechseln, was ihr gut möglich erscheint und keine Veränderung in ihrer Gefühlswahrnehmung bewirkt. Die Patientin wirkt nicht glücklich über die neue Identität des »Störfaktors«. Sie sagt, sie hätte mit ihrer Mutter eigentlich bereits abgeschlossen. Für mich stellt sich die Frage, was der Schlüssel für den Segen der Mutter für sie und ihre Familie sein könnte. Um den Widerstand der Patientin zu umgehen, arbeite ich hier nicht mit ihr direkt, sondern mit ihrer Stellvertreterin. Aus einer Einfühlung in die Stellvertreterin der Mutter schlage ich der Stellvertreterin der Patientin vor, zu ihr »Danke« zu sagen.

Der Ausdruck des Dankes durch die Stellvertreterin der Patientin führt zu einer veränderten Empfindung aller anderen Stellvertreter. Die Stellvertreterin der Mutter entspannt sich merklich, eine bisher vernommene Härte weicht aus ihrem Gesicht, und sie schaut jetzt freundlich zu ihrer Tochter, ihrem Schwiegersohn und dem Kind. Dieses erfährt die größte Erleichterung, es strahlt und schaut erstmals mit Freude zu seiner Mutter. Sie lächeln sich an, das Kind nähert sich ihr und lässt sich dann von seinen Eltern in die Arme schließen.

Die Patientin wendet sich mit Skepsis an mich und sagt: »Schön! – Aber was kann ich tun?«

Ich antworte: »Was du hier siehst, ›Danke‹ sagen, zu deiner Mutter.«

Sie entgegnet energisch: »Danke? – Für was? – Für das Leben?«

Ich sage mit ruhiger Stimme: »Zum Beispiel für das Leben.«

Da die Patientin nicht bereit ist, sich auf den Schritt, der sich in der Aufstellung als lösend zeigte, einzulassen, entscheide ich, die Arbeit an dieser Stelle zunächst zu unterbrechen.

Zwei Tage später, im Rahmen der Abschlussrunde, bittet die Patientin unter Tränen um eine Gelegenheit, der Teilnehmerin, die in der Aufstellung ihre Mutter vertrat, ihre Dankbarkeit auszudrücken. Auch für die Stellvertreterin der Mutter fehlte am Ende der Aufstellung ein lösendes Wort. Sie stand sogleich auf, ging auf die Patientin zu und schloss sie in die Arme.

Damit war eine Hinbewegung zur Mutter doch noch möglich, und die Patientin verabschiedete sich in Dankbarkeit von der Gruppe und bemerkte, es ginge ihr jetzt richtig gut.

2.1.2 Krankheit und Bindungsverlust des Kindes durch die Krankheit eines Elternteils

Traumatische Trennungssituationen für Kinder ergeben sich auch durch langfristige, körperliche und seelische Erkrankungen oder

Suchtverhalten der Eltern. In Aufstellungen wird dies sichtbar, wenn die Krankheit, die Sucht oder die Psychose der Eltern mit aufgestellt wird. Oft zeigt sich hierbei eine innige Beziehung zwischen dem Elternteil und der Erkrankung. Doch auch hier führt für das Kind kein Weg am Nehmen des Lebens durch die Eltern vorbei, wie immer auch diese sind oder waren, und mit allem, was zu ihnen gehört.

Der Herzinfarkt der Mutter: »Liebe Mama, jetzt nehme ich dich – mit allem, was zu dir gehört.« (Patientin mit chronischen Kopfschmerzen)

Eine etwa 55-jährige Patientin leidet seit ihrer Kindheit an bisher therapieresistenten Kopfschmerzen. Diese steigern sich während der Teilnahme an der Aufstellungsgruppe fast bis zur Unerträglichkeit. So bittet mich die Patientin in einer Pause, wenn möglich mit ihr als Nächstes zu arbeiten, da sie befürchtet, wegen der starken Schmerzen ihre Teilnahme an der Gruppe abbrechen zu müssen.

Auffällig viele Patienten bekommen während der Teilnahme an einer Aufstellungsgruppe Kopfschmerzen. Ich werte das jeweils als ein gutes Zeichen. Es zeigt deren Anteilnahme am Gruppenprozess und dass ihr Einlassen auf die Familiendynamiken der anderen Teilnehmer »in der Seele an die Liebe rührt«. Für Kopfschmerzpatienten ist es oft schwer, die Liebe zu einem Elternteil fließen zu lassen.

Als die Patientin zwei Jahre alt ist, erleidet ihre Mutter einen Herzinfarkt. Sie überlebte, jedoch steht seit diesem Ereignis das kranke Herz der Mutter im Mittelpunkt der Aufmerksamkeit der Familie. Vom Vater hören die Kinder immer wieder den Satz: »Ihr wisst, eure Mutter darf sich nicht aufregen.« So können die Kinder in der Nähe der Mutter nicht mehr entspannt sein und sich kindgemäß verhalten. Die Hinbewegung zu ihrer Mutter ist fortan unterbrochen.

In der Aufstellung bestätigt sich die Dynamik. Ich bitte die Patientin, Stellvertreter für sich selbst, für ihre Mutter und für die Krankheit der Mutter aufzustellen. Für die Krankheit der Mutter wählt sie eine Frau aus und stellt sie dicht neben die Stellvertreterin der Mutter. Die beiden lächeln sich sogleich freundlich an, umarmen sich und schauen dann gemeinsam zur Stellvertreterin der Tochter. Diese möchte so gerne zu ihrer Mutter, traut sich jedoch nicht, auf sie zuzugehen. Vorsichtig macht sie kleine Schritte, doch sobald sie die Stellvertreterin der Krankheit anschaut, weicht sie wieder zurück. Sie ist gefangen in dieser Bewegung und geht jeweils einen Schritt vor und wieder einen zurück. Die Stellvertreterin der Mutter sieht die Not ihrer Tochter, fühlt sich aber nicht imstande, die Krankheit loszulassen und auf sie zuzugehen.

An dieser Stelle entlasse ich die Stellvertreterin der Patientin und bitte diese selbst an ihren Platz in der Aufstellung. Wie ihre Stellvertreterin kann auch sie die Stellvertreterin der Krankheit der Mutter nicht anschauen, und damit ist der Weg zu ihrer Mutter verstellt. Ich unterstütze sie, indem ich ihr vorschlage, ihrer Mutter in die Augen zu schauen und zu sagen: »Liebe Mama, jetzt nehme ich dich – mit allem, was zu dir gehört.«

Mit diesem Satz sind die Krankheit der Mutter und das, was die Krankheit repräsentiert, gewürdigt, und es gelingt der Patientin jetzt, die Stellvertreterin der Krankheit in den Blick zu nehmen. Damit ist es ihr in kleinen Schritten möglich, auf die beiden zuzugehen. Die Stellvertreterin der Mutter streckt ihr eine Hand entgegen, und in einem bewegenden Prozess schließen sich beide unter Tränen in die Arme. Die Stellvertreterin der Krankheit freut sich über die liebevolle Begegnung von Mutter und Tochter. Wie eine schützende Kraft legt sie ihre Arme um beide. Die Patientin schaut zu ihr und sagt: »Jetzt stimme ich zu, wie es war, und du gehörst dazu.«

Als sich die Patientin aus der Umarmung löst, geht mir ein Gedanke durch den Kopf, und ich frage sie: »Bist du vielleicht zufällig Ärztin geworden?« Sie antwortet überrascht: »Ja«, überlegt eine Weile, und mit plötzlich aufgehelltem Gesicht sagt sie lachend: »Aber ich glaube, jetzt kann ich endlich machen, was ich eigentlich immer wollte.«

Unmittelbar nach dieser Arbeit sind die starken Kopfschmerzen, die sie bereits wieder seit Tagen begleiteten, verschwunden. Abschließend empfehle ich der Patientin, die Worte: »Liebe Mama!« auf die Packung ihrer Schmerztabletten zu schreiben.

Die alkoholkranke Mutter:
»Jeden Tag ein kleines Gläschen Scotch!«
(Patientin mit Basaliom)
Die etwa 45-jährige Patientin war vor drei Jahren an einem Basaliom erkrankt, ein lokal, aber destruierend wachsender Hauttumor. Sie wurde operiert und bestrahlt, doch der Tumor wuchs innerhalb eines halben Jahres wieder nach. Inzwischen ist sie viermal operiert worden, und trotz schärferer Behandlungsmaßnahmen ließ sich das Krebsgeschehen bisher nicht in den Griff bekommen. Seit Beginn der Krankheit hat die Patientin mehr als 15 Kilo abgenommen, und ihr blasser Teint lässt insgesamt auf einen schlechten Allgemeinzustand schließen.

Der folgende Dialog ist von einer Audioaufnahme transkribiert und wörtlich wiedergegeben:

THERAPEUT: »Wie ist deine momentane Lebenssituation?«
PATIENTIN: »Ich bin geschieden, keine Kinder. Mein Mann ist Alkoholiker.«
THERAPEUT: »Hat in deiner Familie auch jemand getrunken?«
PATIENTIN: »Ja, meine Mutter. Sie hat angefangen, als ich noch zur Schule ging. Als ich dann 17 Jahre alt war, hat uns mein Vater verlassen. Ich blieb bei meiner Mutter und habe sie versorgt, bis sie an Leberzirrhose starb. Mein Leben begann eigentlich erst mit ihrem Tod.«
THERAPEUT *(nach einer Weile)*: »Mein Eindruck ist, du bist ihr böse!«
PATIENTIN: »Nein, sie hat getrunken, weil ...«
THERAPEUT: »Nein, nein, du bist ihr böse. Man kann das sehen. – Und diese Wut ist leichter als der Schmerz.«
PATIENTIN: »Ich habe sie sehr geliebt! Sie starb ein Jahr, bevor ich krank wurde.«
THERAPEUT: »Also, wenn es Heilung geben sollte, wer heilt den Krebs?«
PATIENTIN: »Die Ärzte?«
THERAPEUT: »Nein!«
PATIENTIN: »Ich?«
THERAPEUT: »Nein!«

Patientin: »Du?«
Therapeut: »Um Gottes Willen, ich doch nicht!«
Patientin: »Ich habe es befürchtet. – Meine Mutter?«
Therapeut: »Meine Vermutung ist, ohne die Mutter geht es nicht.«

Da die Arbeit im Rahmen einer Weiterbildungsgruppe stattfindet, wende ich mich an die Gruppe und teile zum einen mit, was der Körper der Patientin zeigt, während sie spricht, und zum anderen lenke ich damit auch die Aufmerksamkeit der Patientin selbst auf ihre Körperwahrnehmung.

Therapeut: »Man kann die Anspannung in ihrem Körper sehen, sobald sie von ihrer Mutter spricht. Es geht mir jetzt nicht darum zu ergründen, was der Hintergrund dafür ist, doch es weist darauf hin, dass die Liebe zwischen ihr und ihrer Mutter, die zweifelsohne da ist, nicht fließt. Diese Anspannung nehme ich jetzt als einen Indikator für die weitere Arbeit, und ich werde sie jetzt mit einer Stellvertreterin ihrer Mutter konfrontieren, wobei ich meine Aufmerksamkeit weiter vor allem auf ihren Körper richte.«

Ich frage die Patientin, wer aus der Gruppe ihre Mutter vertreten könne. Sie wählt eine Frau aus und ich bitte diese, sich vor die neben mir sitzende Patientin zu stellen. Als die Stellvertreterin der Mutter näher kommt und sich positioniert, rückt die Patientin sofort mit ihrem Stuhl zurück. Diese kleine unmittelbare Bewegung bestätigt mir den der Patientin unbewussten Widerstand gegen ihre Mutter. Eine Stimme in ihr sagt: »Komm nicht näher!« – Behutsam, mit Feingefühl für die notwendige Distanz, führe ich die Stellvertreterin der Mutter langsam näher und fordere die Patientin schließlich auf, zu ihrer Mutter zu sagen: »Liebe Mama, ich bin krank!« – Die Patientin spricht den Satz aus, jedoch kann sie dabei der Stellvertreterin der Mutter nicht in die Augen sehen. Stattdessen greift sie nach ihrer Hand und will sie an ihre Wange drücken. Ich unterbinde diesen schnellen Impuls der Patientin, da ich unsicher bin, ob es wirklich eine Hinbewegung ist oder mehr eine verdeckte Abwehr, und bitte stattdessen die Stellvertreterin der Mutter, abermals etwas näher zu kommen – und wieder etwas näher, Zentimeter für Zentimeter, bis die Stellvertreterin der Mutter so nah ist, dass die Patientin ihren Kopf an deren Bauch anlehnen kann. Hier ruht sie nun, beginnt leise zu weinen und umarmt die Mutter. Diese streicht ihr über das Haar, und langsam kommt die Liebe zwischen beiden zum Fließen.

Zum Ausklang dieser Hinbewegung zur Mutter sage ich wiederum zur Gruppe: »Eine Medizin für die Patientin könnte sein, jeden Tag ein kleines Gläschen Cognac zu trinken.« Da sich die Patientin augenblicklich schüttelt, frage ich sie: »Was hat denn deine Mutter am liebsten getrunken?«

PATIENTIN: »Gin oder Scotch!«

»Gut«, sage ich, »nehmen wir Scotch!«

PATIENTIN: »Ich hasse den Geruch!«

THERAPEUT: »Okay, das wäre es. Jeden Tag nimmst du einen kleinen Schluck. Das ist jetzt keine Homöopathie! Und wenn du beginnst, es zu mögen, hörst du auf. Dann ist es gut.«

PATIENTIN: »Ich könnte mit dem Cognac beginnen.«

THERAPEUT: »Nein, Scotch! Das ist eine medizinische Verordnung! – Und die hilft auch nur, wenn man sie ganz genau befolgt!«

PATIENTIN *(lacht)*: »Einverstanden, das muss ich jetzt nur noch meinem Arzt erklären. – Danke!«

Zwei Jahre nach dieser Arbeit treffe ich die Patientin auf einem Kongress für Systemaufstellungen wieder. Sie fragt mich, ob ich mich an Sie erinnern könne, und ich muss gestehen: »Nein« – »Ich bin die Frau, der du vor zwei Jahren den Scotch verordnet hast. Ich wollte dir mitteilen, dass es geholfen hat. Der Krebs ist seither nicht wiedergekommen.«

Im folgenden Beispiel verhindert die Angst des Kindes vor der chronischen Krankheit der Mutter, dass die Liebe zwischen ihnen fließen kann. Mit der Lösung dieses Konflikts konnten sich seit Jahren bestehende Allergien zurückziehen.

»Du musst die Krankheit deiner Mutter achten!«
(Patientin mit multiplen Allergien)

Im Rahmen einer Weiterbildung bittet mich eine Frau, mit ihr zu arbeiten. Sie leidet zunehmend unter verschiedenen Allergien. Auch dieser Weiterbildungskurs wurde aufgezeichnet, und ich gebe auch hier die Dialoge wörtlich wieder.

THERAPEUT: »Worum geht es?«

PATIENTIN: »Ich leide zunehmend unter Allergien.«

Therapeut: »Seit wann bestehen die Beschwerden?«
Patientin: »Sie sind vor 11 oder 12 Jahren das erste Mal aufgetreten.«
Therapeut: »Gab es in dieser Zeit eine Veränderung in deinem Leben?«
Patientin: »Ich war mit meiner Familie in Urlaub, mit meinem Mann und meiner Tochter.«

Ich bin mir an dieser Stelle nicht sicher, ob ich auf diesem Weg zu den wesentlichen Informationen komme, und beschließe, die Patientin direkter auf das Krankheitsgeschehen anzusprechen.

Therapeut: »Manchmal wirkt hinter einer Allergie eine Familiendynamik: Der Allergiker sagt zu einer Person, die er eigentlich liebt: ›Geh weg!‹«

Die Patientin nickt betroffen, senkt den Blick und beginnt zu weinen. Nach einer Weile bestätigt sie: »Das kann sein. Als ich neun Jahre alt war, erkrankte meine Mutter an rheumatoider Arthritis, eine chronisch entzündliche Gelenkerkrankung mit starken Schmerzen, besonders in den Fingern und Zehengelenken. Mit 18 Jahren bin ich nach Moskau gezogen und habe geheiratet. Immer, wenn ich Zeit hatte, bin ich nach Hause gefahren. Doch in diesem Sommer haben wir Urlaub am Meer gemacht. Dort bekam ich eine Sonnenallergie.

Inzwischen ist meine Mutter gestorben, sie war 25 Jahre krank gewesen. Drei Tage vor ihrem Tod habe ich sie besucht. Ich konnte nicht ertragen, wie schlecht es ihr ging. Ich betete jeden Tag, dass sie stirbt.«

Therapeut: »Lass uns zwei Stellvertreter aufstellen, einen für dich selbst und einen für die Allergie.«

Die Patientin wählt zwei Frauen aus und stellt diese in gewissem Abstand voneinander abgewendet in die Mitte des Stuhlkreises der Teilnehmer.

Die Stellvertreterin der Allergie schaut sich nach einer Weile nach der Stellvertreterin der Patientin um und wendet sich ihr zu. Diese blickt unbeweglich vor sich auf den Boden.

Auch als die Stellvertreterin der Allergie langsam näher kommt und sie vorsichtig in den Arm nimmt, bleibt sie unverändert verschlossen und ihr abgeneigt. Doch die Stellvertreterin der Allergie wird nicht müde, die Stellvertreterin der Patientin sanft zu streicheln, bis diese sich umarmen lässt.

Es ist offensichtlich, dass die Stellvertreterin der Allergie in Wirklichkeit für die Mutter der Patientin steht, und ich bin sicher, dass auch die Patientin es weiß. Ich nehme sie behutsam bei der Hand, entlasse ihre Stellvertreterin aus der Aufstellung und stelle die Patientin selbst vor ihre »Mutter«. Auch sie kann der Stellvertreterin der Mutter nicht in die Augen schauen und blickt verschlossen auf den Boden.

Um die Patientin in Kontakt mit ihrer Sehnsucht und ihrem Schmerz zu bringen, fordere ich sie auf, »Mama!« zu sagen.
Sie wiederholt: »Mama!«

Therapeut: »Liebe Mama!«
Patientin: »Liebe Mama!«
Therapeut: »Meine liebe Mama!«

Diese Worte sind ihr nicht möglich. Sie weint und zieht sich zurück.

Mit der Zuversicht, einen ersten Schritt in Richtung Lösung angedeutet zu haben, unterbreche ich die Arbeit an dieser Stelle. Noch am selben Tag sollte es die Gelegenheit für eine weitere Intervention geben.

Doch möchte ich an dieser Stelle die Patientin selbst mit ihrem detaillierten und sehr berührenden Bericht über ihre Erfahrungen zu Wort kommen lassen:

Lieber Stephan,
eine Weiterbildungsgruppe in Moskau. Ich sehe die Aufstellungsarbeit zum ersten Mal. Es fällt mir schwer zu verstehen, was geschieht. Ein Mann wird als Stellvertreter in die Mitte des Stuhlkreises gestellt und beginnt plötzlich zu weinen. Ich sah noch nie einen Mann weinen. Ich habe das Gefühl, gehen zu müssen, doch mein Mann hält mich zurück.

In der nächsten Aufstellung geht es um einen Mann und seine schwierige Beziehung zu seiner Mutter. Er meint, er war ihr ein Leben lang böse. Aber die Aufstellung zeigt, es geht um seinen Vater, der sehr früh starb. Er konnte seinen Schmerz darüber nicht zeigen. Stattdessen reagierte er mit Wut und richtete diese auf seine Mutter. Am Ende der Aufstellung, als die Zusammenhänge deutlich sind, fängt auch dieser Mann an zu weinen und sagt: »Liebe Mutter, es tut mir leid, jetzt achte ich auch deinen Schmerz.«

Plötzlich, als Teilnehmerin im Kreis sitzend, muss auch ich weinen. Ich kann nicht aufhören. Noch nie habe ich so geweint. Sogar als meine Mutter starb, habe ich nicht so geweint. In der Nacht, als ihr Sarg bei uns zu Hause war, habe ich mit ihren Freundinnen in der Küche gelacht. Sie erinnerten sich an lustige Geschichten aus dem Leben meiner Mutter. Und jetzt, bei den Worten dieses Mannes, fange ich zum ersten Mal an zu weinen. Nach dem Tod meiner Mutter habe ich versucht, ein Video von ihr anzusehen. Es wurde neun Monate vor ihrem Tod gefilmt. Es war die Aufzeichnung ihres 55. Geburtstages. Es war ein lustiges Fest. Sie sang Lieder und tanzte mit meinem Vater. Es war zu sehen, wie sehr sie sich liebten. Ich konnte dieses Video nicht ansehen. Irgendwie konnte ich es nicht ertragen.

Ich war neun Jahre alt, als meine Mutter an Polyarthritis erkrankte. Ich erinnere mich, dass sie jeden Morgen darüber weinte, wie schmerzhaft es ist, etwas zu berühren, wie schwer es ist, am Morgen aufzustehen. Ich konnte ihr auch nicht so nahe sein, wie ich wollte, und sie umarmen. Jede Berührung bereitete ihr Schmerzen. Ich habe gelernt zu leben, ohne ihr nahe zu sein. Mein Vater und meine Mutter haben mir ermöglicht, nach Moskau zu gehen, um zu studieren. Immer, wenn ich frei hatte, bin ich nach Hause gefahren, um meine Mutter zu besuchen. Vier Jahre Studium vergingen, ich lernte meinen Mann kennen, heiratete und bekam eine Tochter. Alles war wunderbar.

Das Einzige, wovor wir uns in unserer Familie fürchteten, war, dass jemand an Polyarthritis erkrankte. Vielleicht meine Tochter oder ich. Die Tochter der Cousine meiner Mutter bekam diese Krankheit bei der Geburt ihres zweiten Kindes. Sie konnte nicht mehr vom Gebärstuhl aufstehen. Für mich war es die schlimmste Krankheit, die man bekommen konnte. Deshalb heiratete ich wohl einen Arzt.

Als wir sieben Jahre verheiratet waren, hatten wir die Gelegenheit, mit unserer Tochter einen Urlaub am Strand zu machen. So hatten wir in diesem Sommer keine Zeit, meine Mutter zu besuchen. In diesem Urlaub bekam ich eine Sonnenallergie. Meine Allergiebereitschaft nahm stetig zu, und ich reagierte in der Folge auf verschiedenste Allergene. Nach einem Theaterbuffet breitete sich die Hautreaktion auf den oberen Teil der Beine und auf die Arme aus. Von dort an breitete sie sich zunehmend aus.

Ich versuchte jede Art Medizin, die in Russland zu haben war. Erfolglos. Ich versuchte, Speisen zu vermeiden, die ein Auslöser sein konnten.

Kein Ergebnis. Ich begab mich in homöopathische Behandlung. Wieder kein Ergebnis. Also sagte ich mir: Lass es gut sein, wie es ist. Ich bin damit einverstanden, was ich habe. Ich lebe mit dieser Allergie. Es ist nur eine kleine Beschwerde. Ich arbeite freiberuflich als Rechtsanwältin, und wenn ich Kunden sah, war ich mir immer nicht sicher, ob sie meine roten Stellen im Gesicht oder auf den Armen störten. Doch auch das hat mich irgendwann nicht mehr gekümmert. Zwei Jahre vergingen. Dann hörte ich von einem Workshop mit Stephan Hausner zum Thema Aufstellungsarbeit in der Heilkunde und der Möglichkeit, dort eine Aufstellung zu machen.

Stephan begann die Arbeit mit mir, indem er über familiensystemische Hintergründe von Allergien sprach. Der Satz, der mich berührte, war: »Ein Allergiker sagt zu einer Person, die er eigentlich liebt: ›Geh weg!‹« Sofort hatte ich eine zugeschnürte Kehle. Als meine Mutter im Sterben lag, betete ich und hoffte, dass sie stirbt. Ich verstand, dass die Allergie in Verbindung mit der Beziehung zu meiner Mutter stand.

»Lass uns zwei Stellvertreter aufstellen, einen für dich selbst und einen für die Allergie« sagte Stephan. Ich fragte mich, warum nicht meine Mutter. Warum die Allergie? Also wählte ich ein Mädchen für mich selbst aus und ein sehr junges Mädchen, das in keiner Weise meiner Mutter ähnelte, für die Allergie. Stephan bat die Stellvertreterinnen, sich ihren Gefühlen zu überlassen, und falls sie einen Impuls verspürten, sich zu verändern, diesem langsam und gesammelt nachzugeben. Zu meinem großen Erstaunen umarmte die Stellvertreterin der Allergie meine Stellvertreterin wie eine Mutter ihre Tochter. Das war die ganze Aufstellung.

Stephan entließ meine Stellvertreterin und bat die Stellvertreterin meiner Mutter, sich vor mich zu stellen. Er forderte mich auf zu sagen: »Liebe Mama!«

Ich wiederholte: »Liebe Mama!« Er machte weiter: »Meine liebe Mama!« Das konnte ich nicht sagen. Ich brachte das Wort »meine« nicht über meine Lippen. Es war so schmerzhaft. Mein Mann und vor allem auch meine Tochter war hier. Vor ihr konnte ich meinen Schmerz nicht zeigen. Und dieses Mädchen, das jetzt meine Mutter darstellt, sie präsentiert nicht mehr die Allergie, aber ich kann sie auch nicht als Mutter sehen. Stephan deutete an, mich ein klein bisschen in Richtung meiner Mutter zu nähern, doch ich war wie ein Stein. Sie umarmte mich, doch ich blieb wie ein Stein. Ich konnte sie nicht umarmen. »Allergien sind leichter«, sagte Stephan. Ja, natürlich! – Sie sind nichts verglichen mit diesem Schmerz in meiner Seele. Sie sind nichts verglichen mit dem Tod meiner Mutter, dachte ich und stimmte ihm zu. Ich kann mit diesen Allergien leben. Aber die Liebe zu meiner Mutter, die ist wirklich schmerzhaft. An diesem Punkt beendete Stephan die Arbeit.

Zwei Aufstellungen mit anderen Patienten gingen vorbei. Ich hatte eine Frage zu meinem inneren Prozess: »Wenn ich meinen Verstand einschalte, kann ich meine Mutter umarmen. Aber wenn ich es nicht tue, dann fühle ich mich abgeschnitten und hart wie ein Stein?« Stephan schien auf meine Frage gewartet zu haben. Er hat mir in die Augen gesehen und, ohne auf die Frage einzugehen, sagte er nur: »Du musst die Krankheit deiner Mutter achten!«

Lieber Stephan, ich danke dir sehr für diesen Satz. Es war der wichtigste Satz, den ich jemals gehört habe. Ich verstand, dass ich mit der Krankheit meiner Mutter meine Mutter als Ganzes zurückwies. Und ich verstand, dass ein nächster Schritt für mich wäre, ihrer Krankheit zuzustimmen. Aber es war so schmerzhaft. 23 Jahre lebte ich mit der Furcht, ihr nahe zu sein. 23 Jahre hatte ich Angst, dass jemand anderes auch diese Krankheit bekommen könnte.

In der Nacht nach dem Workshop weinte ich lange in den Armen meines Mannes.

Dann vergingen zwei Monate, und mir fiel das Video mit der Feier meiner Mutter in die Hände. Ich konnte es ansehen und sogar genießen. Und als ich ihre Schwestern sagen hörte: »Oh nein, wir sind ja schon so alt ...«, hörte ich meine Mutter antworten: »Lasst euch nicht früher begraben, als es Zeit ist.« Solch einen Satz hörte ich von meiner Mutter zum ersten Mal.

Vier weitere Monate vergingen. Ich besuchte eine Aufstellungsgruppe mit Dr. Gunthard Weber. Erneut erlebte ich mich wieder in diesem Feld von Seele. Die ganzen drei Tage verdrehten sich meine Finger wie in einem fortgeschrittenen Stadium einer Polyarthritis, jedoch ohne jeglichen Schmerz. Sie haben sich nur verdreht, und ich konnte keinen Einfluss darauf nehmen. Ich verstand, was sie mir sagen wollten. Es ist die Krankheit meiner Mutter. Doch es machte mir keine Angst mehr, und ich konnte den mir fremden, verdrehten Fingern zustimmen. Nach zwei oder drei Wochen hörte es auf und hat sich seither nicht mehr wiederholt. Dann bemerkte ich plötzlich, dass vier Monate ohne erkennbare allergische Reaktion vorbeigegangen sind. Dann ein halbes Jahr und jetzt ein Jahr.

Manchmal habe ich ein Gefühl, als möchte ich die ehemals betroffenen Stellen wieder kratzen. Aber stattdessen streichle ich dann meine Arme und sage »Liebe Mama, meine liebe Mama«.

Letzten Sommer habe ich mit meinem Mann und unserer Tochter am Strand verbracht. Als ich merkte, dass ich wieder begann, meine

Arme kratzen zu wollen, sagte ich mir »Meine liebe Mama, es ist so schön hier«, und ich stellte mir vor, sie würde hier jetzt Ferien mit mir machen. Ich sagte zu ihr: »Genieße jetzt mit mir, was du nicht genießen konntest.«

Lieber Stephan, ich danke dir sehr. Ich wollte ein Jahr warten mit diesem Bericht, um sicher zu sein, dass meine Allergie wirklich beendet ist.

Mein Leben ist wirklich verwandelt. Ich fühle mich auch insgesamt mehr als Frau. Ich kann jetzt Röcke tragen, statt früher immer nur Hosen. Mit meinem Mann habe ich begonnen, Tango zu tanzen, und wir genießen die gemeinsame Bewegung unserer Körper.

Ich finde nicht die Worte, dir und auch Bert Hellinger meine Dankbarkeit auszudrücken. Sie ist in meinem Herzen und ich bin sicher, du und Bert, ihr könnt sie empfinden.

Mit Liebe aus Russland

S.

2.1.3 Krankheit und Bindungsverlust des Kindes durch den Tod eines Elternteils

»Liebe Mama, jetzt achte ich dein Leben – und deinen Tod« (Patientin mit Fibromyalgie)

Fibromyalgie ist eine chronische, nicht entzündliche Erkrankung, charakterisiert durch weit verbreitete Schmerzen in Muskulatur und Sehnenansätzen, häufig begleitet von Schlafstörungen und chronischer Erschöpfung.

Die etwa 30-jährige Patientin (verheiratet, eine zweijährige Tochter) stellt in einer Aufstellungsgruppe zwei Frauen als Stellvertreter für sich selbst und für ihre Krankheit auf. Zuerst positioniert sie die Stellvertreterin für die Krankheit. Dann schiebt sie ihre Stellvertreterin mit dem Rücken vor die Stellvertreterin der Krankheit, bis diese sich berühren.

Die Stellvertreterin der Krankheit beginnt sogleich schwer zu atmen und ringt nach Luft. Als die Stellvertreterin der Patientin versucht, sich mit ihrem Rücken an diese anzulehnen, zieht sie sich entschlossen einige Schritte zurück und wendet sich ab. Die Stellvertreterin der Patientin dreht sich um, schaut ärgerlich zur sich abgewendeten Krankheit und stampft wütend auf den Boden.

Auf die Frage, ob etwas Besonderes in der Herkunftsfamilie der Patientin geschehen ist, erfahren wir, dass die Frau ihre Mutter bei einem Verkehrsunfall verloren hat, als sie eineinhalb Jahre alt war. Aller Wahrscheinlichkeit nach war die Mutter am Steuer eingeschlafen, gegen einen Baum gefahren und erlag noch am Unfallort ihren Verletzungen. Der Vater heiratete bald darauf die jüngere Schwester der Mutter, und innerhalb eines Jahres kamen Zwillingsmädchen zur Welt.

Ich schlage der Patientin vor, eine Stellvertreterin für ihre Mutter aufzustellen. Als die Aufstellung dadurch wie erstarrt erscheint, bitte ich die Stellvertreterin der Mutter, sich auf den Boden zu legen, um damit zu verdeutlichen, dass sie tot ist. Da wendet sich die Stellvertreterin der Patientin ihrer Mutter zu, Ärger und Wut weichen aus ihrem Gesicht, und der darunter liegende Schmerz wird zunehmend sichtbar. Mit Tränen in den Augen kniet sie sich neben die Mutter und nimmt deren Hand.

Auch die Patientin selbst beginnt zu weinen und sagt: »Ich war ihr immer böse, weil sie gegangen ist!«

Die Stellvertreterin der Krankheit hat sich inzwischen wieder dem Geschehen zugewendet und beobachtet es. Als sie die versöhnende Bewegung zwischen Mutter und Tochter sieht, zieht sie sich Schritt für Schritt aus der Aufstellung zurück.

Auf meinen Vorschlag hin nimmt die Patientin jetzt selbst ihren Platz in der Aufstellung ein. Sie kniet sich neben die Stellvertreterin ihrer Mutter, nimmt ihre Hand und sagt unter Tränen: »Es tut mir leid!« Die Mutter schließt sie in die Arme, und die Patientin weint in den Armen der Mutter. Als sie sich löst, schlage ich noch vor zu sagen: »Liebe Mama, auch wenn es schwer war für mich, jetzt stimme ich zu, wie es war. Jetzt achte ich dein Leben – und deinen Tod.«

Nach dieser Arbeit fühlt sich die Patientin sehr erleichtert. Zwei Tage später erzählt sie in der Abschlussrunde, dass sie zu ahnen beginnt, wie viel Kraft sie ihre Wut gekostet hat. Sie empfindet seit der Aufstellung eine ungewohnte Leichtigkeit, auch in der Nähe zu ihrem Mann.

In zahlreichen Aufstellungen mit Fibromyalgie-Patientinnen begegnete mir immer wieder die Wut als eines ihrer Grundgefühle. Sei es wie hier die Wut des Kindes, weil es sich von einem Elternteil im

Stich gelassen fühlt, sei es die Wut auf einen Partner nach schwerer Enttäuschung oder weil dieser vielleicht trinkt, oder es war die übernommene Wut einer früheren Partnerin des Vaters, weil dieser sie auf ungute Weise verlassen hat.

Die Nachfolge

Der frühe Verlust eines Elternteils kann manchmal auch zu einer weiteren Dynamik führen, die als Nachfolge in den Tod bezeichnet wird. Dabei ist die Sehnsucht des Kindes nach Nähe zu den Eltern stärker, als der Wunsch zu leben. So wirkt hinter vielen lebensbedrohlichen Krankheiten, Süchten, aber auch bei einer unerklärlichen Unfallhäufigkeit oftmals eine, dem Patienten mehr oder weniger bewusste Todessehnsucht. Sie deutet sich vielleicht bereits im therapeutischen Gespräch mit dem Patienten an, wenn dieser während der Schilderung einer bedrohlichen Krankheit oder Symptomatik unbewusst ein Lächeln zeigt.

Manchmal kann sich eine Nachfolgedynamik im Rahmen einer Aufstellung lösen, wenn der Patient der Person, der er folgen will, in die Augen schaut und deren Tod zustimmen kann. In diesem Kontakt erkennt er, dass die verstorbene Person die Nähe und Liebe für diesen Preis nicht will und dass es das größte Glück für den Vater oder die Mutter ist, wenn das Kind gesund ist und lebt.

Neben der Nachfolge von Kindern zu ihren Eltern finden wir diese Dynamik auch unter Partnern oder von Eltern zu ihren früh verstorbenen Kindern. (Jedoch ist in diesen Fällen meine Erfahrung, dass der Partner oder das Kind, dem der Patient folgen will, oft einen Elternteil für ihn vertreten muss.)

Der frühe Tod: »Mein Vater ging ein Risiko ein ...« (Patient mit Immunschwächekrankheit AIDS)

In einer Weiterbildungsgruppe arbeite ich mit einem etwa 30-jährigen homosexuellen Mann, der sich mit AIDS infizierte. Sein gut trainierter und sonnengebräunter Körper lässt auf eine gesunde Lebensweise schließen, und er bestätigt in der Befragung den bewussten und umsichtigen Umgang mit der Krankheit. Die Frage nach der Ansteckung ergibt, dass die Infizierung bereits viele Jahre zurückliegt und mit ziemlicher Bestimmtheit auf einen einzigen Sexualkontakt mit einem älteren Partner zurückgeht. Die Begegnung mit diesem Mann war dem Patienten im Grunde unangenehm, er wusste um das Risiko, und doch hatte er nicht die Stärke, seinen Bedenken zu folgen und sich zurückzuziehen.

Ohne weitere Informationen zu erfragen schlage ich dem Patienten vor, sein Herkunftssystem aufzustellen. Er wählt Stellvertreter für seinen Vater, seine Mutter und für sich selbst aus und stellt sie zueinander in Beziehung. Den Stellvertreter des Vaters stellt er dabei in ungewöhnlich großer Distanz zu den Stellvertretern von ihm und seiner Mutter auf.

Dieser wird von heftigen Körperreaktionen ergriffen. Seine Beine zittern stark, bis er schließlich nachgibt und zu Boden sinkt. Noch immer zittern die Beine, die zu Fäusten geballten Hände und die Arme verkrampfen sich, bis er erschöpft loslässt und nach einer Weile die Augen schließt. Jetzt liegt er wie tot auf dem Boden. Der Stellvertreter des Patienten schaut wie erstarrt auf seinen Vater, zunächst unfähig zu einer Bewegung oder Gefühlsäußerung.

Der Patient selbst verfolgt die Bewegungen des Stellvertreters seines Vaters mit Tränen in den Augen. Als er sich etwas beruhigt, frage ich nach, was geschehen war. »Mein Vater starb, als ich zwei Jahre alt war. Ich kann mich kaum an ihn erinnern. Meine Mutter und ich konnten uns nicht von ihm verabschieden. Er war bei der Feuerwehr und kam bei einem Einsatz ums Leben. Gegen die Bedenken seiner Kollegen war er wiederholt in ein brennendes Gebäude gegangen, um die Bewohner, die nachts vom Feuer überrascht wurden, zu retten. Er ging ein Risiko ein, das er nicht hätte eingehen sollen!«

Dieser Satz lässt ihn innehalten, und er schaut mich nachdenklich an. Ich wiederhole: »Er ging ein Risiko ein, das er nicht hätte eingehen sollen!« Inzwischen ist der Stellvertreter des Patienten langsam zu dem am Boden liegenden Vater gegangen, kniete sich neben ihn und legte seinen Kopf an dessen Brust. Auf die Frage nach seinem Befinden antwortet er: »Hier, bei meinem Vater, geht es mir richtig gut.« Ich danke dem Stellvertreter, entlasse ihn aus dieser Position und nehme den Patienten an der Hand und führe ihn vor den am Boden liegenden Stellvertreter seines Vaters. Mit Liebe und Achtung kniet er sich hinunter zu ihm, und die beiden umarmen sich innig. Als er sich wieder löst, schlage ich ihm vor, zu seinem Vater zu sagen: »Lieber Papa, auch wenn du mir fehlst, ich bleibe jetzt noch, solange ich darf – dann komme ich auch.« Er spricht die Worte ruhig und gelassen. Der Stellvertreter des Vaters lächelt, nickt zustimmend und sagt: »Ja, so ist es gut!« Noch einmal beugt sich der Sohn hinunter zum Vater, und wiederum halten sie sich lange im Arm, bis es gut ist für diesen Moment.

Der Patient möchte nach dieser Arbeit alleine sein und bittet, ob er sich aus der Gruppe zurückziehen könne, denn mit einem derartigen Zusammenhang hätte er in keiner Weise gerechnet.

Die Nachahmung

Immer wieder kommt in der Aufstellungsarbeit ans Licht, wie Kinder unbewusst ihre Sehnsucht nach Nähe zu einem Elternteil zu erfüllen suchen, indem sie ihm in verhängnisvoller Loyalität ähnlich werden. Dies geschieht meist in jenen Verhaltensweisen und Reaktionen, mit denen der andere Elternteil nicht im Einklang ist oder die er sogar verurteilt. Alle Kinder lieben ihre Väter und Mütter, unabhängig wie diese sind oder waren.

In der Aufstellung einer Frau mit einem Gehirntumor wandelt sich der für die Krankheit aufgestellte Stellvertreter in die Figur ihres Vaters, der nach einer Kriegsverletzung blind nach Hause zurückkam. Als die große Liebe der Patientin zu ihrem Vater ans Licht kommt, fragt der Aufstellungsleiter die Patientin: »Wie alt war dein Vater, als er starb?« Die Patientin antwortet: »50 Jahre!«, darauf der Leiter: »Und wie alt bist du jetzt?« Die Patientin: »48!« – Als sie antwortet, fällt ihr ein, dass ihr Bruder immer die Angst hatte, er werde nicht älter als der Vater, und dass sie zu ihm lachend sagte, als sie die Diagnose des Tumors (Astrozytom) erhielt: »Du kannst jetzt beruhigt sein, ich war schneller.«

2.1.4 Krankheit und Bindungsverunsicherung des Kindes durch Trauma

Der Bürgerkrieg: »Liebe Mama, der Vater, den man hat, der ist immer der beste!« (Patient mit chronischer Gastritis)

In einem Weiterbildungskurs arbeite ich mit einem Mann, der nach eigenen Angaben an einer chronischen Entzündung der Magenschleimhaut leidet. In seinen Augen nehme ich eine Traurigkeit wahr, und er wirkt auf mich wie ein verlassenes Kind. Hier vermute ich einen Zusammenhang zur Symptomatik, also frage ich zuerst nach besonderen Ereignissen in seiner Kindheit. Er ist in Belgisch-Kongo geboren. Als er 11 Jahre alt war, begann der Unabhängigkeitskrieg. Er war gerade einkaufen in einem kleinen Laden, als Soldaten, mit Maschinengewehren bewaffnet, die Türe aufstießen und auf die Menschen im Laden schossen. Er ließ sich sofort zu Boden fallen, und der Kugelhagel ging über ihn hinweg. Die beiden Personen, die neben ihm in der Reihe standen, wurden tödlich getroffen.

Als der Patient von diesem traumatischen Erlebnis berichtet, nehme ich bei ihm einen tiefen Schmerz besonders auch in Form eines Gefühls des Verlassenseins wahr. Vielleicht hat ihn dieses traumatische Ereignis von seinen Eltern getrennt.

Entsprechend dem Anliegen des Patienten beginnen wir die Aufstellung mit zwei Stellvertretern, einen für ihn selbst und einen für die Symptomatik. Sein Stellvertreter schwankt und starrt gebannt auf einen Punkt am Boden, etwa drei Meter vor ihm. Der Stellvertreter der Symptomatik fühlt sich leblos, von allem abgeschnitten und weit entfernt. Die Empfindungen der Stellvertreter lassen einen möglichen Zusammenhang mit dem Trauma des Patienten vermuten. Deshalb frage ich nach dem Geschlecht derjenigen Menschen, die damals an seiner Seite starben, und er antwortet: »Rechts von mir stand ein Mann und links eine Frau.« Ich wähle zwei Stellvertreter aus und bitte sie, sich an jenen Punkt auf den Boden zu legen, auf den der Stellvertreter des Patienten schaut.

Die Überforderung beim Anblick der Toten ist offensichtlich, und bevor der Stellvertreter in die Knie geht, stelle ich zwei Stellvertreter für seine Eltern hinter ihn. Das erleichtert ihm etwas das Stehen. An dieser Stelle ist mein Eindruck, dass es hilfreich sein könnte, den Patienten selbst in die Aufstellung zu stellen. Ich führe ihn langsam an den Platz vor seinen Eltern und wechsle ihn mit seinem Stellvertreter aus. Der Blick auf die Toten lässt den Patienten weinen, und schließlich bewegt er sich langsam auf sie zu, setzt sich zu ihnen auf den Boden, berührt sie und schließt ihnen die Augen. Dort verweilt er und weint. Der Stellvertreter der Symptomatik beobachtet jetzt alles genau. Langsam kommt Ruhe in die Aufstellung.

Ich vertraue meiner Wahrnehmung, dass die Symptomatik in einem Zusammenhang steht mit einem Konflikt des Patienten zwischen der Sehnsucht nach Nähe zu seinen Eltern und einem unbewussten Vorwurf, damals in dieser schwierigen Situation alleine gewesen zu sein. So gehe ich zum Patienten und fordere ihn auf: »Schau zu deinen Eltern!« Er wendet sich ab von den Toten, und augenblicklich entspannt sich der Stellvertreter der Symptomatik und beginnt sich langsam aus der Aufstellung zurückzuziehen. So gehe ich weiter mit dieser Bewegung, bitte den Patienten aufzustehen, und führe ihn zurück zu seinen Eltern. Diese wollen den Sohn in die Arme schließen, doch er wehrt sich, vor allem gegen den Vater. Er kann dessen Liebe und Zuneigung nicht annehmen. Der Stellvertreter des Vaters sagt noch: »Es ist so schwer für mich, dich leiden zu sehen«, doch der Patient kann es nicht nehmen.

Mein Bild ist, hier braucht es Zeit, und ich unterbreche die Arbeit an dieser Stelle.

Etwa drei Monate nach dieser Aufstellung meldet sich der Patient erneut zu einer Aufstellungsgruppe an.

Er berichtet, dass er nach der letzten Aufstellung in eine leichte Depression geraten ist. Es sei ihm schwer gefallen zu arbeiten, er habe viel Schlaf gebraucht, und da er die Möglichkeit hatte, sich diesen zu gönnen, sei er gut zurecht gekommen. »Als es mir nach etwa einer Woche seelisch wieder besser ging, begannen die körperlichen Veränderungen. Der Druck im Magen ging zurück. Das empfand ich als große Erleichterung, denn ich hatte die Beschwerden seit meinem 12. Lebensjahr. (Etwa ein Jahr nach dem traumatischen Kriegsereignis! Anm. d. Verf.) Allerdings bauten sich langsam Darmbeschwerden auf. Ich habe jetzt viele Winde und muss sehr viel häufiger auf die Toilette. Manchmal denke ich, vielleicht habe ich Morbus Crohn. Meine Beschwerden sind vom Magen in den Darm gerutscht. Also habe ich mich entschieden, noch einmal zu kommen.«

Ohne weitere Informationen für die anderen Gruppenteilnehmer schlage ich dem Patienten vor, Stellvertreter aufzustellen für sich selbst, für seinen Vater und für seine Mutter. Ich fordere die Stellvertreter auf, ihren Impulsen zu folgen. Dabei stellt sich die Stellvertreterin der Mutter beharrlich zwischen den Sohn und den Vater.

Das führt mich dazu, den Patienten nach dem Vater seiner Mutter zu fragen. Zu meinem Erstaunen ist der Großvater nicht bekannt, und es gibt keinerlei Information über ihn.

Ich entscheide mich dafür, nicht mit dem Problem zu gehen und einen Stellvertreter für den Großvater aufzustellen, sondern beim Patienten selbst zu bleiben und direkt auf die Lösung für ihn zu schauen. Ich führe ihn neben seinen Vater und schlage ihm vor, zur Stellvertreterin seiner Mutter zu sagen: »Liebe Mama, der Vater, den man hat, der ist immer der beste!« – »Was zwischen dir und deinem Vater ist, das achte ich, und das lasse ich bei euch. Für mich ist mein Vater der Richtige!« Nach diesen Worten des Patienten legt der Stellvertreter des Vaters seinen Arm um den Sohn und drückt ihn an sich. Vorsichtig, mit Blick auf die Mutter, legt dieser seinen Kopf an dessen Schulter. Die Stellvertreterin der Mutter freut sich über die neue Nähe zwischen ihrem Sohn und seinem Vater, und so schließt der Patient entspannt die Augen und ruht sich im Arm des Vaters aus.

Ich frage den Patienten noch, ob es für ihn so gut ist, und er bejaht. Abschließend sage ich ihm noch: »Dein guter Platz ist bei deinem Vater, und du musst die Mutter gehen lassen.« Er nickt zustimmend und sagt: »Ich weiß!«

Wiederum vier Monate später begleitet er seine Lebensgefährtin in eine Aufstellungsgruppe, und ich bitte ihn, kurz niederzuschreiben, wie es sich für ihn entwickelt hat.

Der Bericht des Patienten:
Ich erinnere mich nur, dass es nicht leicht für mich war, meinen Kopf an die Schulter meines Vaters zu legen, doch schließlich gelang es mir, in seinem Arm zu entspannen, und ich konnte ihm in die Augen sehen. Das war ein sehr gutes Gefühl.

Nach der Aufstellung war ich zunächst wieder sehr müde. Ich hatte nicht so viele Körperreaktionen. Die Winde wurden weniger, ich verlor langsam, aber stetig Gewicht, ohne Diät zu leben. Ich kaufte mir neue Kleider, und es fällt mir auf, dass es mir insgesamt leichter fällt, gut für mich zu sorgen und mich zu pflegen. Ich esse ausgewählter und weniger haltlos. Eine Unruhe, die mich ständig begleitet hat, ist deutlich besser. Nach einer einzigen Behandlung bei einer Craniosakral-Therapeutin entspannte sich mein Darm nachhaltig. Hier spüre ich eine deutliche Veränderung. Ich habe kaum mehr Sodbrennen, und die darmbedingten Herzbeschwerden (Roemheld-Syndrom), an denen ich seit Jahren gelitten habe, treten derzeit nicht mehr auf.

Trauma und Aufstellungsarbeit

Eine gründliche Stellungnahme zu diesem wichtigen und umfassenden Thema würde an dieser Stelle zu weit führen. Für die tiefere

Auseinandersetzung verweise ich auf Levine (1998) und St. Just (2005).

Generell halte ich die Methode der Arbeit mit Systemaufstellungen nicht geeignet, um tief gehende persönliche Traumata zu bearbeiten. Doch sind wir als Aufstellungsleiter, besonders in Gruppen, immer wieder mit der Reaktivierung früherer traumatischer Erlebnisse beim Patienten und vielleicht sogar noch häufiger bei anderen Gruppenteilnehmern konfrontiert. Ein weitgehend lösungs- und ressourcenorientiertes Vorgehen kann helfen, unnötige Retraumatisierungen zu vermeiden.

Die stets und mitunter am einfachsten verfügbare Ressource ist die Zeit. Eine Vorgehensweise, die in Geschwindigkeit und Rhythmik auf die Fähigkeit des Patienten, die Interventionen und das Aufstellungsgeschehen zu integrieren, abgestimmt ist, kann einer Traumareaktivierung vorbeugen. Deuten sich Traumasymptome wie zum Beispiel kurze, flache Atmung, kalter Schweiß und Muskelzittern an (Levine 1998, S. 129 ff.), dann ist Verlangsamen des therapeutischen Prozesses sowie der Vorgänge in der Aufstellung eine erste mögliche Maßnahme zur Genregulation.

2.1.5 Krankheit und unterbrochene Hinbewegung

Von einer frühen unterbrochenen Hinbewegung sprechen wir, wenn ein Kind durch eine frühe Trennung von der Mutter, aber auch vom Vater das Vertrauen in die Eltern verliert und sich aus Angst vor einem erneuten Erleben dieses Verlustes nicht mehr auf Nähe mit der Mutter oder mit dem Vater einlässt, obwohl sich diese dem Kind nach der Trennung fürsorglich annehmen. Das Kind wehrt sich in der Folge gegen die Zuwendung der Eltern und verdrängt seine eigentliche Sehnsucht nach Geborgenheit. Es versucht, sich abzugrenzen, ohne die Mutter zu enttäuschen, und entwickelt vielleicht eine Symptomatik als Lösung für diesen Konflikt. Oft konditioniert sich diese Beziehungsdynamik und bleibt bis ins späte Erwachsenenalter bestehen, wird in der Paarbeziehung gelebt und oft auf die eigenen Kinder übertragen.

Angststörungen, aber auch Krankheitsbilder wie Asthma, chronische Kopfschmerzen und auch Allergien können auf frühkindliche Trennungstraumata zurückgehen. Ich denke dabei an die Geburt durch Kaiserschnitt, den Aufenthalt im Brutkasten nach der Geburt, die Unterbringung in einer Kinderkrippe oder den Klinikaufenthalt eines Kindes oder auch der Mutter, z. B. bei der Geburt eines Geschwisters. Auch wenn Eltern ihr Kind für eine Zeit bei Verwandten oder Bekannten in Obhut geben, sei es um zu arbeiten oder vielleicht auch alleine zu verreisen, findet das Kind nach dieser Zeit oft nicht mehr in der gleichen Vertrautheit zu seinen Eltern zurück.

Entsprechende Auswirkungen können neben einer physischen Trennung auch eine frühe emotionale Trennung des Kindes von der Mutter haben. Diese ereignet sich unter Umständen bereits pränatal oder bei der Geburt. Die Verbindung zwischen Mutter und Kind kann während der Geburt unterbrochen werden, wenn die Mutter oder das Kind in Lebensgefahr ist, oder auch wenn die Geburt von großer Angst begleitet ist, wie zum Beispiel bei einer Sturzgeburt.

Eine emotionale Trennung kann während der Schwangerschaft geschehen. Zum Beispiel wenn die Mutter Angst um die Gesundheit oder das Leben des Kindes hat, sei es, weil sie bereits Kinder verloren hat, aber auch durch die Diagnose oder Aussage eines Arztes, die Zweifel an der Gesundheit des Kindes entstehen lassen. In der Folge ist die Mutter nicht mehr frei, sich gänzlich auf das Kind einzulassen. In diesem Zusammenhang kann auch die Bezeichnung »Risikoschwangerschaft« als bedenklich angesehen werden.

Je früher die Trennung von Mutter und Kind erfolgt und je länger sie dauert, umso schwieriger ist es oft für das Kind, wieder Vertrauen zu gewinnen und die Hinbewegung zu Mutter, Vater oder einer anderen sicheren Bindungsperson wieder aufzunehmen.

Die Dynamik der unterbrochenen Hinbewegung kann sich lösen, wenn das Kind mit der Zeit wieder lernt, dass es bei seinen Eltern Halt und Sicherheit finden kann, sodass der Widerstand gegen Nähe zunehmend schwinden kann.

Im Rahmen einer Aufstellungsgruppe kann der Therapeut diesen Lösungsprozess andeuten, indem er die Position der Mutter des betroffenen Patienten einnimmt, ihn an das Ereignis der traumatischen Trennung zurückführt und stellvertretend hält. Von großer Bedeutung ist, das Maß an zumutbarer Nähe zu finden, sodass sich der Widerstand des Patienten lösen kann und er die angebotene Nähe und Fürsorge stellvertretend annehmen kann. So kommt die ersehnte Hinbewegung vielleicht erstmals wieder ans Ziel, der Patient lernt langsam in Zukunft mehr und mehr Nähe zuzulassen, und Liebe und Lebenskraft können wieder fließen – nicht nur von den Eltern zu den Kindern und umgekehrt, sondern auch unter Partnern.

Die Trennung bei Geburt: »Es ist alles gut gegangen!« (Patientin mit Asthma)

Eine Frau in einer Aufstellungsgruppe für Kranke bittet mich, mit ihr zu arbeiten. Es ist mir nicht bekannt, dass sie an Asthma leidet. Sie setzt sich neben mich, und ich lasse mich langsam auf sie und die gemeinsame Arbeit ein. Ihr Blick verrät Bedürftigkeit, und mein Gefühl sagt mir, das Wichtigste im Moment ist, da zu sein. Von sich aus legt sie nach einer Weile ihren Kopf an meine Schulter. Ich nehme wahr, was es sie kostet, und lege vorsichtig meinen Arm um sie. Plötzlich beginnt sie tief und laut zu atmen, und ich halte sie ein wenig fester. Sie atmet schwer, doch im Vergleich zur starken Bewegung des Brustkorbes ist ihr restlicher Körper fest und starr. Offensichtlich kann ihr Körper nicht mit der Atembewegung mitgehen, und so fordere ich sie auf, ihren tiefen Atem auch mit einer Bewegung ihres Körpers auszudrücken und so den Körper in den Atemvorgang einzubeziehen. Sie beginnt gegen den Widerstand meines Armes zu atmen und dabei mehr und mehr ihren Körper einzusetzen. Dabei gebe ich lediglich so viel Spielraum, dass sie sich langsam, wie durch einen Geburtskanal, durch meine Arme hindurchatmen kann. Als sie sich so mit ihrem Oberkörper aus meiner Umarmung befreit hat, bitte ich eine Gruppenteilnehmerin, die Patientin stellvertretend für ihre Mutter in ihren Armen entgegenzunehmen. Der von Angst erfüllte Blick der Patientin lässt auf ein mögliches Trauma bei der Geburt schließen, und mir kommt der Satz von der Mutter zu ihr: »Alles ist gut, mein liebes Kind, alles ist gut. Ich bin so froh, dass alles gut ausgegangen ist.« In den Armen ihrer Mutter beruhigt sich die Patientin, und es gelingt ihr langsam, wieder ruhig und frei zu atmen. Was hier in wenigen Worten beschrieben ist, dauerte in Wirklichkeit fast eine Stunde.

Drei Jahre später treffe ich die Patientin als Teilnehmerin in einer Aufstellungsgruppe wieder. Sie bedankt sich und erzählt von der heilsamen Wirkung der damaligen therapeutischen Arbeit. Ich bitte sie, mir einen Erfahrungsbericht zu schreiben, den ich hier ungekürzt wiedergeben möchte.

Erfahrungsbericht der Patientin:

Seit etwa drei Jahren höre ich meine Bronchien beim Ausatmen nicht mehr pfeifen und quietschen wie eine verrostete Tür. Seit drei Jahren wird mein Leben nicht mehr durch Asthmaanfälle erschüttert. Seit drei

Jahren muss ich der Verzweiflung, der Erstickung, der Machtlosigkeit, der Angst, dem Gefühl, sterben zu müssen, nicht mehr ins Antlitz blicken.

Meinen letzten, leichten Asthmaanfall hatte ich während dieser therapeutischen Arbeit.

Bis heute kann ich mich nicht genau erinnern, was geschah, aber in meinem Körper, in meinen Zellen spüre ich noch immer das Gefühl der Wärme und der Geborgenheit dieses Augenblicks.

Ich kann mich erinnern, mich an deine Seite gesetzt zu haben, Stephan, und dass du mir tief in die Augen geblickt hast, als ob du durch meine Augen in meine Seele dringen wolltest, so habe ich das empfunden, und ich kann mich gut daran erinnern, dass ich die Bereitschaft vermitteln wollte, mich zu öffnen, wie wenn jemand eine Schleuse öffnet, die zu den Tiefen des Unbekannten führt.

Der Rest ist verschwommen wie die Bruchteile eines Traumes.

Nachdem ich dich angesehen habe und deine Blicke auf mir ruhen ließ, legte ich meinen Kopf an deine Schulter. Danach versank ich in ein Dunkel, ohne Zeit und Raum, in dem mein Körper sich vom Kopf angetrieben nach vorne bewegte. In diesem Augenblick war mein Wesen von Angst, Kälte und Verzweiflung durchdrungen. Ich wollte aus diesem Kerker, in dem ich mich gefangen fühlte und erstickte, entfliehen. Ich wollte atmen und konnte nicht, bis der Raum, den ich durchquerte, sich öffnete, von Licht durchflutet wurde und ich mich von meiner Mutter empfangen fühlte.

Es war ein magischer Augenblick. Die Person, die in diesem Moment meine Mutter vertrat, umarmte mich innig und liebevoll. Ich fühlte mich wie ein soeben geborenes Kind. Ich war erschrocken, denn ich hatte einen starken Asthmaanfall, ausgelöst durch den therapeutischen Prozess. Diesem schweren Atmen in den Armen meiner Mutter kam ein angenehmes Gefühl hinzu, der Halt in meinem Rücken gegen ihren Bauch, und ich fühlte mich wie errettet durch ihren Blick. Ihre Augen schauten tief in meine und erlösten mich aus dem Gefühl des Untergangs, das mich umgab, und brachten mich in die Wirklichkeit mit den Worten: »Es ist alles gut gegangen«, »Es ist alles gut gegangen«... Ich erinnere mich, in dem Augenblick in Tränen ausgebrochen zu sein, wodurch ich tiefe Erleichterung verspürte. Der Rhythmus des »Es ist alles gut gegangen« bestätigte mir, dass ich am Leben war.

Der Blick und der ruhige Atem meiner Mutter wurden eins mit meinem Atem. Langsam ließ der Anfall nach, und ich begann am Herzschlag und am Atemrhythmus meiner Mutter teilzunehmen. Ihr ruhiger Puls beruhigte meinen Herzschlag und somit meinen ganzen Körper. Jede Zelle wurde eins mit meiner Mutter. Während mehrerer Minuten lag ich in ihren Armen. Es war wie ein Traum, und während ich langsam erwachte, spürte ich das Leben in mir erwachen. Ich fühlte mich »am Leben«.

Ich kann mich erinnern, dass du eine Pause einlegtest, damit die anderen Gruppenteilnehmer ein wenig hinausgehen konnten, aber mich hast du in den Armen meiner Mutter gelassen. Sie brachte mich weiterhin ins Leben, beruhigte ein ungeheuerliches Entsetzen, das meinen ganzen Körper durchlief. Es war nicht Angst vor etwas, es war reine Angst aus der Tiefe der Seele heraus. Mit ihrem Blick, ihrem Atem und dem magischen »Es ist alles gut gegangen« bestätigte sie mir, dass ich am Leben war.

Sogar nach der Pause, lange danach, während ca. 6 Monaten, spürte ich, dass diese Arbeit in meinem Körper weiterwirkte. Wie ein Echo klang sie in allen meinen Zellen wider.

Während dieser Zeit hatte ich das Glück, des Öfteren die Stellvertreterin meiner Mutter, mit der ich bekannt war, zu treffen. Jedes Mal, wenn ich sie sah, überflutete mich ein Gefühl der Freude, und etwas von jener Begegnung wiederholte sich. Manchmal bat ich sie, mich eine kleine Weile wie in der Aufstellung zu halten. Es war, wie mit einer Quelle in Kontakt zu kommen, und ich trank jedes Mal wieder davon, indem ich wie zwei oder drei Atemzüge an ihrer Brust machte. Bei jedem dieser zufälligen, kostbaren Treffen fühlte ich, wie die Bewegung, die in der Aufstellung entstanden war, gefestigt wurde und sich mehr in meinem Körper verankerte. Nach einiger Zeit war mein Durst gestillt. Die Notwendigkeit, von dieser unerschöpflichen Quelle zu trinken, verschwand.

Ich fühle mich seit dieser Arbeit insgesamt kraftvoller und gesünder, und vor allem habe ich seither keinen Bronchialkrampf mehr gehabt.

Vielen Dank.

G.

PS:

Ich wollte dir noch erzählen, weil es vielleicht mit der Arbeit in Verbindung steht, dass ich durch Kaiserschnitt, mit einem Gewicht von 1800 Gramm geboren wurde. Ich verbrachte nur wenige Stunden im Brutkasten, denn trotz des geringen Gewichtes war mein Gesundheitszustand gut. Die Schwangerschaft meiner Mutter war durch die Krankheit und den Tod meines Großvaters väterlicherseits belastet. Er starb an Bauchspeicheldrüsenkrebs, während meine Mutter mich erwartete. Sie stand ihm sehr nahe, und seine Erkrankung und sein Tod haben sie sehr mitgenommen.

Das Trauma in der Schwangerschaft (Patientin mit Wirbelsäulentorsion)

Die etwa 45-jährige Patientin des folgenden Beispiels hat bereits viele Jahre Psychotherapie und auch mehrere Aufstellungen bei verschiedenen Therapeuten gemacht. Nach ihren Angaben konnte sie damit für viele Bereiche ihres Lebens gute Lösungen erarbeiten, doch scheiterte sie immer wieder an der von ihr bereits seit langem ersehnte Annäherung an ihre Mutter. Diese Beziehung war das ganze Leben belastet. Bereits als Kleinkind wehrte sich die Patientin gegen die Nähe ihrer Mutter. Es war ihr ein großes Bedürfnis, auch hier Frieden zu finden. Doch bei aller Sehnsucht gelang es ihr bisher nicht, Nähe entstehen zu lassen.

Ich schlage vor, sich einmal von einer anderen Therapierichtung zu nähern, und die Patientin kommt meinem Rat, einen Craniosakral-Therapeuten hinzuzuziehen, gerne nach.

Craniosakrale Osteopathie ist die manuelle Therapie des craniosakralen Systems, in dem die Gehirnflüssigkeit zwischen Schädel und Kreuzbein rhythmisch zirkuliert. Diese Pulsierung ist im ganzen Körper wahrnehmbar und im Gegensatz zu Puls- und Atemrhythmus durch leicht stimulierende Impulstechniken beeinflussbar. Ungleichgewichte und Blockaden dieses Rhythmus können zu körperlichen, seelischen oder auch geistigen Dysfunktionen führen bzw. die Selbstregulation des Organismus erheblich beeinträchtigen.

Mir persönlich dient der craniosakrale Rhythmus des Patienten als wichtiger Timing-Faktor während der Aufstellungsarbeit. Verlangsamt sich der Rhythmus des Patienten oder kommt er vollständig zum Stehen (sog. Stillpunkt), ist das ein Hinweis darauf, dass sich der Patient in einem wesentlichen Integrationsprozess befindet.

Der Therapeut stellt im Rahmen der Erstkonsultation eine Rechtstorsion in der Brustwirbelsäule der Patientin fest. Nachdem seine Bemühungen, diese auszugleichen, vergeblich bleiben und er eine Verknüpfung dieser Symptomatik mit einem Trauma vermutet, arbeitet er in der folgenden Sitzung mit der Somato-Emotionalen Entspannung (SEE), einer Technik, die sich aus der craniosakralen Osteopathie entwickelt hat und dem Bereich der körperorientierten Psychotherapien zuzuordnen ist.

Im Verlauf dieser Behandlung entwickelt die Patientin eine tiefe Traurigkeit. Auf die Frage, wie alt sie sich in diesem Schmerz empfindet, antwortet sie: »Sehr klein!« Der Therapeut fragt weiter: »Vor oder nach der Geburt?« Die Patientin antwortet: »Möglicherweise auch vor der Geburt.« Von Komplikationen während der Schwangerschaft ist ihr jedoch nichts bekannt.

Etwa zwei Wochen nach dieser Behandlung erkundigt sich die Patientin bei ihrer Mutter nach traumatischen Vorfällen während der Schwangerschaft, und diese bestätigt: Im sechsten Schwangerschaftsmonat erlaubte sich ihr jüngerer Bruder mit ihr einen Scherz. Er setzte ihr von hinten einen Frosch auf die rechte Schulter. Die Mutter erschrak »zu Tode«, und augenblicklich setzten Wehen ein, sie musste für zwei Tage liegen. Glücklicherweise hat sich dadurch alles wieder beruhigt.

Diese Geschichte berührt die Patientin sehr, denn in der Angst, die ihre Mutter um sie hatte, fühlte sie auch erstmals die tiefe Liebe der Mutter für sie, ein ihr bisher unbekanntes Gefühl. Eine bislang verschlossene Tür hat sich damit für sie erstmals geöffnet.

Es vergehen etwa zwei Wochen, bis sie ihre Mutter wieder sieht. Wie so oft während des Besuchs ihrer Mutter entsteht aus einer Kleinigkeit ein eskalierender Konflikt. Doch diesmal zieht sich die Patientin nicht wie gewohnt verstimmt zurück. Sie bleibt relativ gelassen und kann sich der Situation in Ruhe stellen. Nach einer kurzen Aussprache, die sie »wie ein Wunder« erlebt, gelingt es ihr, den bisher unterdrückten Schmerz zuzulassen, und »wie von selbst« endet der Konflikt in einer Umarmung von ihrer Mutter. Auch für diese ist das eine überraschende Wende in einer bisher eingefahrenen Situation. Eine lang ersehnte Hinbewegung kommt so erstmals ans Ziel. In einem abschließenden Gespräch erwähnt die Patientin, dass viele Freunde und Bekannte sie seither positiv verändert erleben, ohne beschreiben zu können wie.

Bemerkenswert erscheint mir, wie die Wirbelsäule der Patientin die Körperbewegung ihrer Mutter übernommen und gespeichert hat, in der sie im Schreck erstarrt ist und in der die Verbindung zwischen Mutter und Kind unterbrochen wurde.

Der Blutaustausch: »Danke!«

Etwas zögernd meldet sich eine etwa 30 Jahre alte Frau gegen Ende einer Aufstellungsgruppe für eine Arbeit. Es ist einerseits ihre Not und andererseits auch ihre Angst vor der therapeutischen Arbeit zu sehen. Vorsichtig setzt sie sich neben mich. Ihre zurückhaltende Art, mit mir Kontakt aufzunehmen, lässt mich auf eine frühe Trennung von ihrer Mutter schließen. Um diese Hypothese unmittelbar zu überprüfen rücke ich mit meinem Stuhl etwas näher und wende mich ihr zu. Sie reagiert sogleich und lehnt sich in ihrem Stuhl zurück, um Distanz zu halten. Dieses Rückzugsverhalten bestätigt mir die Vermutung, dass eine Hinbewegung zu ihrer Mutter oder ihrem Vater unterbrochen sein könnte.

Nach dieser Information aus dem nonverbalen Kontakt beginne ich den Dialog mit der Frage nach ihrem Anliegen. Sie antwortet: »Ich traue mich kaum, mein Anliegen auszusprechen, aber ich habe immer wieder das Gefühl, besetzt zu sein. Das macht mir große Angst, und ich habe bisher nicht gewagt, diesbezüglich einen Arzt oder Therapeuten aufzusuchen.«

Irgendwie ist wahrzunehmen, dass die Sorge der Patientin begründet ist. Etwas »Fremdes« ist in ihr zu spüren, etwas, das wie nicht dazugehört oder nicht dazugehören darf, und auch die Angst ist nachfühlbar, die es ihr bereitet. Einerseits erleichtert die Patientin meine Bestätigung ihrer Wahrnehmung, doch andererseits nehmen ihre Anspannung und Angst spürbar zu, wie wenn damit eine Hoffnung genommen ist, dass es vielleicht doch nicht so sei. Um sie zu beruhigen, lege ich vorsichtig meinen Arm um sie und ziehe sie gegen ihren Widerstand etwas zu mir. Die Patientin beginnt zu weinen und legt ihren Kopf an meine Schulter. So halte ich sie, bis sie wieder etwas zur Ruhe kommt. Als sie sich lösen möchte, folge ich einem inneren Impuls und lege auch meinen anderen Arm um sie und halte sie noch etwas fester. Da beginnt sie tief zu atmen und versucht, sich vehement gegen meinen Halt zu wehren. Ich passe meinen Druck ihrem Widerstand an, und als sie immer schneller und auch tiefer atmet, wird deutlich, dass die Patientin in ein Geburtstrauma regrediert. Ich fordere sie auf, ihren Atem in eine Bewegung ihres Körpers umzulenken und sich so aus meinem festen Griff zu befreien. Langsam arbeitet sich die Patientin durch meine Arme. In der Zwischenzeit wähle ich zwei Stellvertreter für ihre Eltern aus und deute ihnen, die erschöpfte Patientin entgegenzunehmen und zu halten. Sichtlich erleichtert gleitet sie in die Arme der Stellvertreter ihrer Eltern. Als sie sich etwas erholt hat, frage ich, was bei ihrer Geburt vorgefallen ist. Sie antwortet: »Es gab eine Rhesusunverträglichkeit, und ich benötigte sofort einen kompletten Blutaustausch, sonst wäre ich gestorben. Ich bin in einem kleinen Krankenhaus in Zermatt geboren. Ein dort beschäftigter Pfleger mit entsprechender Blutgruppe erklärte sich bereit, das notwendige Blut zu spenden. Das rettete mir das Leben.«

Ich wähle einen Stellvertreter für den Blutspender aus und bitte ihn, sich hinter die am Boden sitzenden Eltern zu stellen. Die Patientin schaut ihn liebevoll an und sagt aus eigenem Impuls: »Danke!« Da schauen auch die Stellvertreter der Eltern zu ihm zurück und sagen: »Danke!« Der Pfleger legt seine Hände auf die Schultern der Eltern der Patientin und schaut mit Freude auf die junge Familie.

Etwa ein Jahr nach dieser Aufstellung schrieb mir die Patientin einen Dankesbrief mit dem Vermerk, dass sie sich seit dieser Arbeit »wie neugeboren« fühlt und den Jahrestag dieser Veränderung wie einen zweiten Geburtstag feiert, da sie das Gefühl, etwas Fremdes in sich zu tragen, seither nicht mehr empfindet.

2.1.6 Krankheit und Bindungsverunsicherung des Kindes durch eingeschränkte emotionale Verfügbarkeit der Eltern

Durch starke Bindungen an Mitglieder der Herkunftsfamilie, frühere Partner oder eigene traumatische Erlebnisse sind die Eltern oft nicht frei, sich auf ihre Kinder einzulassen. Die Kinder spüren, dass etwas in der Beziehung zu ihren Eltern nicht in Ordnung ist. Sie sind verunsichert, haben das Gefühl, sich nicht verlassen zu können, und suchen die Ursache für diese Beziehungsstörung in aller Regel zunächst bei sich.

Was die Kinder sich nicht getrauen anzunehmen, zeigt sich in Aufstellungen meist daran, dass die Stellvertreter der Eltern keine Nähe zu ihren Kindern empfinden können, diese nicht ertragen und sich manchmal sogar von ihnen abwenden.

Die Wut: »Lieber Papa, ich war nicht frei.«
(Patient mit Bluthochdruck)

Ein etwa 35-jähriger Mann leidet seit drei Jahren an Bluthochdruck. Auf meine Frage, ob sich vor drei Jahren in seinem Leben etwas Besonderes ereignet hat, antwortet er: »Die Firma, in der ich beschäftigt war, meldete plötzlich Konkurs an, und ich musste mir eine neue Arbeit suchen. Obwohl ich mir aufgrund meiner guten Ausbildung keine Sorgen hätte machen müssen, geriet ich durch diese Situation in eine tiefe Depression. Ich hatte das Gefühl, meine Lebensgrundlage wurde mir entzogen.«

In vielen Aufstellungen hat sich gezeigt, dass die Art und Weise, wie wir uns beruflichen Themen stellen, oft in einem Zusammenhang mit der Beziehung zum Vater steht. (Wie sich später ergab, war die Aussage: »Ich hatte das Gefühl, meine Lebensgrundlage wurde mir entzogen« ein Hinweis darauf, dass jemandem aus der Familie, mit dem der Patient verbunden und verstrickt ist, die Lebensgrundlage genommen wurde.)

Also frage ich den Mann zunächst, wie es ihm mit seinem Vater geht oder ob in der Beziehung zu seinem Vater etwas vorgefallen ist.

Der Patient verzieht sein Gesicht und sagt mürrisch: »Als ich 17 Jahre alt war, hat mein Vater meine Mutter verlassen!«

Ich fahre fort: »Du bist ihm deswegen böse?«

PATIENT: »Ja, weil ich seine Position einnehmen musste!«

Um nicht mehr auf die Wut des Patienten einzugehen, entscheide ich mich dafür, auf eine sachliche Ebene zu wechseln: »Bei Bluthochdruckpatienten zeigt sich als hintergründige Familiendynamik in Aufstellungen häufig eine Liebe, die zurückgehalten wird oder werden muss!«

Diese Aussage rührt den Patienten, und er antwortet bewegt: »Ich liebte meinen Vater immer sehr, jedoch hatte ich allezeit das Gefühl, es nicht zu dürfen, da er ja meiner Mutter so viel Schlimmes angetan hat.«

An dieser Stelle bitte ich den Patienten, drei Stellvertreter für seinen Vater, für seine Mutter und für sich selbst aufzustellen. Der Patient stellt seinen Stellvertreter an die Seite seiner Mutter. Der Stellvertreter des Vaters wird von ihm etwas abseits von den beiden gestellt. Als ich die Repräsentanten auffordere, ihren Impulsen nachzugeben, wendet sich der Stellvertreter des Vaters alsbald resigniert von seiner Frau und dem Sohn ab. Der Eindruck ist, er hat bei seiner Frau keine Chance. Die Stellvertreterin der Mutter bemerkt, ihr ist alles zu viel, und vor allem ist ihr der Sohn viel zu nah. Sie tritt einen deutlichen Schritt zurück und fühlt sich mit dieser größeren Distanz sichtlich erleichtert. Der Stellvertreter des Patienten folgt ihr jedoch sogleich. Die Stellvertreterin der Mutter atmet erneut schwer, als der Sohn wieder neben ihr steht, und schafft sich abermals Distanz, indem sie mehrere Schritte zurücktritt. Als der Stellvertreter des Sohnes wiederum folgen möchte, schaut ihn die Stellvertreterin der Mutter mit ernstem Blick an und macht auf diese Weise deutlich, dass sie das nicht möchte.

Die weitere Familienanamnese ergibt, dass die Mutter ihren Vater verlor, als sie fünf Jahre alt war. Mit diesem tief verankerten Verlust fällt es der Mutter schwer, sich zu binden und Nähe zuzulassen. Vielleicht muss der Sohn auch ihren Vater vertreten, und deshalb scheut sie den Kontakt.

Wie auch immer, ich wende mich dem Patienten zu und frage: »Wer in deinem Bild war immer verantwortlich für die Schwierigkeiten in der Beziehung deiner Eltern?« Sofort antwortet er: »Mein Vater.« Ich gebe ihm etwas Zeit zu reflektieren und frage weiter: »Und was zeigt sich in der Aufstellung?«

PATIENT: »Meine Mutter!«

Ich fordere den Patienten auf: »Schau zu deinem Vater und sage: ›Lieber Papa, es tut mir leid, ich war nicht frei.‹« Er weint, als er den Satz wiederholt. Der Stellvertreter des Vaters dreht sich augenblicklich zum Patienten um, geht auf ihn zu und nimmt ihn in die Arme. Dieser weint in den Armen seines Vaters und hält dabei eine Hand an sein Herz. Immer wieder bemerkt er: »Es tut so weh!« Der Stellvertreter des Vaters hält ihn fest und beruhigt ihn mit den Worten: »Es ist gut, alles wird gut!« Der Blick auf den Sohn in den Armen seines Vaters erleichtert die Stellvertreterin der Mutter. Wohlwollend schaut sie auf die beiden.

In der Abschlussrunde des Kurses sagt der Mann: »So sehr mein Herz auch schmerzte in den Armen meines Vaters, es hat sich dabei etwas gelöst. Ich verspüre seitdem eine bisher unbekannte Leichtigkeit.«

Wenn es eine Mutter mit ihrem Vater schwer hat und nicht im Einklang mit ihm und seinem bzw. ihrem Schicksal ist, so verzichten ihre Kinder oft auf den eigenen Vater. Sie spüren den Schmerz ihrer Mutter und wollen ihr nicht mit einer guten Beziehung oder Nähe zum eigenen Vater wehtun.

Aus der Sicht der Aufstellungsarbeit neigen diejenigen Menschen zu Depressivität, denen es nicht möglich oder erlaubt ist, einen Elternteil oder beide in ihr Herz zu nehmen. Dies führt zu dem von Depressiven häufig empfundenen Grundgefühl, verlassen und innerlich leer zu sein. Der Ursprung dafür liegt oft bereits in einer frühkindlichen Bindungsstörung (Ruppert 2003), auch wenn das depressive Verhalten mit oder ohne erkennbaren äußeren Anlass meist erst in einer späteren Lebensphase auftritt.

Haft und Folter des Vaters: »Zehn geschenkte Jahre!« (Patientin mit Piastrinosis)

Eine Frau, die an einer Weiterbildungsgruppe in Italien teilnimmt, leidet seit einigen Jahren an Piastrinosis, einer chronisch progressiven Erkrankung des Blutes mit einer übermäßigen Produktion der Blutplättchen und dem dadurch bedingten Risiko, dass Gefäßverschlüsse und Thrombosen entstehen können. Die hohe Zahl der Blutplättchen geht mit einer prozentual stark verminderten Zahl roter Blutkörperchen und in Folge mit einer chronischen Müdigkeit einher. Die schulmedizinische Behandlung sieht eine stetige Einnahme von Chemotherapeutika vor.

Aus erster Ehe hat die Patientin einen erwachsenen Sohn und lebt in Beziehung mit einem neuen Partner. Auf meine Frage nach wichtigen Ereignissen in ihrer Herkunftsfamilie berichtet sie: »Mein Vater wurde von der SS gefangen genommen, während meine Mutter mit mir schwanger war. Als sie ihn im Gefängnis besuchen wollte, sagte man ihr, sie könne wieder gehen, er wäre hingerichtet worden. Drei Monate später, am 3.4.44, wurde er nach schwerer Folter freigelassen. Am 4.4.44 bin ich geboren, und meine Eltern gaben mir den Namen Grazia.« *(Pause)*

THERAPEUT: »Lebt dein Vater noch?«

PATIENT: »Nein, durch die schlechte Behandlung im Gefängnis hatte er ein schweres Lungenleiden und starb, als ich zehn Jahre alt war. – Ich bin also nur eine halbe Grazia!«

Diese Worte wirken in meiner Seele nach. Man kann den Schmerz und auch die Sehnsucht der Patientin nach ihrem Vater spüren, und als Antwort auf ihre Aussage bemerke ich: »Zehn geschenkte Jahre!« Die Patientin antwortet schnell: »Ich weiß ...« Ich stoppe sie mit einer Handbewegung und wiederhole mit langsamer Stimme: »Zehn geschenkte Jahre!« Da beginnt die Patientin zu weinen. Um meine unterbrechende Intervention zu begründen, wende ich mich an die Gruppe mit den Worten: »Wer spricht, der muss nicht fühlen.«

Es folgen Minuten der Stille. Die Patientin schließt die Augen und kommt so mehr und mehr in Kontakt mit ihrem tiefen Schmerz. Dabei beginnt sie tief ein- und auszuatmen. Als ihre Atmung schneller und lauter wird, fordere ich sie auf, die Augen zu öffnen, und bitte einen Gruppenteilnehmer, sich als Stellvertreter für ihren Vater vor die Patientin zu stellen. Als die Patientin den Mann vor sich wahrnimmt, schreit die Patientin auf und umarmt ihn. Nach einer Weile kommt sie etwas zur Ruhe, und ich fordere sie auf, dem Stellvertreter ihres Vaters in die Augen zu sehen. Diesen bitte ich zu seiner Tochter zu sagen: »In dir bin ich noch da!« Und: nach einer Weile: »Ich schaue auf dich!« Da strahlt die Patientin, und aus ihrem Schmerz werden Tränen der Freude. Sie nimmt die Hände des Vaters, küsst sie und drückt sie fest an ihre Wangen. Nach einer Weile lässt sie ihn wieder los, verschränkt ihre Hände als Ausdruck der Dankbarkeit vor ihrem Herzen, verneigt sich leicht und sagt: »Danke für alles.« Ich lasse sie wiederholen: »Lieber Papa, danke, es war viel, und es hat gereicht.«

Nach diesen Worten der Tochter tritt der Stellvertreter des Vaters einen Schritt zurück. Damit wird deutlich, was es ihn gekostet hat zu überleben und zu bleiben und dass jetzt sein eigentliches Bedürfnis ist, sich zurückzuziehen. Dieses gilt es anzuerkennen, die Patientin weiß es und stimmt mit einem bedächtigen Nicken zu. Langsam geht der Stellvertreter des Vaters Schritt für Schritt zurück, und er fühlt sich dabei sichtlich erleichtert. Spürbar wird eine heilsame Verbindung zwischen Vater und Tochter bei gleichzeitig zunehmender Autonomie.

Nachdem ich von der Wirkung dieser Arbeit im Jahr 2000 höre, bitte ich die Patientin um genauere Informationen. Sie ließ mir folgenden Bericht zukommen:

Lieber Stephan,
ich denke oft mit Dankbarkeit an die Aufstellung zurück, die du mit mir gemacht hast. Die Diagnose meiner Krankheit mittels Knochenmarksbiopsie lautet Piastrinosis. Meine Hauptbeschwerden waren starke Müdigkeit, mit Tagesschläfrigkeit und Gewichtszunahme. Laut Aussage der Ärzte sollte die Krankheit das ganze Leben mit dem chemotherapeutischen Präparat Onkocarbite behandelt werden. Ich musste täglich zwei Tabletten nehmen, was mich unter vielerlei Nebenwirkungen, wie Reizungen der Mundschleimhaut, der Zunge und Speiseröhre, Parodontose mit Zahnverlust, Haarausfall, Ängste und auch Depressionen, leiden ließ.

Unmittelbar nach der Aufstellung fühlte ich mich von einer neuen Lebenskraft und Lebensfreude erfüllt, wie ich sie lange schon nicht mehr verspürt habe. Damit kehrte mein Vertrauen in das Leben langsam zurück, und ich erlaubte mir, die Dosis der Tabletten von zwei auf eineinhalb pro Tag zu reduzieren. Glücklicherweise begegnete ich in dieser Zeit auch einem Homöopathen in Pisa. Dank der Aufstellung und seiner weiteren Therapie konnte ich die Tabletten mehr und mehr reduzieren, und ich bin inzwischen seit zwei Jahren ganz ohne Tabletten. Wie die laufenden Kontrolluntersuchungen zeigen, gelingt es mir, meine Blutwerte in einem von Seiten der Ärzte tolerierbaren Bereich zu halten. Ich kann sagen, dass ich seither wieder ein intensives und schönes Leben führe. Darüber bin ich sehr glücklich, und ich danke jeden Tag, dass ich meinen Weg zur Aufstellungsarbeit gefunden habe. Ich empfinde die Aufstellung als den entscheidenden Wendepunkt in meinem Leben mit der Krankheit. Dafür möchte ich zunächst Bert Hellinger danken, dass er diese Tür geöffnet hat, und allen voran natürlich dir, lieber Stephan, für die hilfreiche Arbeit, die du gemacht hast. Meine Anerkennung und mein Dank gelten auch meinen Lehrern Jakob und Sieglinde Schneider.

In herzlicher Verbundenheit und großem Respekt für eure Arbeit
G.

Der Tod der Schwester (Patientin mit Morbus Menière)

Wie das folgende Beispiel zeigt, kann ein traumatisches Ereignis in der Familie, wie der Tod eines Kindes, zu einer emotionalen Trennung von der Mutter führen. Die folgende Aufstellung wurde während einer Weiterbildungsgruppe aufgezeichnet. Die Dialoge sind wörtlich wiedergegeben.

THERAPEUT: »Was können wir für dich tun?«
PATIENTIN: »Ich leide an einem Menière'schen Syndrom. Das ist eine Erkrankung des Innenohres mit anfallartigem Drehschwindel und Beeinträchtigung des Gehörs. Zuerst habe ich die Schwindelanfälle ignoriert, so als ob es sie nicht gäbe. Sie machen mir Angst, und gleichzeitig mag ich sie auch. Vielleicht ist *mögen* nicht das richtige Wort.«
THERAPEUT: »Ich spüre diese Ambivalenz zwischen Angst und gleichzeitiger Sehnsucht. – Was denkst du, ist dein Vorteil, diese Schwindelanfälle zu haben?«
PATIENTIN: »Ich weiß es nicht, ich habe aufgegeben, es herauszufinden.«
THERAPEUT: »Warst du als Kind von deiner Mutter getrennt?«
PATIENTIN: »Nicht körperlich, nein.«
THERAPEUT: »Ist vielleicht etwas passiert bei deiner Geburt?«

Patientin: »Nicht, dass ich davon wüsste. Ich bin im Krankenhaus geboren, alle meine Geschwister zu Hause. Das nächste Kind kam 18 Monate nach mir zur Welt.«

Die erste Kontaktaufnahme des Patienten mit dem Therapeuten lässt oft auf ein grundlegendes Muster des Patienten schließen. Unbewusst zeigt der Patient bereits hier, wie er in Beziehungen mit Nähe und Distanz umgeht. Ist er vertrauensvoll, offen und zugewandt, oder ist der Patient vorsichtig, zurückhaltend und auf Distanz bedacht. In letzterem Fall deutet sich manchmal bereits eine frühkindliche Bindungsstörung an.

Eine gewisse Zurückhaltung dieser Patientin ließ mich erinnern, dass ich sie im bisherigen Verlauf der Aufstellungsgruppe als besonders zuvorkommend erlebt habe. Ich empfand sie übertrieben darauf bedacht, keinen Fehler zu machen, nichts Falsches zu sagen, als wäre sie bereit, alles zu tun, um mich als ihren Arzt oder Therapeuten nicht zu verlieren. Ich vermutete hier eine Übertragung. Der Verdacht war, dass die Patientin durch ein traumatisches Ereignis in ihrer Kindheit von ihrer Mutter getrennt wurde. Die hilfebedürftige Symptomatik des Schwindels könnte ein unbewusster Ausdruck einer Sehnsucht nach Nähe, Geborgenheit und Halt von der Mutter sein.

Um diese Hypothese zu überprüfen entschied ich mich dafür, ohne weitere Information mit der Aufstellung zu beginnen.

Therapeut: »Wähle Stellvertreter für dich selbst und für die Krankheit aus und stelle sie in Beziehung zueinander.«

Die Stellvertreterin der Patientin schaut die Stellvertreterin der Krankheit vorwurfsvoll an.

Also frage ich die Patientin: »Bist du jemandem böse?«

Patientin: »Das Erste, das mir einfällt, ist, mir selber ... oder meinem Mann?«

Therapeut: »Warum deinem Mann?«

Patientin: »Ich glaube nicht, dass er versteht, wer ich wirklich bin.«

Aufgrund des Gefühls, auf diesem Weg nicht weiterzukommen, frage ich nach möglichen traumatischen Ereignissen in der

Herkunftsfamilie der Patientin, die sich in ihrer Kindheit ereignet haben könnten: »Haben deine Eltern ein Kind verloren?«
PATIENTIN: »Ja!«
THERAPEUT: »Vielleicht hat euch dieses Ereignis getrennt! War der Tod dieses Kindes vor dir?«
PATIENTIN: »Nein, nach mir. Es gab zwei Geschwister nach mir, eine Schwester ist mit drei Jahren an Nierenkrebs gestorben.«
THERAPEUT: »Wie alt warst du, als sie krank wurde?«
PATIENTIN: »Ich war etwa vier Jahre alt. Mit der Krankheit und dem Tod meiner Schwester hat sich in unserer Familie viel verändert.«
THERAPEUT: »Natürlich, die ganze Aufmerksamkeit geht fortan zum kranken Kind. Die anderen Kinder können das nicht verstehen, und die natürliche Reaktion eines vierjährigen Kindes könnte Wut sein. – Wähle zwei Stellvertreter für deine Eltern aus und stelle sie auf.«
Sie tut es.

Die Stellvertreterin der Mutter schaut wie gebannt auf einen Punkt am Boden.
THERAPEUT: »Die Mutter hat den Verlust des Kindes nicht wirklich ›überlebt‹. Hier kannst du es sehen. Somit hast du nicht nur eine Schwester verloren, sondern in gewisser Weise auch die Mutter. – Wähle eine Stellvertreterin für deine Schwester aus.«

Sie stellt die Stellvertreterin für die Schwester neben die Stellvertreterin der Mutter. Es fällt der Stellvertreterin der Schwester sehr schwer zu stehen, ihre Knie geben nach, und sie sinkt zu Boden. Die Stellvertreterin der Mutter beginnt zu weinen und beugt sich über ihr am Boden liegendes Kind. Die Stellvertreterin der Patientin schaut jetzt auf ihre Mutter, geht zu ihr hin und legt sich mit ihrem Kopf an deren Füße neben ihre kleine Schwester. Jetzt nimmt die Stellvertreterin der Mutter auch sie wahr und streicht ihr liebevoll durch das Haar. In diesem Moment zieht sich die Stellvertreterin der Krankheit ein paar Schritte zurück.
PATIENTIN: »Meine Mutter lag oft auf dem Boden und hat geweint. – Und ich konnte ihr nicht helfen.«

Auf die Frage, wie es der Stellvertreterin der Krankheit geht, antwortet diese: »Ich möchte mich jetzt wegdrehen. Ich werde nicht mehr gebraucht.«

Die Aufstellung hat die Familiendynamik hinter der Krankheit bestätigt, die Sehnsucht der Patientin gezeigt und ihren

Krankheitsgewinn deutlich veranschaulicht. In dem Moment, als die Mutter die Stellvertreterin der Patientin berührte, wurde die Krankheit nicht mehr gebraucht. Für die Patientin heißt das, dass sie, wenn sie die Symptomatik überwinden möchte, auf die Erfüllung ihrer Sehnsucht nach Zuneigung von ihrer Mutter verzichten und ihre Mutter gehen lassen muss.

Also wende ich mich direkt an sie und fordere sie auf, zur Stellvertreterin ihrer Mutter zu sagen: »Liebe Mama, jetzt achte ich deinen Schmerz.« Als die Patientin den Satz gesagt hat, füge ich noch hinzu: »Und jetzt lasse ich dich gehen.« Auch diesem Satz kann die Patientin zustimmen, und als sie ihn ausgesprochen hat, antwortet die Stellvertreterin der Mutter aus eigenem Impuls: »Es tut mir leid, aber ich konnte nicht bleiben, es war zu viel für mich.« Auf meinen Vorschlag hin sagt die Patientin: »Liebe Mama, jetzt stimme ich zu.«

Bei diesem Satz klingt in ihrer Stimme noch ein kleiner Vorwurf an. Ich mache die Patientin darauf aufmerksam, und sie wiederholt mit ruhiger Stimme: »Liebe Mama, jetzt stimme ich zu.« Diese Veränderung greife ich auf und leite die Patientin an, noch die folgenden Sätze zu sagen, die sie bereitwillig annimmt: »Und jetzt achte ich, was uns verbindet, und auch, was uns trennt. Das Wichtigste habe ich bekommen, und das nehme ich jetzt auch. Für mich hat es gereicht, und ich nehme es jetzt zum vollen Preis, den es dich gekostet hat. Was ich brauche, das habe ich. Und den Rest mache ich jetzt selbst.«

Nach einer Weile bemerkt die Patientin: »Das fühlt sich jetzt sehr gut an für mich!«, und von sich aus wendet sie sich noch einmal zur Stellvertreterin ihrer Mutter: »Danke für alles.« Und wieder führe ich weiter aus: »Auch wenn du dort (bei der Schwester) bist und ich hier, du bleibst immer meine Mutter, und ich bleibe immer deine Tochter. Was ich brauche, das habe ich, und den Rest mache ich jetzt selbst.«

An dieser Stelle führe ich die Patientin doch noch selbst in die Aufstellung und stelle sie neben den Stellvertreter ihres Vaters. Dieser legt spontan seinen Arm um sie.

Die Patientin bestätigt: »Es stimmt, so ist es gewesen. Nach dem Tod meiner Schwester hat unser Vater mehr auf uns geschaut. Die Mutter war irgendwie nicht mehr da!«

Noch einmal schlage ich der Patientin vor zu wiederholen: »Liebe Mama, jetzt stimme ich zu. Mit Liebe.«

Und ich kann mir nicht verkneifen, abschließend zu sagen: »Und jetzt höre ich auf, meinen Mann zu schikanieren.« Die Patientin lacht und antwortet zustimmend: »Woher weißt du das?«

Die Behinderung des Vaters
(Patientin mit Migräne und Wetterfühligkeit)

Das folgende Beispiel zeigt auf eindrückliche Weise das Phänomen der stellvertretenden Wahrnehmung der Repräsentanten im Aufstellungsprozess.

Als sich die etwa 50-jährige Patientin für eine Aufstellungsarbeit meldet, folge ich einem inneren Impuls und bitte sie, ohne weitere Informationen eine Stellvertreterin für sie selbst und einen Stellvertreter für ihre Kopfschmerzen aufzustellen. Für die Kopfschmerzen wählt die Patientin einen Mann aus und stellt beide Stellvertreter einander mit relativ großem Abstand gegenüber.

Ich bitte die Stellvertreter, sich ihren Impulsen zu überlassen, und der Stellvertreter der Kopfschmerzen macht vorsichtig einen Schritt auf die Stellvertreterin der Patientin zu, doch diese reagiert sichtlich mit Angst und weicht sofort zurück. Nach mehreren vergeblichen Versuchen des Stellvertreters der Kopfschmerzen, sich ihr zu nähern, wendet er sich schließlich von der Patientin ab und setzt sich im Schneidersitz auf den Boden. Die Stellvertreterin der Patientin beobachtet ihn aufmerksam, geht langsam um ihn herum und nähert sich ihm schließlich von hinten. Als sie am Rücken des Stellvertreters angekommen ist, setzt auch sie sich auf den Boden und lehnt sich dabei mit ihrem Rücken an den Rücken des Stellvertreters. Nach einer Weile dreht dieser sich vorsichtig herum, legt behutsam den Arm um die Stellvertreterin der Patientin, und diese schmiegt sich nah an ihn und legt ihren Kopf auf den rechten Oberschenkel des Stellvertreters.

Als die Patientin das sieht, beginnt sie plötzlich zu weinen und sagt: »Das ist mein Vater!« Sie beruhigt sich etwas und erklärt: »Ich bin das jüngste Kind meiner Eltern und wurde als Nachzügler nach dem Krieg geboren. Mein Vater hat im Krieg das rechte Bein verloren. Er hatte immer Phantomschmerzen und konnte den Verlust des Beines nicht verkraften. Selbst in der Familie zeigte er sich nicht ohne lange Hose, und als ich ihn einmal im Bad ohne Prothese überraschte, erschrak er fürchterlich, gab mir eine Ohrfeige und warf mich hinaus. Mir blieb das Gefühl, etwas getan zu haben, was nicht mehr gut zu machen war. Was ich hier jetzt sehe, hab ich mir als Kind immer gewünscht.«

Nach dieser Information entlasse ich die Stellvertreterin der Patientin aus ihrer Position und frage die Patientin, ob sie zu ihrem Vater möchte. Diese bejaht, geht vorsichtig auf ihn zu, setzt sich zu ihm auf den Boden und berührt vorsichtig sein rechtes Bein. Als der Stellvertreter des Vaters lächelt, legt sich die Patientin in seinen Schoß. Hier verweilt sie, bis es gut für sie ist.

Etwa ein halbes Jahr später erhalte ich von der Patientin eine Weihnachtskarte. Sie schreibt, wie versöhnend sie die Arbeit empfunden hat. Sie hätte seither bis auf wenige Ausnahmen keine Migräne mehr gehabt. Diese sei stark wetterabhängig, und nach der Aufstellung wäre ihr zu Bewusstsein gekommen, dass es auch hier vielleicht einen Zusammenhang zu den Phantomschmerzen des Vaters gäbe, da auch er bei Wetterumstellung immer besonders geklagt habe.

2.1.7 Krankheit und Bindungsverunsicherung des Kindes durch familiäre Verstrickungen

Wenn Kinder für ihre Eltern deren Eltern vertreten, mischen sich durch diese Projektion inadäquate Gefühle und Bedürfnisse in die Eltern-Kind-Beziehung. Diese führen zu Irritation und Verunsicherung im Bindungsverhalten der Kinder.

Das folgende Beispiel beschreibt den Lösungsprozess einer Morbus-Crohn-Patientin aus einer Parentifizierung.

Die Parentifizierung: »Das Gute überwiegt!« (Patientin mit Morbus Crohn)

Eine seit Jahren an Morbus Crohn (eine chronisch verlaufende, Narben bildende Darmentzündung unbekannter Genese, in deren Verlauf häufig Dünndarmabschnitte operativ entfernt werden müssen) leidende Patientin fühlt sich von ihrer Mutter und deren Schicksal erdrückt und glaubt, sich mit dieser belastenden Situation abgefunden zu haben. Aus dem Gefühl, sich vor ihrer Mutter schützen zu müssen, verdrängt sie ihre Sehnsucht zu ihr.

In einem bewegenden Prozess findet sie über die Aufstellung in die Arme ihrer Mutter, und es gelingt ihr, Nähe und Liebe zuzulassen.

Die Patientin, die sich aufgrund ihres fortgeschrittenen, präkanzerösen (Präkanzerose ist eine Gewebsveränderung mit potenziellem Risiko für eine bösartige Entartung) Befundes in regelmäßiger ärztlicher Kontrolle befand, erfuhr eine überraschende, klinisch erwiesene, nachhaltige Remission in unmittelbarer Folge der Aufstellung.

Die Arbeit mit der etwa 35-jährigen Patientin im Rahmen eines Weiterbildungskurses im Jahr 2005 wurde aufgezeichnet, und ich möchte die Dialoge wörtlich wiedergeben.

> Als sich die Patientin neben mich setzt, schiebt sie dabei ihren Stuhl etwa 10 cm zur Seite, um mehr Abstand zu mir zu schaffen. Ich beobachte sie dabei aufmerksam und wende mich an die Gruppe mit den Worten: »Viele Patienten offenbaren Wesentliches im ersten Kontakt, und der Gruppenleiter sollte diesen manchmal bedeutungsvollen Moment nicht verpassen!«
>
> Nach einer Weile wende ich mich an die, durch meine Bemerkung etwas irritierte Patientin mit der Frage: »Worum geht es?«
>
> Diese ist schnell wieder gesammelt und antwortet sachlich: »Ich leide an Morbus Crohn. Die Ärzte sagen, das ist nicht heilbar. Ich will das jedoch so nicht hinnehmen, aber irgendwie gelingt es mir auch nicht, gut für mich zu sorgen. Letztes Jahr wurde ich anlässlich der Entdeckung eines präkanzerösen Papilloms am Gebärmutterhals operiert, und ich leide an Vitiligo (eine Hauterkrankung, sog. Weißfleckenkrankheit, die zu Pigmentstörungen der Haut führt). All diese Erkrankungen haben mit dem Immunsystem zu tun, irgendwie kommen meine Abwehrkräfte nicht zurecht.«
>
> Therapeut: »Wie ist deine Lebenssituation?«
>
> Patientin: »Ich lebe zusammen mit meinem Freund. Er will mich nicht heiraten, und er will auch keine Kinder.«
>
> Ich frage vorsichtig: »Bist du mehr Vaters Tochter oder Mutters Tochter?«
>
> Patientin: »Vaters Tochter! – Die Beziehung mit meiner Mutter ist schwierig.«
>
> Mit ihrer schnellen und bestimmenden Antwort zeigt die Patientin eine gewisse Resignation hinsichtlich der belastenden Beziehung zu ihrer Mutter und signalisiert auch, dass sie nicht wirklich bereit ist, daran zu arbeiten. Ich gehe nicht darauf ein, und fahre fort.

THERAPEUT: »Ich habe schon mit mehreren Morbus-Crohn-Patienten gearbeitet und bisher ohne Ausnahme gesehen, dass die Lösung über die Mutter geht! Wenn ich sage: Die Lösung geht über die Mutter, meine ich damit, über eine Hinbewegung zur Mutter.«
PATIENTIN: »Meine Mutter verlangt zu viel von mir. Sie ist immer bedürftig und projiziert auf mich. Wir sehen uns sehr ähnlich, und zu alledem kleidet sie sich auch noch so wie ich. Das ist mir alles viel zu nah und eng!«
THERAPEUT: »War jemand von deinen Eltern vorher in einer festen Bindung?«
PATIENTIN: »Nein, sicher nicht. Sie haben sehr jung geheiratet. Jetzt sind sie getrennt.«
THERAPEUT: »Gut, stelle zwei Stellvertreter auf, einen für dich selbst und einen für die Krankheit.«
Die Patientin wählt zwei Frauen aus und stellt sie mit etwas Abstand einander gegenüber. Die Stellvertreterin der Krankheit fühlt sich sichtlich schlecht. Der Hypothese folgend, dass die Mutter für die Lösung von Bedeutung ist, bitte ich die Patientin noch um weitere Informationen: »Kannst du noch etwas über deine Mutter sagen?«
PATIENTIN: »Meine Mutter ist krank, sie leidet auch an Magen- und Darmbeschwerden, hat Depressionen, und seit mehr als 10 Jahren sagt sie, dass sie sterben will.«

Ich bitte die Patientin, eine Stellvertreterin für ihre Mutter auszuwählen und ihr einen Platz in der Aufstellung zu geben.

Augenblicklich geht es der Stellvertreterin der Krankheit besser. Sie wendet sich von der Stellvertreterin der Patientin ab und schaut jetzt auf die Stellvertreterin der Mutter. Hier zeigt sich die eigentliche Verbindung.
THERAPEUT *(zur Gruppe)*: »Diese Reaktion der Stellvertreterin der Krankheit zeigt, dass die Patientin die Krankheit für ihre Mutter trägt.«

Die Patientin erwidert: »Aber sie hat ja gar nicht Morbus Crohn!«
THERAPEUT: »So genau geht das nicht!«
PATIENTIN: »Die Stellvertreterin meiner Mutter irritiert mich sehr, ich weiß nicht, ob ich über sie lachen oder sie schlagen soll.«
THERAPEUT: »Was ist passiert in der Familie deiner Mutter?«

Patientin: »Meine Mutter hat ihre Eltern sehr früh verloren, ihr Vater war alkoholkrank. Sie hat noch einen Bruder, der ist schizophren.« *(nach einer Weile)* »Ich will meine Mutter nicht so sehen, ich kann ihren leidenden Gesichtsausdruck nicht ertragen.«

In diesem Moment fängt die Stellvertreterin der Patientin leise an zu weinen und sagt: »Es tut so weh!«

Jetzt kämpft auch die Patientin mit ihren Tränen und sagt: »Sie hat mir so viel Schlimmes angetan! – Es war so schwer für mich.«

Ich antworte mit ruhiger Stimme: »Das Gute überwiegt!« – Die Patientin schaut mich zunächst voller Unverständnis an, doch langsam beginnt sie zu verstehen, und so gehe ich einen Schritt weiter und fordere sie auf, zu ihrer Mutter zu sagen: »Liebe Mama, du fehlst mir!«

In diesem Moment bricht der Widerstand, sie weint und kann schließlich anerkennen: »Liebe Mama, du fehlst mir so sehr! Es war schwer für mich, doch jetzt stimme ich zu, wie es war. – Danke für alles!«

In der Aufstellung zeigt sich sofort die Wirkung dieses Satzes. Die Stellvertreterin der Krankheit fühlt sich zunehmend schwächer und sagt: »Ich kann mich jetzt zurückziehen, ich habe das Gefühl, ich habe hier nichts mehr zu tun.«

Das ist der Zeitpunkt, an dem ich die Patientin auffordere, ihren Platz in der Aufstellung einzunehmen. Sie geht direkt auf die Stellvertreterin der Mutter zu, und die beiden umarmen sich lange. Die Patientin bemerkt erstaunt: »Es ist unglaublich: Jetzt kann ich atmen!« Sie löst sich wieder langsam aus der Umarmung, und ich drehe sie um, sodass sie sich mit ihrem Rücken an ihre Mutter anlehnen kann. Ich nehme die Hand der Mutter, führe sie nach vorne und lege sie der Patientin auf den Bauch. Diese steht entspannt, hält die Hand der Mutter auf ihren Bauch und atmet ruhig und tief. Ich beende die Arbeit mit dem Satz: »Die Lösung geht über die Mutter!«

Die Patientin ließ mir ein Jahr nach dieser therapeutischen Arbeit diesen persönlichen Bericht über den Verlauf ihrer Genesung zukommen.

Lieber Stephan,
zuerst einmal möchte ich dir danken! Ohne deine Unterstützung wäre ich wohl nicht gesund geworden! Ich wollte dir von meinem Heilungsprozess erzählen. Als ich vor einem Jahr in die Gruppe kam, litt ich unter der Darmerkrankung Morbus Crohn. Diese war zu jenem Zeitpunkt etwas außer Kontrolle geraten. Es schien, wenn ich weitere Schübe bekäme, würde ich unweigerlich einen Darmkrebs entwickeln. Das jedenfalls sagten die Ärzte, die mich zu dieser Zeit behandelten.

Ich musste starke Medikamente nehmen und litt sehr unter den Nebenwirkungen. So wollte ich nicht weitermachen. Hinzu kam, dass die Ärzte mir weder besondere Hoffnung noch Lösungsvorschläge machten, vielmehr wiesen sie mich darauf hin, dass ich mit der Krankheit leben müsste.

Als ich von Familienaufstellungen hörte, wusste ich, dass das für mich ein bedeutsamer Schritt sein könnte. Ich meldete mich mit gewissem Vorbehalt und etwas ängstlich zur Aufstellungsgruppe in Montevideo an.

Es waren ungefähr 65 Teilnehmer, und ich war die Zweite, die aufstellte.

Dabei konnte ich das Schwere, das ich für meine Mama getragen habe, bei ihr lassen. Niemals werde ich deinen Blick vergessen, als du mir sinngemäß sagtest: Das Gute, das du von ihr bekommen hast, zählt mehr als das Schwere, das sie trägt! Das bleibt für immer in meinem Gedächtnis eingeschrieben. In dem Moment, als ich den Platz meiner Stellvertreterin in der Aufstellung einnahm, schlug mein Darm wie eine Trommel, bis die Stellvertreterin meiner Mutter mir die Hand auf den Bauch legte. Von diesem Moment an, genau diesem Moment, hörte der Schmerz auf, hörte das Trommeln auf, alles wurde ruhig.

Fünf Tage nach der Aufstellung hatte ich meine monatliche Untersuchung bei meinem Expertenteam, das bei mir ohne jeden Zweifel Morbus Crohn diagnostiziert hatte. Sie machten eine Darmspiegelung und die nötigen Blutproben. Sie fanden überhaupt nichts! Auch kein Narbengewebe im Darm, obwohl er bereits so übel zugerichtet war, nichts. Nie wieder hatte ich Durchfall und schon gar nicht mit Blut. Auch meine Blutwerte waren normal, die weißen Blutkörperchen und die Blutplättchen waren perfekt. Heute fragen sich die Ärzte, ob sie richtig diagnostiziert haben. Sie glauben, sie haben sich geirrt! Und sie entschuldigen sich bei mir. Sie wissen nicht, was sie mir sagen sollen.

Nochmals vielen Dank für alles, ich sende dir viel Wärme!

E.

In zahlreichen Aufstellungen mit Morbus-Crohn-Patienten konnte ich wiederholt beobachten, dass die Mutter des Patienten entweder an ihre Herkunftsfamilie, an einen früheren Partner oder auch an ein verlorenes oder abgetriebenes Kind gebunden war. Diese Bindung belastet die Beziehung des Patienten zu seiner Mutter. Aus der Sicht der Aufstellungsarbeit wäre der erste lösende Schritt für den Patienten, diese Bindung der Mutter anzuerkennen, sie in der Folge loszulassen und auch die eigene, kindliche Sehnsucht nach Nähe zu ihr aufzugeben. So gelänge es, in Einklang zu kommen mit dem, was das Kind von seiner Mutter trennt, und in der Folge könnte das Kind auch von der Mutter nehmen, was diese geben kann.

In einer Aufstellungsgruppe für Kranke bat mich eine Frau, für ihren 11-jährigen, an Morbus Crohn erkrankten Sohn aufzustellen, der sich gerade zum wiederholten Male in einer Klinik befand. In der Aufstellung mit Stellvertretern für den Vater, die Mutter, den Sohn und die Krankheit des Sohnes zeigte sich einerseits eine starke Verbindung zwischen dem Sohn und seiner Erkrankung und andererseits die große Sehnsucht des Kindes nach seiner Mutter. Diese blieb in der Aufstellung unerfüllt, denn die Stellvertreterin der Mutter schaute wie gebannt zu Boden. Sie war unerreichbar für alle anderen aufgestellten Personen und auch für ihren Sohn. Diese Szene rührte die Frau zu Tränen, und sie erzählte, dass sie wenige Monate nach der Geburt des Sohnes abermals schwanger wurde und in ihrer Verzweiflung darüber kurz entschlossen dem Rat eines Arztes folgte, das Kind abzutreiben.

Auf meine Aufforderung stellte die Frau einen Stellvertreter für ihr abgetriebenes Kind in die Aufstellung, und in einem schmerzerfüllten Prozess wendete sich die Stellvertreterin der Patientin diesem zu und nahm das Kind in den Arm. Der Stellvertreter ihres Sohnes verfolgte diesen Prozess genau und setzte sich schließlich neben sein abgetriebenes Geschwister auf den Boden, dicht gefolgt vom Stellvertreter seiner Krankheit. Der Stellvertreter des Vaters der Kinder, der dem Geschehen zunächst zugewandt war, wandte sich von der Familie ab, nachdem die Frau von der Abtreibung erzählte. Die Patientin bestätigte diesen Impuls ihres Mannes, indem sie anmerkte, dass mit der Abtreibung »etwas« in der Ehe zerbrochen sei.

Erst als die Frau in der Aufstellung den Schmerz ihres Mannes anerkannte, konnte sein Stellvertreter auch ihre Entscheidung achten, und der Sohn konnte sich von der Mutter und dem abgetriebenen Geschwister lösen.

Mit den von mir vorgeschlagenen Worten des Mannes zu seiner Frau: »Jetzt achte ich deine Entscheidung mit allen Folgen, die sie hat für dich und auch für mich« ließ der Stellvertreter für die Erkrankung des Sohnes von diesem ab und zog sich aus eigenem Impuls aus der Aufstellung zurück.

Da sich ein Kind beiden Eltern in Liebe verbunden fühlt, ist deren gegenseitige Achtung füreinander eine Voraussetzung dafür, dass das Kind die Eltern achten kann. Über die Achtung vor den Eltern kann sich das Kind dann auch auf gute Weise von ihnen lösen und seinen eigenen Weg gehen.

2.2 Krankheit und die Identifizierung mit früheren Partnern der Eltern

Frühere Beziehungen der Eltern und Großeltern können einen starken Einfluss auf die Familiendynamik haben. Warum auch immer es zur Trennung oder einem Ende der Beziehung kam, die Lösung verlangt, dass der frühere Partner anerkannt wird. Werden die früheren Partner nicht gewürdigt, werden sie von Kindern in der späteren Beziehung vertreten.

Besonders gravierend äußert sich diese Identifikation der Kinder, und damit entsprechend auch eine Krankheitsneigung, wenn die früheren Partner abwertend behandelt wurden oder ein schweres Schicksal hatten, wie zum Beispiel im Krieg umkamen, in der Psychiatrie landeten oder Selbstmord begingen.

Die annullierte Verlobung:
»Ich achte dich als den ersten Mann meiner Mutter!«
(Patientin mit malignem Melanom)

Eine Frau, die an einem malignen Melanom erkrankte, meldet sich in einer Aufstellungsgruppe für Kranke für eine Arbeit. Das Melanom wurde rechtzeitig vor einer Metastasierung diagnostiziert und chirurgisch entfernt. Von ärztlicher Seite bestand abgesehen von regelmäßigen Kontrolluntersuchungen kein weiterer Handlungsbedarf. Es war der Patientin ein Bedürfnis, vielleicht noch Wesentliches über mögliche seelische oder familiäre Hintergründe zu erfahren. Ohne weitere Befragung beginnen wir die

Aufstellung mit einem Stellvertreter für sie selbst und einem für die Krankheit. Als Stellvertreter für den Hautkrebs wählt die Patientin einen Mann. Die beiden aufgestellten Stellvertreter fühlen sich innig miteinander verbunden. Sie sprechen sogar von einer unzertrennlichen Liebe zueinander.

Als nächsten Schritt bitte ich die von dem Geschehen stark betroffene Patientin, Stellvertreter für ihre Eltern dazuzustellen. Augenblicklich ist damit die Beziehung zwischen dem Stellvertreter des Melanoms und der Stellvertreterin der Patientin verändert. Das Grundgefühl einer unzertrennlichen Liebe des Stellvertreters des Melanoms bleibt dasselbe, jedoch ist er mit seiner Liebe jetzt auf die Stellvertreterin der Mutter ausgerichtet. Dieser ist die Zuneigung höchst unangenehm und peinlich.

Die Patientin berichtet, dass ihr Vater nicht die erste Wahl der Mutter war. Die Mutter hatte einen Verlobten vor der Ehe. Dieser wurde im spanischen Bürgerkrieg von den Faschisten verfolgt. Gefangenschaft und Folter führten zu schweren Krankheiten und einer starken Veränderung seines Wesens. Als er am Ende des Krieges aus der Haft entlassen wurde, musste die Mutter der Patientin feststellen, dass es ihr nicht möglich war, ihrem Versprechen zu folgen und den Verlobten zu heiraten. Nach der Diagnostizierung einer Nervenkrankheit des Mannes wurde die Verlobung offiziell annulliert.

Alle Empfindungen und Äußerungen des Stellvertreters für das Melanom deuten offensichtlich darauf hin, dass es sich bei ihm um einen Stellvertreter des Verlobten der Mutter handelt, und erübrigen ein Austauschen der Stellvertreter.

Der Stellvertreter des Vaters der Patientin findet keinerlei Beachtung. Der Stellvertreter des Verlobten verhält sich in der Aufstellung, als wäre jener nicht vorhanden, und er lässt für sich keinen Zweifel aufkommen, dass er nicht der Partner der Mutter ist. Er weiß wohl, dass die Stellvertreterin der Patientin nicht seine Tochter ist, doch das lässt ihn unbekümmert, und er zeigt sich bereit, sie als seine Tochter anzunehmen. Für ihn besteht kein Zweifel: Das ist seine Familie.

Erst als sich die Stellvertreterin der Patientin tief vor ihm verneigt, löst sich seine Verwirrung. Er realisiert die Situation und beginnt laut zu weinen. Jetzt hört er auch die von mir vorgeschlagenen Sätze der Patientin zu ihm: »Ich achte dich als den ersten Mann meiner Mutter. Du gehörst dazu! – Ich achte, was du trägst, und ich achte, dass du Platz gemacht hast für meinen Vater und damit auch für mich. Ich anerkenne, dass ich lebe, weil du bezahlt hast.« Sein Schmerz um die nicht erfüllte Liebe ist herzergreifend, und auch die Stellvertreterin der Mutter kann jetzt ihre ablehnende Haltung ihm gegenüber nicht mehr aufrechterhalten. Auch sie beginnt zu weinen, und laut schluchzend fallen sich die beiden in die Arme. Sie halten sich lange umarmt, und die Stellvertreterin der Mutter wiederholt immer wieder: »Es tut mir so leid! Es tut mir so leid, ich konnte nicht anders.«

Mit der Anerkennung seines Schicksals ist es dem Stellvertreter des Verlobten jetzt ein Bedürfnis, für die neue Familie Platz zu machen, und er zieht sich nun langsam mit wohlwollendem Blick aus der Aufstellung zurück auf seinen Platz.

In mehreren Aufstellungen zu dem Thema Hautkrebs habe ich gesehen, dass der Hautkrebs für etwas Zugehöriges steht, mit dem man in Liebe sehr verbunden ist, es aber nicht anerkennen und lieben kann oder darf. Ich erinnere mich zum Beispiel an die Aufstellung eines Mannes, der an Hautkrebs erkrankte, in der sich zeigte, dass der Stellvertreter des Melanoms für seinen älteren Halbbruder stand, der vom gemeinsamen Vater nicht als Sohn anerkannt wurde und von seiner Mutter einem anderen Mann untergeschoben wurde.

Der Verlobte der Mutter im Arbeitslager:
»Ich lebe, weil du gestorben bist.«
(Patient mit progressiv chronischer Polyarthritis)

Ein etwa 45-jähriger Mann, von Beruf Gärtner, leidet an einer chronisch fortschreitenden, entzündlichen Erkrankung der Gelenke. Am meisten betroffen sind seine Hände, die von den schweren Entzündungsprozessen stark geschwollen und deformiert sind. Das Verrichten der Gartenarbeit, vor allem draußen in Nässe und Kälte, ist für ihn sehr schmerzhaft, doch wie er sagt, liebt er seinen Beruf und vor allem die Arbeit im Freien, und er kann sich nicht vorstellen, einer anderen Beschäftigung nachzugehen.

Wir stellen zunächst die Herkunftsfamilie des Patienten auf und fügen in einem zweiten Schritt einen Stellvertreter für die Krankheit hinzu.

Im Verlauf der Aufstellung wird deutlich, dass der Stellvertreter für die Krankheit für einen früheren Verlobten der Mutter steht, der Jahre nach dem Krieg in russischer Gefangenschaft in einem Arbeitslager in Sibirien verstarb. Die Mutter des Patienten hatte viele Jahre auf ihn gewartet, bis sie die Nachricht erhielt, er sei gestorben.

Als sehr berührend ist mir in dieser Aufstellung die Begegnung zwischen dem Patienten und dem Stellvertreter des Verlobten der Mutter in Erinnerung. Als der Patient seinen Stellvertreter entlässt und selbst in die Aufstellung tritt, empfindet er meinen Vorschlag, sich vor dem Verlobten der Mutter zu verneigen, als stimmig und vollzieht die Verneigung mit den Worten: »Ich lebe, weil du gestorben bist. – Und ich achte es!« Diese Sätze rühren den Stellvertreter des Verlobten zu Tränen, und er schaut voller Liebe auf den Patienten. Dieser steht vor ihm und versucht wie gewohnt seine deformierten Hände vor den Blicken seiner Mitmenschen zu verbergen. Doch nehme ich behutsam seine Hände und zeige sie dem Stellvertreter des Verlobten. Voller Liebe nimmt dieser vorsichtig die Hände des Patienten auf und schaut ihm dabei wissend und mitfühlend in die Augen. Es scheint, als seien ihm diese Schmerzen vertraut. Diese Geste rührt wiederum den Patienten zu Tränen, und die beiden sehen sich lange in die Augen und nicken sich bisweilen wissend zu.

In der Pause nach der Aufstellung kommt der Patient kurz zu mir. Er ist noch ganz bewegt und sagt wiederum mit Tränen in den Augen: »In dem Moment, als der Stellvertreter des Verlobten meine Hände hielt, waren meine Hände zum ersten Mal seit mehr als 20 Jahren ohne Schmerzen. Ich wusste schon gar nicht mehr, wie sich das anfühlt.«

Gefangen zwischen Leben und Tod: »Bitte segne mich, wenn ich lebe.« (Patient mit Diabetes Typ-2 und »Sexsucht«)

In der therapeutischen Arbeit mit Zuckerkranken ist zu bedenken, dass viele Diabetiker ohne Insulin nicht leben könnten. In Aufstellungen mit Diabetikern zeigt sich häufig eine den Patienten meist nicht bewusste Todessehnsucht. So können viele Diabetiker das durch die medizinische Hilfe ermöglichte Leben nicht nehmen und zerstören ihre Gesundheit, indem sie haltlos essen, rauchen oder trinken, oder nicht sorgfältig mit der Dosierung des Insulins umgehen.

Deshalb ist es in der Arbeit mit Diabetikern hilfreich, deren Grundhaltung zu Leben und Tod im Vorfeld abzuklären.

Der etwa 50-jährige, stark übergewichtige Patient, der an Diabetes erkrankt ist, bittet mich im Rahmen einer Weiterbildungsgruppe für Therapeuten in Nordamerika, mit ihm zu arbeiten.

Die Dialoge der Aufstellung sind größtenteils wörtlich wiedergegeben.

THERAPEUT: »Was wäre ein gutes Ergebnis der Arbeit?«

PATIENT: »Ein gutes Ergebnis für mich wäre, wenn ich noch etwas leben könnte und wenn ich mehr Selbstkontrolle entwickeln würde, um besser auf mich zu achten. Ich esse wie ein Staubsauger. Mein Arzt macht mir Druck, er sagt, er sei nicht mehr bereit, mich weiterzubehandeln, wenn ich mein Essverhalten nicht verändere.«

THERAPEUT: »Es klingt beinahe, als würdest du mehr an deinem Sterben arbeiten als an deinem Leben!«

PATIENT: »Auf eine Weise ist das richtig, aber auf andere Weise auch nicht.«

THERAPEUT: »Seit wann bist du Diabetiker?«

PATIENT: »Seit fünf Jahren!«

THERAPEUT: »Wie ist deine Lebenssituation?«

PATIENT: »Ich bin seit 35 Jahren verheiratet. Wir haben ein Kind und ein Enkelkind. Das Enkelkind ist meine größte Freude. Meine Ehe ist gefährdet. Ich bin seit 24 Jahren sexsüchtig, und meine Frau sagte kürzlich, sie würde gehen, wenn ich nicht anerkenne, dass ich Hilfe brauche. Seit ich eine Therapie angefangen habe, hat sie sich vorerst wieder beruhigt. Inwieweit die Therapie helfen wird, und ob die Ehe zu retten ist, weiß ich nicht.«

THERAPEUT: »Was ist in deiner Herkunftsfamilie passiert?«

PATIENT: »In meiner Familie sind alle Musiker. Wir haben alle eine große Vorliebe für die Künste. Meine Mutter war Violinistin, mein Vater Komponist und Pianist. Von sechs Kindern bin ich das dritte. Meine Mutter war, bevor sie meinen Vater kennen lernte, schon einmal verheiratet. Das war während des Kriegs. Es gibt auch ein Kind aus dieser Ehe. Ihr erster Mann ging in den Krieg nach Europa und kam als anderer Mensch zurück. Meine Mutter trennte sich von ihm und verwandelte ihr Haus in Berkeley in eine Pension. Mein Vater war einer der ersten Pensionsgäste. Er kam nach Berkeley, um Musik zu studieren.«

THERAPEUT: »Über Künstler habe ich etwas herausgefunden: Man kann sie nicht heiraten.«
PATIENT *(lächelt)*: »Meine Frau weiß das nicht ... *(überlegt)* Ich bin nicht sicher, vielleicht weiß sie es doch.«
THERAPEUT: »Inzwischen hat sie es wohl herausgefunden.«

Da dieser Dialog nicht weiterführt und mit dem bisher Gesagten ausreichend Informationen vorliegen, fordere ich den Patienten auf:

»Wähle Stellvertreter für deine Mutter, deinen Vater und für dich selbst aus und stelle sie in Beziehung zueinander.«

Da die Aufstellung im Rahmen einer Weiterbildung stattfindet, gebe ich der Gruppe noch einen Hinweis zu meiner Hypothese: »Die Frage, die mich beschäftigt, ist: Wer ist der oder sind die Toten, mit denen der Patient identifiziert ist?«

Der Patient stellt seinen Stellvertreter nah an die rechte Seite seiner Mutter. Links von der Mutter mit etwas Abstand steht der Stellvertreter des Vaters. Der Blick der Stellvertreterin der Mutter ist auf den Vater gerichtet. Der Stellvertreter des Sohnes hat sich von den Eltern abgewandt.

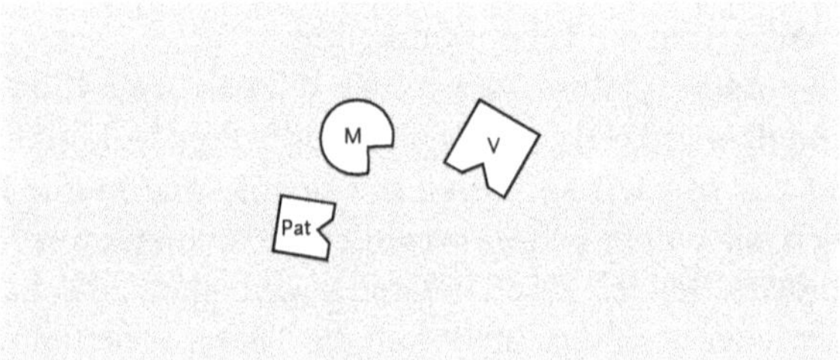

V = Vater
M = Mutter
Pat = Patient

Der Platz, an dem sich der Patient in seiner Familie wahrnimmt, führt mich zu der Frage an ihn: »Bist du Mamas Liebling?«

Ohne zu überlegen antwortet er: »Aber ja! – Aber nicht, dass ich meinen Vater nicht lieben würde ...« Damit ist meine Vermutung bestätigt, dass er für seine Mutter deren ersten Mann vertritt.

Die Befragung der Stellvertreter nach ihrem Befinden in der Aufstellung ergibt folgende Antworten:
STELLVERTRETERIN DER MUTTER: »Mir geht es gut, ich möchte die Hand meines Sohnes halten. Zu seinem Vater habe ich keine Verbindung.« *(Sie nimmt die Hand des Sohnes.)*
STELLVERTRETER DES VATERS: »Mir geht es auch gut hier.«

Stellvertreter des Patienten: »Ich schwanke, bin traurig, und ich habe große Angst.« Mit dem Aussprechen der Worte löst er sich von der Hand der Mutter, wodurch es ihm wieder etwas besser geht.

Ich wende mich an den Patienten: »Wir benötigen einen Stellvertreter für den ersten Mann deiner Mutter.« Er wählt einen Teilnehmer aus und positioniert ihn an die linke Seite seiner Mutter, zwischen diese und den Vater.

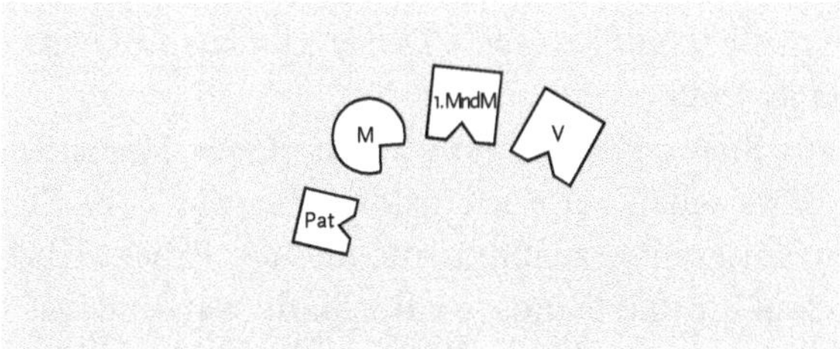

1. MndM = 1. Mann der Mutter

Durch das Hinzustellen des ersten Mannes der Mutter verändern sich die Gefühle der Stellvertreter in der Aufstellung. Am deutlichsten reagiert der Stellvertreter des Patienten. Er sinkt förmlich in sich zusammen, schaut auf den Boden vor seine Füße und kann kaum stehen.

Jetzt bitte ich drei Teilnehmer, sich vor dem Stellvertreter des Patienten auf den Boden zu legen. Sie sollen die vielen Toten vertreten, die der erste Mann der Mutter als Soldat in Europa gesehen hat. Wie so viele hat auch er den Krieg in seiner Seele nicht überlebt.

Als der Patient die vor seinem Stellvertreter liegenden Toten sieht, beginnt er laut zu weinen. Seinen Stellvertreter in diesem Ringen zwischen Leben und Tod zu sehen, berührt in sehr.

Bevor der Stellvertreter des Patienten in die Knie zu gehen scheint, fordere ich ihn auf, den Platz mit dem Stellvertreter des ersten Mannes der Mutter zu tauschen. (Um die Identifizierung deutlich zu machen führe ich ihn nicht sofort an seinen Platz links neben den Vater.)

Augenblicklich geht es allen besser:

Stellvertreter des Patienten: »Hier geht es viel besser. Es fühlt sich an, als ob ich hier stehen könnte. Dort drüben wäre ich zu Boden gegangen.«

Stellvertreterin der Mutter: »So ist es gut, alles ist lebendiger jetzt.«

Nun wechsle ich den Patienten mit seinem Stellvertreter aus. Jedoch stelle ich ihn nicht zwischen seine Eltern, sondern an die linke Seite seines Vaters.

Abschließend schlage ich ihm und den Stellvertretern die folgenden Sätze vor:

Patient zum ersten Mann der Mutter: »Ich lebe, weil du den Krieg in deiner Seele nicht überleben konntest, und ich achte es. Bitte segne mich, wenn ich lebe.« Dieser gibt zur Antwort: »Von mir aus bist du frei.«

Patient zur Stellvertreterin der Mutter: »Liebe Mama, ich bin dein Sohn, bitte schau auf mich als deinen Sohn.« Die Stellvertreterin der Mutter nickt zustimmend, und der Patient fährt fort: »Was zwischen dir und deinem ersten Mann war, und was noch offen ist zwischen euch, das lasse ich jetzt bei euch, und was ich für dich getragen habe, das habe ich mit Liebe getragen, doch jetzt ist es vorbei. Mein guter Platz ist bei meinem Vater.«

Und schließlich noch der Patient zum Stellvertreter des Vaters: »Lieber Papa, ich bin dein Sohn. Bitte nimm mich jetzt noch mal als deinen Sohn.« Der Stellvertreter des Vaters will den Patienten in die Arme nehmen, doch dieser ist noch nicht frei. Er schaut noch einmal auf den Stellvertreter des ersten Mannes der Mutter und die Toten. Man kann sehen, wie schwer es ihm fällt, sich zu lösen. Ich gehe noch einmal mit seiner Bewegung und schlage ihm vor, zum Stellvertreter des ersten Mannes der Mutter zu sagen: »Jetzt achte ich dich, indem ich gut auf mich schaue.«

Der Stellvertreter des ersten Mannes nimmt die Zweifel des Patienten wahr und versichert: »Es ist gut für mich! – Lebe!«

Nach diesen Worten ist es dem Patienten möglich, sich von seinem Vater umarmen zu lassen.

Als ich den Patienten ein Jahr nach dieser therapeutischen Arbeit in einer Aufstellungsgruppe wieder treffe, hat er nach seinen Angaben 18 kg abgenommen. Er bedankt sich für die Arbeit vor einem Jahr, und ich bitte ihn, seine Erfahrungen schriftlich mitzuteilen, um sie hier wiedergeben zu können.

Lieber Stephan,
ich bin sehr froh, dir heute in deutlich besserem Gesundheitszustand gegenübertreten zu können als vor einem Jahr. Ich denke, ich kann ohne Zweifel sagen, dass die Aufstellungsarbeit, die wir vor einem Jahr gemacht haben, einen nicht unwesentlichen Anteil für diese positive Veränderung beigetragen hat. Vor einem Jahr kämpfte ich mit starken Depressionen. Es geht mir damit heute deutlich besser, da ich wieder Kontakt aufgenommen habe zu meinen Eltern und diese Verbindung jetzt als sehr heilsam erlebe.

Wie ich dir bereits mündlich mitteilte, kann ich heute sehr viel besser mit meiner Sexsucht umgehen. Meine ständigen Selbstvorwürfe über meine Unfähigkeit zu widerstehen, machten mich krank, indem ich mich in einem fortwährenden Teufelskreis der Depression befand. Heute ist mir klar, dass meine Sexsucht nichts mit der Alkoholabhängigkeit meines Vaters zu tun hat, und statt ihn für meine Schwäche verantwortlich zu machen, sehe ich meine Probleme in einem deutlich größeren Zusammenhang über viele Generationen meiner Familie.

Wenn ich heute andere Frauen zum Sex treffe, dann tue ich dies in einem anderen Bewusstsein und sehe auch, dass meine Frau daran einen Anteil trägt mit ihrem familiären Hintergrund. Ich fühle, dass ich heute eine größere Wahl habe, mit meinen Bedürfnissen in der Partnerschaft zu bleiben.

Viele meiner Probleme haben sich deutlich verbessert. Mein Zuckerhaushalt ist viel stabiler, ich habe nicht mehr das Gefühl, bald sterben zu wollen oder zu müssen. Wie du sehen konntest, konnte ich mein Übergewicht abbauen. Meine Tochter bemerkte mir gegenüber übrigens etwa zwei Monate nach der Aufstellung, dass ich weniger depressiv sei, und meine Frau fühlt sich deutlich wohler in meiner Anwesenheit. (Wer weiß, vielleicht kann sie sich sogar wieder entschließen, mit mir zu schlafen.)

Meine Pläne für die Zukunft sind, meine Fähigkeiten als Lehrer, Musiker und Sänger vielleicht in der Kunsttherapie zum Ausdruck zu bringen. Ich besuche gerade wieder die Universität und mache Scheine in Psychologie. Das macht mir große Freude, und ich denke, das ist mein Weg für die Zukunft.

Es war gut für mich als Teilnehmer, die Aufstellungsgruppe ein zweites Mal zu besuchen. Ich konnte wieder wesentliche Zusammenhänge für mich erschließen.

Nochmals herzlichen Dank für deine Hilfe in dieser für mich äußerst schwierigen Zeit.

K.

In der Identifizierung mit einem früheren Partner der Eltern verliert das Kind auf einer seelischen Ebene beide Eltern, denn indem der

Sohn für die Mutter in der Position eines Geliebten ist, kommt er damit in eine Rivalität zu seinem Vater. Die Tochter, die eine frühere Partnerin des Vaters vertritt, wird zur Konkurrentin der Mutter. Gibt es in einer Familie nur Söhne oder Töchter, sind auch gegengeschlechtliche Identifizierungen möglich. Mit der Lösung der Identifizierung gelingt dem Kind meist auch die Hinbewegung zu den Eltern.

Die Manie
»Für deine Mutter vertrittst du Adolf Hitler!«
(Patient mit manisch-depressiver Erkrankung)

Unmittelbar vor Beginn einer Aufstellungsgruppe tritt ein etwa 50-jähriger Mann an mich heran und sagt: »Ich leide immer wieder unter manischen Phasen. Vor ein paar Jahren habe ich schon einmal an einer Gruppe für Familienaufstellungen teilgenommen. Während dieser Gruppe wurde ich manisch, und auf Veranlassung des Gruppenleiters hat mich der ärztliche Notdienst schließlich in eine Klinik gebracht.« Er holt eine Visitenkarte aus seiner Tasche und legt sie zu meinen Unterlagen mit den Worten: »Das ist die Adresse meines Psychologen, er behandelt mich bereits viele Jahre. Ich möchte Sie bitten, ihn rechtzeitig zu verständigen, falls ich wieder in die Manie abdrifte. Er kennt mich gut und kann damit umgehen. Ich möchte auf keinen Fall in eine Klinik!« Ich kenne den Namen des ortsansässigen Psychologen und frage den Patienten: »Weiß er, dass Sie hier sind?« Er antwortet: »Er hat mir empfohlen, an diesem Seminar teilzunehmen!«

In der Eingangsrunde erzählt der Patient, er habe aus drei Ehen fünf Kinder. Derzeit lebe er allein und spiele mit dem Gedanken auszuwandern. Sein Anliegen sind seine »psychischen Probleme«, aufgrund derer er seit vielen Jahren in Behandlung ist. Er und sein Psychologe sind überzeugt, dass seine Probleme in einer Verbindung zu seinem Vater stehen, der »überzeugter Nazi« war und ein hoher Offizier bei der SS. Als ich merke, dass er weit auszuholen beginnt, unterbreche ich ihn mit dem Hinweis, dass das Gesagte im Moment genügt. Unabhängig von den Schilderungen und der Diagnose des behandelnden Psychologen ist mein Eindruck, dass der Patient mehr im Bannkreis seiner Mutter als im Bannkreis seines Vaters steht.

In den Pausen habe ich von Zeit zu Zeit ein Auge auf ihm. Dabei fällt auf, dass er sich ausschließlich mit den Frauen in der Gruppe unterhält. Es ist nicht zu übersehen, wie er mit ihnen flirtet.

Am nächsten Morgen ist er der Erste, der aufstellen möchte. Sein unbeherrschtes, distanzloses Auftreten und sein starrer Blick lassen mich befürchten, dass er sich am Rande einer manischen Krise befinden könnte. Mein Gefühl ist deshalb, dass es am besten ist, sich ihm gleich zuzuwenden. Also bitte ich ihn auf den Stuhl neben mir.

Breitbeinig, die Hände auf die Knie gestützt, nimmt er Platz, schaut, ohne Notiz von mir zu nehmen, in die Runde der Teilnehmer und sagt mit leuchtenden Augen und lauter Stimme: »So, das ist jetzt meine Show!« – Ich schaue ihn an und frage ihn: »Und wie lange dauert die schon?« Nachdem er mir bisher noch keinerlei Beachtung geschenkt hat, setzt er sich etwas zurück, um mich besser sehen zu können, und mustert mich. Ich nütze den Moment seiner Verwunderung und fahre fort: »Und wo führt sie hin? – Und was kommt dabei heraus?« Einlenkend bemerkt er schließlich: »Okay, eins zu null für dich!« – Ich vermeide weitere Wortwechsel und sage: »Gut, wir stellen jetzt deine Herkunftsfamilie auf.«

»Hast du Geschwister?«

Patient: »Ich bin das einzige Kind meiner Eltern. Mein Vater war schon einmal verheiratet. Aus dieser Ehe gibt es einen Sohn. Ich kenne meinen Halbbruder aber nicht. – Wichtig ist noch: Mein Vater ist ein uneheliches Kind, er kennt seinen Vater nicht. Seine Mutter war sehr jung, als sie ihn bekam, und wollte oder durfte den Mann nicht heiraten.«

Therapeut: »Was weißt du über deinen Opa?«

Patient: »Nichts! – Nur, dass er vielleicht jüdisch war.«

Therapeut: »Gut, stell jemand auf für dich, deinen Vater und deine Mutter.«

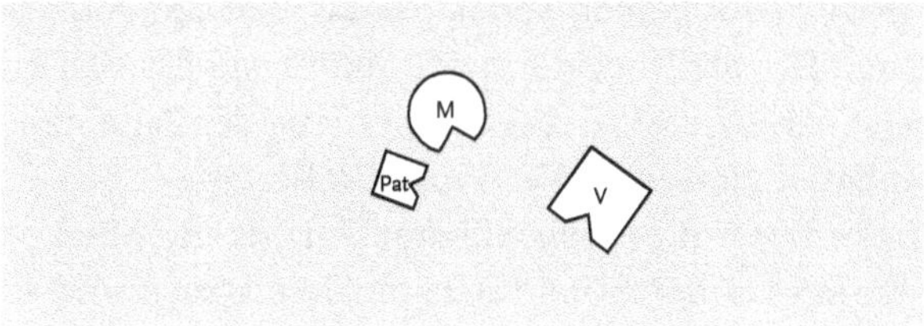

In der Aufstellung seiner Herkunftsfamilie gibt sich der Patient im Uhrzeigersinn betrachtet den ersten Platz. Die Stellvertreterin der Mutter ist ganz auf ihren Sohn ausgerichtet. Der Stellvertreter des Vaters steht abseits. Er wirkt mit Eigenem beschäftigt, und es geht ihm gut dabei. Aus dieser Betrachtung wird deutlich, dass der Patient jemanden für seine Mutter vertreten muss.

Die Befragung nach Ereignissen in der Familie oder nach einer früheren wichtigen Beziehung der Mutter ergibt jedoch keine weiterführenden Hinweise. Also erkundige ich mich zunächst nach dem Befinden der Stellvertreter. Der Stellvertreter des Patienten sagt, er fühle sich prächtig. Er habe das Gefühl, Bäume ausreißen zu können! Für die Stellvertreterin der Mutter ist wie zu erwarten nur der Sohn von Bedeutung, alles andere interessiert sie nicht. Der Stellvertreter des Vaters meint, er hätte hier nicht viel zu sagen und er sei mit seinen eigenen Belangen beschäftigt.

An dieser Stelle möchte ich vorsichtshalber überprüfen, welchen Einfluss der unbekannte Großvater in der Aufstellung hat, und ich bitte den Patienten, einen Stellvertreter für den Vater seines Vaters dazuzustellen. Diesen positioniert er hinter den Stellvertreter des Vaters, was beide als durchaus angenehm empfinden. Die Dynamik zwischen Mutter und Sohn bleibt davon unberührt.

Also wende ich mich wieder dem Patienten zu und sage: »Hier entsteht der Eindruck, als würdest du jemand für deine Mutter vertreten!« Da mich der Patient jetzt äußerst skeptisch ansieht, gehe ich noch mehr ins Detail: »Mein Verdacht ist, es handelt sich um einen früheren Partner deiner Mutter.« Sogleich wendet er ein: »Meine Mutter war 17 Jahre alt, als sie meinen Vater kennen lernte, und 21, als ich geboren wurde! Sie liebte meinen Vater über alles! Er war für sie der Einzige!« Der Einwand überzeugt mich noch nicht, ich bleibe bei meiner Vermutung und bitte den Patienten: »Stell doch bitte zur Vorsicht jemanden auf!«

Die dazugestellte Person verändert das Bild der Aufstellung grundlegend. Die Stellvertreterin der Mutter wendet sich erfreut dem neuen Stellvertreter zu. Der Stellvertreter des Patienten wendet sich entlastet zu seinem Vater und Großvater.

Der Stellvertreter für einen früheren Partner der Mutter steht breitbeinig, mit vor der Brust verschränkten Armen und schaut über alle hinweg. Auf meine Frage, was er fühlt, sagt er mit überheblicher Stimme: »Ich bin keiner von diesen hier, meine Welt ist eine andere!«

Dieser Satz hat eine nicht zu übersehende Wirkung auf den Patienten. Irritiert und mit höchster Aufmerksamkeit schaut er auf die aufgestellte Person. Er braucht Zeit, um sich zu orientieren. In seiner angespannten Hilflosigkeit wirkt er natürlich wie nie zuvor.

THERAPEUT: »Es muss für deine Mutter einen Mann in ihrem Leben gegeben haben, der für sie wichtiger war als dein Vater!« Sein Blick schweift angespannt von der aufgestellten Person des »Partners« der Mutter zur Stellvertreterin der Mutter und wieder zurück. Plötzlich hellt sich sein Gesicht auf, er strahlt mich an und sagt: »Das stimmt! – Im Grunde gab es für meine Mutter nur einen Mann im Leben. Das war Adolf Hitler!«

THERAPEUT: »Weißt du, wen du für deine Mutter vertreten musst? – Weißt du, mit wem du identifiziert bist? – Mit Adolf Hitler!«

Sein Strahlen erstarrt und er nickt betroffen.

Ich gebe ihm Zeit, diese Einsicht nachwirken zu lassen. Am Nachlassen seiner Körperspannung wird spürbar, dass der Integrationsprozess langsam zum Abschluss kommt. Ich nehme ihn bei der Hand und führe ihn vor den Stellvertreter seines Vaters. Er schaut ihn lange an, beginnt zu weinen und legt seinen Kopf an dessen Schulter. Ich lasse ihn dort, solange er möchte, und schlage ihm noch vor, zum Stellvertreter seines Vaters zu sagen: »Lieber Papa! – Bei dir ist mein guter Platz. – Bitte halte mich!« Sie umarmen sich noch einmal lange.

Vier Wochen nach der Aufstellung erhielt ich einen Anruf von dem betreuenden Psychologen. Er dankte für die Arbeit mit dem Patienten und wollte mir berichten, dass es ihm nach der Aufstellung durchgehend sehr gut ging.

Etwa drei Jahre nach dieser Aufstellung sah ich den Patienten wieder. Er kam in eine Gruppe, um ein Thema mit einem seiner erwachsenen Söhne zu klären. Seit der Aufstellung gehe es ihm um vieles besser und er habe keine manischen Phasen mehr gehabt.

Etwas schwierig habe er im Nachhinein die Hinbewegung zu seinem Vater erlebt. Er habe ihn aufgrund seiner SS-Vergangenheit sein ganzes Leben verachtet. Mit der Unterstützung seines Psychologen sei es ihm jedoch gelungen, den Vater als Vater zu nehmen und seine Tätervergangenheit und Schuld bei ihm zu lassen.

Vielen Kindern fällt es schwer, ihre Eltern zu achten, da sie auf deren Eigenschaften oder Taten schauen. Doch der Blick auf das, was die Eltern getan haben, ist fokussiert und begrenzt. Elternschaft an sich ist um Vieles mehr. Die Achtung gelingt im Blick auf die Eltern als Ganzes und über sie hinaus auch auf deren Familie und Schicksal. Diese Haltung führt in eine heilsame Ehrfurcht und Demut und wirkt dem unheilvollen Bedürfnis, für die Eltern zu tragen, entgegen.

Das stellvertretende Gehen: »Ich bleibe, und ich freue mich, wenn auch du bleibst.« (Tochter mit Magersucht)

Eine Familie leidet seit etwa fünf Jahren unter der schweren Magersucht der 20-jährigen Tochter. Mit einem aktuellen Körpergewicht von etwa 28 Kilogramm muss diese immer wieder von ihrem Vater gestützt werden, da die Kraft zum eigenständigen Gehen nicht immer ausreicht. Vater, Mutter und die kranke Tochter nehmen auf Anraten eines Homöopathen, der die Familie in seiner Praxis betreut, gemeinsam an einer Aufstellungsgruppe teil.

Wir beginnen die Aufstellung mit Stellvertretern für den Vater, die Mutter und die Tochter. Der Stellvertreter des Vaters wird von der Patientin abseits positioniert, so als wäre er anderswohin orientiert. Die eigene Stellvertreterin wird ganz nah vor die Stellvertreterin der Mutter gestellt.

Dies zeigt die erste von drei generationenübergreifenden Verstrickungen, in die die Tochter eingebunden ist. Die Großmutter der Patientin, die Mutter ihrer Mutter, starb plötzlich an einem Herzinfarkt, als die Mutter zwei Jahre alt war. Die kranke Tochter muss für ihre Mutter die Mutter vertreten.

Als eine Stellvertreterin für die früh verstorbene Großmutter aufgestellt wird, kommt die Sehnsucht der Mutter der Patientin ans Licht. Ich bitte die Mutter, ihren Platz in der Aufstellung einzunehmen, und in einem bewegenden Prozess gelingt es ihr, dem verdrängten Schmerz Raum zu geben und dem frühen Tod ihrer Mutter zuzustimmen. So kann sich die Stellvertreterin ihrer Tochter aus dieser für sie schwierigen Projektion lösen. Das empfindet sie als große Erleichterung.

Mit der Lösung aus dieser Bindung an die Mutter gelingt es der Stellvertreterin der Tochter in der Aufstellung erstmals, dem

Stellvertreter des Vaters in die Augen zu sehen. Doch auch diese Beziehung ist belastet. Es zeigt sich, dass der Stellvertreter des Vaters dem Blick der Stellvertreterin seiner Tochter nicht standhalten kann. Dieser macht ihm Angst, und er empfindet Wut und auch Verzweiflung.

Die magersüchtige Tochter erinnert ihn an die von der Familie ausgegrenzten Opfer des Großvaters väterlicherseits. Dieser war Offizier bei der Waffen-SS im Zweiten Weltkrieg und über Jahre in verschiedenen Gefangenen- und Konzentrationslagern tätig.

Aus Liebe und auch aus der Sehnsucht nach Nähe zu ihm übernimmt der Vater der Patientin die Gefühle seines Vaters und kann den Anblick seiner mit den Lageropfern identifizierten Tochter nicht ertragen.

In die Aufstellung werden Stellvertreter für den Vater des Vaters als auch für die Opfer der Waffen-SS gebracht. Die Stellvertreterin der Patientin stellt sich sogleich zu ihnen und fühlt sich dort zugehörig und wohl. Dem Vater der Patientin fällt es schwer, den eigenen Vater mit seinen Opfern zu sehen. Ich bitte auch ihn, seinen Stellvertreter aus der Aufstellung zu entlassen und selbst seinen Platz einzunehmen. Es kostet ihn alle Kraft, meiner Aufforderung zu folgen und sich vor dem Stellvertreter seines Vaters zu verneigen und zu ihm zu sagen: »Was immer auch war, was immer du trägst und vielleicht tragen musst, ich achte es, und ich lasse es bei dir. – Was immer auch war, du bleibst mein Vater.«

Kraft der Verneigung seines Sohnes, kraft des Ausdrucks seiner Liebe, unbeeinträchtigt durch das, was im Krieg geschehen war und was immer auch seine Schuld ist, kann sich der Stellvertreter des Großvaters in der Aufstellung seinen Opfern zuwenden.

Mit der Verneigung des Vaters vor seinem Vater fühlt sich die Stellvertreterin der Patientin bei den Opfern ihres Großvaters nicht mehr wohl. Sie kann jetzt Kind sein und ihre kindliche Sehnsucht zu ihrem Vater zeigen. Auch der Vater ist jetzt frei und kann die Stellvertreterin seiner Tochter in die Arme schließen. Tief berührt durch den Anblick der Umarmung ihres Mannes und der Stellvertreterin der Tochter wendet sich nun auch die Frau, die Mutter der Patientin, den beiden zu, und die Eltern schließen die erleichterte Stellvertreterin ihrer Tochter in die Arme. Ich lasse das Bild eine Weile auf die Patientin wirken und führe nun schließlich auch sie selbst in die Aufstellung. Sie entlässt ihre Stellvertreterin und schlüpft in die Arme ihrer Eltern. Als letzte Intervention schlage ich sowohl dem Vater als auch der Mutter vor, zu ihrer Tochter zu sagen: »Ich bleibe, und ich freue mich, wenn auch du bleibst.« Sie weinen und umarmen sich lange. Mit diesen Bildern und dem Vorschlag, nicht darüber zu sprechen und die Aufstellung wirken zu lassen, gehen sie nach Hause.

Eine Woche nach der Aufstellung erhalte ich einen Anruf der Mutter. Sie spricht insgesamt von einer Entspannung der Situation. Das Verhältnis zwischen ihr und ihrer Tochter hat sich wesentlich verbessert. Allerdings weigert diese sich nach wie vor, mit der Familie zu essen. Sie hat zwar seit der Aufstellung zugenommen, da sie seither regelmäßig Frucht- und Gemüsesäfte trinkt, und sagt, sie wolle leben, verspricht den Eltern auch, sich um ihre Gesundheit zu kümmern, will jedoch weiterhin auf feste Nahrung verzichten. Gab es vor der Aufstellung keinen Kontakt mehr zwischen Vater und Tochter, gibt es jetzt täglich Streit um das Essen und um die Kalorien. Erschwerend im Konflikt zwischen Vater und Tochter erlebt sie, dass der Vater von Beruf Koch ist. Er leitet ein Feinkostrestaurant in dem Haus, in dem sie auch leben.

Die Schilderung der aktuellen Situation klingt absurd, und ich bitte die Mutter mit ihrer Tochter noch einmal zu einem Einzelgespräch in die Praxis. Dort frage ich nach weiteren Ereignissen, im Besonderen, ob sich die Mutter erklären kann, warum die Tochter so wütend auf den Vater reagiert. Da erinnert sich die Mutter, dass ihr Mann verlobt war, als sie ihn kennen lernte. Er hatte die Verlobung ihretwegen gelöst. Damit wird deutlich, wohin die Wut der Tochter auf ihren Vater gehört. Als diese Verstrickung mit der Verlobten des Vaters am Licht ist, strahlt die Tochter, und eine bisherige Härte weicht aus ihrem Gesicht. Auf meine Frage, ob jetzt alles geklärt sei, schmunzelt die Tochter und sagt: »Ich denke ja!«

Zwei Wochen nach diesem Termin ruft mich die Mutter an, um sich zu bedanken. Als sie zu Hause war, erzählte sie ihrem Mann von dem Gespräch. Dieser hat es fortan unterlassen, sich auf eine Diskussion mit der Tochter einzulassen, und so hat sich der Streit gelegt. Sie empfindet, die Tochter schaue gut auf sich, und ist jetzt voller Zuversicht. Etwa drei Monate später erfahre ich von der Mutter, dass die Tochter jetzt regelmäßig isst.

2.3 Krankheit und das Schicksal der Großeltern

Wie bereits ausgeführt, beobachten wir in Aufstellungen immer wieder Wechselbeziehungen zwischen der Ausklammerung relevanter Systemmitglieder und der Entwicklung von Symptomen oder Krankheiten.

Dabei weisen Verhaltensimpulse und Äußerungen der für Krankheiten oder Symptome aufgestellten Stellvertreter häufig auf einen generationenübergreifenden Zusammenhang zwischen den Krankheiten der Kinder und Enkel und existenziell erlebten Konflikten und Traumata der Großeltern und Urgroßeltern hin.

Das Heimweh: »Es ist meins, und ich trage es!«
(Kind mit Neurodermitis)

Eine Frau (Klientin) berichtet von der schweren Neurodermitis ihrer einjährigen Tochter. Ein Allergietest im Rahmen eines Klinikaufenthaltes ergibt einen Zusammenhang mit einer bestehenden Allergie auf Kuhmilcheiweiß, doch auch eine strenge Diät führt nur zu einer geringfügigen Linderung der Symptome. Das Kind muss weiterhin täglich bandagiert werden, da es sich sonst regelmäßig blutig kratzt.

Die Mutter selbst leidet an der Darmerkrankung Morbus Crohn.

Wir beginnen die Aufstellung mit Stellvertretern für die Tochter und für die Krankheit der Tochter. Die Klientin wählt zwei Teilnehmerinnen aus der Gruppe als Stellvertreterinnen aus und stellt sie einander zugewandt auf. Die Stellvertreterinnen empfinden eine große gegenseitige Anziehung, fast Liebe füreinander, rücken dicht zueinander und nehmen sich bei der Hand.

Als nächsten Schritt bitte ich die Klientin, eine Stellvertreterin für sich selbst und einen Stellvertreter für den Vater des Kindes dazuzustellen. Der Stellvertreter des Vaters wird abseits gestellt. Er fühlt sich der Situation gegenüber hilflos und handlungsunfähig. Die Stellvertreterin für sich selbst wird von der Klientin nah zur Tochter und auf sie ausgerichtet gestellt. Sie bemerkt dabei nicht, wie sie sich, d. h. ihre eigene Stellvertreterin, zwischen Vater und Tochter stellt. Diese Anordnung der Stellvertreter zeigt, dass das Kind für die Frau Vorrang hat vor ihrem Mann. Der Impuls der Stellvertreterin der Mutter, sich des Kindes anzunehmen und es an sich zu ziehen, bestätigt die gestörte Familienordnung und die Ausklammerung des Vaters. Folglich kann das Kind die Zuneigung der Mutter nicht nehmen, und die Stellvertreterin der Tochter entzieht sich ihrer Mutter und entfernt sich einige Schritte, dicht gefolgt von der Stellvertreterin der Krankheit.

Aus diesen Bewegungen der Stellvertreter lässt sich schließen, dass der Schlüssel und die Kraft für eine Lösung nicht in der Generation der Eltern des Kindes liegen. Die ausschließliche Ausrichtung der Klientin auf ihre Tochter und ihre bedürftige Ausstrahlung deuten darauf hin, dass das Kind für die Mutter jemanden vertreten muss, und so erkundige ich mich nach der Herkunftsfamilie der Klientin.

Sie ist das älteste Kind ihrer Eltern. Ihr Vater ist Serbe, die Mutter Kroatin. Als siebtes Kind einer armen kroatischen Bauernfamilie wurde die Mutter der Klientin im Alter von 17 Jahren mit Verwandten nach Deutschland geschickt. Dort lernte sie ihren Mann, den Vater der Klientin, kennen und bekam bald darauf ihr erstes Kind.

Ich bitte die Klientin, eine Stellvertreterin für ihre Mutter aufzustellen. Sie wählt eine Frau aus und führt sie in die Nähe ihrer eigenen Stellvertreterin. Die Stellvertreterin der Großmutter fühlt sich jedoch nicht wohl bei ihrer Tochter und zieht sich von ihr zurück. Die Stellvertreterin der Enkelin zeigt sich über das Erscheinen der Großmutter sehr erfreut und sucht deren Nähe, wiederum dicht gefolgt von der Stellvertreterin der Krankheit.

Die weiter bestehende Unzertrennlichkeit von Kind und Krankheit deutet darauf hin, dass der relevante Hintergrund der Symptomatik noch nicht gefunden ist. Das veranlasst mich, eine weitere Generation zurückzugehen, und ich bitte die Klientin, eine Person für die Familie ihrer Mutter aufzustellen. Sie wählt eine Frau aus und stellt sie hinter die Stellvertreterin der Großmutter. Diese beginnt leise zu weinen, dreht sich langsam um und sagt zu der neu aufgestellten Person: »Ich will zu dir, bitte halt mich!« Da weint auch diese, und die beiden umarmen sich.

Mit Tränen in den Augen sagt die Klientin: »Ich weiß! Meine Mutter wollte immer zurück.«

Die Stellvertreterin der Tochter folgt der Bewegung ihrer Großmutter und legt ihren Kopf an deren Rücken. Hier wirkt sie glücklich und zufrieden.

Erstmals im Verlauf der Aufstellung lassen die Stellvertreterin der Tochter und die der Krankheit voneinander ab. Der eigentliche Konflikt, das bindende Trauma liegt bei der Großmutter.

An diesem Punkt stellt sich die Frage, was die Klientin für ihre Tochter tun kann.

Ich wende mich an sie und sage: »Die Neurodermitis deiner Tochter steht in einem Zusammenhang mit deiner Darmerkrankung. Die Lösung für dich und damit vielleicht auch für deine Tochter liegt in der Beziehung zu deiner Mutter! – Du musst sie gehen lassen!« Mit Tränen in den Augen antwortet sie: »Ich weiß, aber wie mache ich das?«

Ich fordere die Klientin auf, sich in der Aufstellung vor ihre Mutter zu stellen und sich zu verneigen. Sie kniet sich vor die Stellvertreterin ihrer Mutter hin und neigt ihren Oberkörper nach vorne. Bei aller Bereitschaft der Klientin sind ihr innerer Kampf und ihre Anspannung zu spüren. Schließlich streckt sie ihre Hände nach vorne, die Handrücken auf den Boden gerichtet, und langsam neigt sie sich immer weiter, bis ihre Stirn den Boden berührt. Die Stellvertreterin ihrer Tochter, die sich aus eigenem Impuls neben den Stellvertreter ihres Vaters stellte, als die Mutter in die Aufstellung trat, beobachtet aus der Distanz aufmerksam den schmerzhaften Prozess der Mutter. Mit der Verneigung ihrer Tochter lässt die Großmutter von ihrer Mutter ab und wendet sich ihrer Tochter zu. Sie beugt sich zu ihr, nimmt sie in den Arm und hält sie lange. Da atmet die Stellvertreterin ihrer Enkelin tief durch und wendet sich erleichtert ganz ihrem Vater zu. Als sich die Klientin wieder aus der Umarmung ihrer Mutter löst, gibt ihr die Großmutter zu verstehen, dass ihr Platz bei ihrem Mann und ihrer Tochter ist.

Abschließend frage ich noch die Stellvertreterin für die Krankheit nach ihrem Befinden. Sie antwortet: »Ich werde jetzt nicht mehr gebraucht. Meine Intention war immer, das Kind zu schützen. Als die ›Urgroßmutter‹ (die Stellvertreterin für die Familie der Großmutter) aufgestellt wurde, war die Verbindung zur Tochter der Klientin unterbrochen. Als die Klientin selbst in die Aufstellung trat, war ich noch sehr aufmerksam, was geschehen wird. Ich war in einer abwartenden Position. Als sie sich verneigte, fühlte ich mich zunehmend überflüssig, bis ich schließlich nichts mehr empfand.«

Am nächsten Morgen, in der Eingangsrunde, erzählt die Klientin: »Ich weiß nicht, wem hier in der Runde bekannt ist, was es bedeutet, Morbus Crohn zu haben. Für mich bedeutet es in der Regel, morgens eine Stunde unter Schmerzen auf der Toilette zu verbringen. Heute früh war es eine Sache von fünf Minuten, ich hatte keine Schmerzen und auch kein Blut im Stuhl!«

Die positive Rückmeldung der Patientin bestätigt die bei der Darmerkrankung Morbus Crohn häufig von mir beobachtete Beziehungsdynamik zwischen dem Patienten und seiner Mutter (siehe Seite 103 f.).

In dieser Aufstellung empfand ich die Verneigung als das gemäße lösende Ritual sowohl für die Tochter als auch die Enkelin. So würdigt sie das Schicksal und den Schmerz der Großmutter und darüber hinaus auch das Schicksal ihrer Familie und den Schmerz all derer, die in dieses Schicksal eingebunden sind. (Zu Verbeugung und Verneigung siehe auch Schneider 2006, S. 165 ff.)

Der Tod der Urgroßmutter und ihres Kindes bei der Geburt (Patientin mit Eierstockzyste)

In einem Weiterbildungskurs für Therapeuten berichtet eine Teilnehmerin, dass bei ihr vor etwa drei Monaten eine Zyste am rechten Eierstock diagnostiziert wurde. Die Ärzte in der Klinik empfehlen die chirurgische Entfernung. Die Teilnehmerin hat sich Zeit erbeten, da sie dem Eingriff spontan nicht zustimmen wollte.

Als ich mich wie ein Stellvertreter in die Patientin einfühle und in einem zweiten Schritt in die Zyste, empfinde ich die Zyste wie ein eigenständiges Gebilde ohne Verbindung oder Kontakt mit dem Körper der Patientin. Dem Gedanken folgend, dass Symptome in Zusammenhang mit ausgegrenzten Inhalten oder Personen stehen, beginne ich den Dialog mit der Patientin mit den Worten: »Mein Bild ist, der erste Schritt, damit die Zyste sich vielleicht wieder zurückziehen kann, ist, dass sie angenommen wird.« Die Patientin schaut mich erstaunt an, und ich erzähle ihr eine Geschichte:

Vor einigen Jahren hatte ich ein erstaunliches Erlebnis. Meine damals etwa 6-jährige Tochter hatte eine Warze an der Innenfläche ihrer Hand. Immer wieder kam sie zu mir und zeigte mir die ständig wachsende Warze. Anfangs nahm ich diese nicht ernst.

Als sie größer wurde, begann ich homöopathische und pflanzliche Medikamente einzusetzen, jedoch ohne Erfolg. Immer wieder dachte ich an eine operative Entfernung, doch ich konnte mich nicht zu diesem Schritt entschließen. Eines Abends kam meine Tochter wieder zu mir und sagte: »Schau Papi, jetzt ist die Warze aber wirklich groß geworden!« Ich musste anerkennen, dass der Zeitpunkt für eine Operation überschritten war. Der Eingriff hätte eine zu große Narbe hinterlassen. Als ich die Warze begutachtete, kam mir plötzlich der Gedanke: Vielleicht meldet sich auch hier ein ausgegrenztes Thema oder eine ausgeklammerte Person zu Wort. Sogleich kam mir ein Satz, und ich sagte zu meiner Tochter: »Du kannst zu der Warze ja sagen: ›Ich hab dich lieb, auch wenn du nicht mehr da bist!‹« Meine Tochter runzelte die Stirn, lachte mir skeptisch ins Gesicht und sagte den Satz. Noch am selben Tag erschien uns allen, als würde die Warze kleiner werden, und zu unser aller Verwunderung war sie nach zwei Tagen verschwunden.

Die Patientin wusste nicht recht, was sie von dieser Geschichte halten sollte, und ich sprach weiter zur Gruppe und sagte:

»Wenn die Aussage von Bert Hellinger stimmt, dass das, was den Menschen in der Tiefe bewegt, die Liebe ist, dann wirkt und waltet sie auch hinter einer Symptomatik und hinter einer Krankheit. Aus Aufstellungen wissen wir, dass eine auf Lösung ausgerichtete *Bewegung der Seele* nur erfolgen kann, wenn die Liebe zu dem Stellvertreter der abgewerteten oder ausgeklammerten Person ausgedrückt wird. Der Stellvertreter eines Täters zum Beispiel kann sich in einer Aufstellung mit seinen Opfern nur versöhnen, wenn er von seiner Familie nicht verurteilt wird. Negative Beurteilungen grenzen aus und stehen in Aufstellungen den lösenden Bewegungen im Wege.«

Nach diesen Ausführungen wende ich mich wieder der Patientin zu und sage: »Auch die Zyste kann sich nur verändern, wenn sie geliebt und als zugehörig anerkannt wird.« Nach einer Pause füge ich noch hinzu: »Immer wieder legen Aufstellungen nahe, dass Zysten an den Eierstöcken in Verbindung mit früh verstorbenen Kindern stehen.«

Diese Worte berühren die Patientin sehr, und sie beginnt zu weinen.

Nach einer Weile beruhigt sie sich und erzählt, dass es in ihrer Familie viele tote Kinder gibt.

Das familiäre Ereignis, das sie jedoch am meisten berührt, ist der Tod ihrer Urgroßmutter mütterlicherseits, die mit ihrem Kind bei dessen Geburt starb.

Sie hat das noch nicht ausgesprochen, da beginnen ihre Beine stark zu zittern. Ihre Versuche, die Körperreaktion zu kontrollieren, misslingen. Ich ermuntere sie, die Reaktion zuzulassen und nicht dagegen anzukämpfen. Meine Vermutung ist, dass es sich bei der Reaktion ihres Körpers um die Lösung eines von der verstorbenen Urgroßmutter übernommenen Traumas handelt. Ich gebe ihr viel Zeit, in der Annahme, dass ihr Körper wieder zur Ruhe kommt, wenn sie aufhört, sich dagegen zu wehren. Das Zittern lässt nicht nach, und es wird klar, dass Wesentliches fehlt und weitere Schritte notwendig sind. Ich bitte eine Teilnehmerin, sich als Stellvertreterin der Mutter der Patientin zur Verfügung zu stellen, und führe sie hinter die neben mir sitzende Patientin. Dann stelle ich einen Vertreter für ihren Großvater, den Vater der Mutter, dazu, eine Stellvertreterin für dessen Mutter, die verstorbene Urgroßmutter der Patientin, und einen Stellvertreter für das verstorbene Kind der Urgroßmutter. Weder die Patientin noch die Stellvertreter wissen, für wen sie stehen.

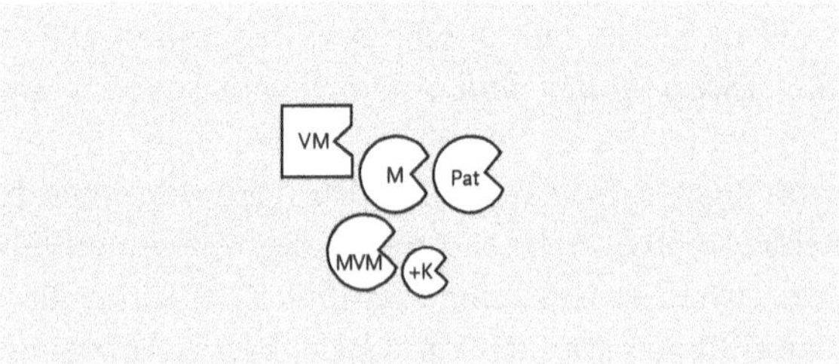

Pat = Patientin
M = Mutter
VM = Großvater
MVM = Urgroßmutter
+K = verstorbenes Kind

Als die Stellvertreterin der Urgroßmutter ihre rechte Hand auf die Schulter der Patientin legt, beruhigt diese sich spontan. Erleichtert und entspannt lehnt sie sich zurück. Nach einer Weile fordere ich sie auf, sich umzudrehen, um zu sehen, wer hinter ihr steht. Ich erkläre ihr, wen die Stellvertreter repräsentieren. Als sie ihre Mutter sieht, umarmt sie diese und schaut dabei mit Liebe auf deren Vater, die Urgroßmutter und das tote Kind.

Etwa zwei Monate später erhalte ich folgenden Brief:

Lieber Stephan,
das letzte Mal, als du hier warst, haben wir an meiner Zyste am rechten Eierstock gearbeitet, die operiert werden sollte.

Ich wollte dir mitteilen, dass ich nach der Aufstellung für einige Wochen eine tiefe Liebe und Verbundenheit mit dieser Zyste gefühlt habe. Ich begann sogar mit ihr zu sprechen.

Ich schreibe dir kurz, um dir zu berichten, dass ich letzte Woche wieder bei meinem Arzt zur Untersuchung war. Das Ergebnis ist, meine Ovarien sind komplett frei. Die Zyste ist nicht mehr zu sehen.

In Dankbarkeit,
F.

Der Tod der Großmutter bei der Geburt des Vaters
»Lieber Papa, in dir liebe ich auch deine Mutter!«
(Patientin mit Krebs der Eierstöcke)

Die Patientin zeigt während der Befragung wenig Gefühl und wirkt vorwurfsvoll und verbittert. Interessanterweise wählt sie einen Mann als Stellvertreter für ihre Krankheit aus. Dies könnte in Beziehung zu ihrem ersten Mann stehen, den sie vor acht Jahren durch Suizid verloren hat.

Die Patientin berichtet noch, dass sie vor zwei Jahren wieder geheiratet hat und sich sehr ein Kind wünscht. Dieser Aspekt stellt für die etwa 35-jährige Patientin eine zusätzliche Belastung dar.

In der Aufstellung von Patientin und Krankheit lächeln sich die beiden Stellvertreter an, fühlen sich stark verbunden und zueinander hingezogen.

Um die Möglichkeit eines Zusammenhangs mit dem ersten Mann der Patientin nicht außer Acht zu lassen, bitte ich sie, einen Stellvertreter für ihn dazuzustellen. Dieser Schritt bringt jedoch keine Veränderung. Der Stellvertreter des ersten Mannes ist ganz mit sich beschäftigt, und die Stellvertreterin der Frau zeigt weder Interesse noch eine Verbindung zu ihm.

Also frage ich nach besonderen Ereignissen in der Herkunftsfamilie der Patientin. Während dieser Befragung erinnert sie sich plötzlich, dass die »Oma« nicht die Mutter ihres Vaters ist. Diese starb bei seiner Geburt.

Möglicherweise liegt hier die Verbindung zur Symptomatik. Oft herrscht in Familien, in denen eine Frau im Kindbett starb, unbewusst Angst vor Beziehung und Schwangerschaft. Vielleicht wirkt hier eine unbewusste Loyalität zur Großmutter.

Ich bitte die Patientin, einen Stellvertreter für ihren Vater und in einem zweiten Schritt eine Stellvertreterin für dessen Mutter dazuzustellen. Die Reaktionen der Stellvertreter zeigen die Familiendynamik hinter dem Krankheitsgeschehen. Der für die Krankheit aufgestellte Mann steht in Wirklichkeit für den Vater der Patientin. In dem Moment, als der Vater der Patientin aufgestellt wird, ist die innige Verbindung zwischen der Stellvertreterin der Patientin und dem Stellvertreter der Krankheit unterbrochen. Dem Stellvertreter des Vaters ist es jedoch nicht möglich, seine Mutter anzusehen. – Er schaut mit einem ähnlichen Ausdruck von Liebe und Sehnsucht auf die Stellvertreterin der Patientin, wie zuvor der Stellvertreter für die Krankheit. Das weist darauf hin, dass die Patientin für ihn seine Mutter vertritt.

An dieser Stelle bitte ich die Patientin, ihren Platz in der Aufstellung einzunehmen und zu ihrem Vater zu sagen: »In dir liebe ich auch deine Mutter.« Dieser Satz, der für den Vater wie für die Tochter die Verstrickung löst, rührt den Stellvertreter des Vaters zu Tränen, und Vater und Tochter umarmen sich lange, während die Stellvertreterin der Großmutter mit Freude auf die beiden schaut.

Über den weiteren Krankheitsverlauf der Patientin ist mir nichts bekannt.

Der Selbstmord des Großvaters:
»Liebe Mama, jetzt stimme ich zu!«
(Patientin mit Schlafstörungen und Verdauungsbeschwerden)

Eine Teilnehmerin klagt über Schlafstörungen und Magen-Darm-Beschwerden. Sie berichtet außerdem, dass sie im Alter von zehn Jahren von einem Nachbarn sexuell missbraucht wurde. Zu dieser Zeit trennten sich ihre Eltern. Von dem Ereignis hat sie ihnen nie erzählt.

Diese Informationen genügen für eine Hypothesenbildung, und ich unterbreche den Bericht der Patientin.

In vielen Aufstellungen der Herkunftsfamilie mit Opfern von sexuellem Missbrauch wurde deutlich, dass eine Vergewaltigung im Grunde ein verschobener Inzest ist. An die Stelle des Vaters tritt ein Täter, der nicht zur Kernfamilie gehört. In den Aufstellungen zeigte sich in der Regel die gleiche Dynamik wie in Inzestfamilien: Aufgrund einer Bindung der Mutter an ihre Herkunftsfamilie, an frühere Partner oder verstorbene Kinder ist sie in ihrer Seele nicht frei für die Beziehung zu ihrem Mann, und die Tochter gerät an ihren Platz.

Verdauungsstörungen findet man oft in Zusammenhang mit einer schwierigen Beziehung zur Mutter. Hinter Schlafstörungen steckt oft die Furcht oder Sorge, dass ein Familienmitglied geht oder stirbt, während man schläft. So wird unbewusst gewacht, damit nichts Schlimmes passiert.

Die Vermutung ist, dass die Mutter der Patientin nicht in der Weise verfügbar ist, wie das Kind es sich ersehnt. Hier liegt vielleicht der Schlüssel für die Genesung der Patientin oder eine Linderung ihrer Symptome aus Sicht der Aufstellungsarbeit. Um dies zu prüfen schlage ich der Patientin vor, ihre Herkunftsfamilie aufzustellen. Sie erklärt sich einverstanden und wählt Stellvertreter für ihren Vater, ihre Mutter und für sich selbst aus.

Die Stellvertreterin der Mutter empfindet Schwere im Körper und fühlt keine Verbindung zu ihrem Mann und ihrer Tochter. Sie entfernt sich von ihnen und tritt schließlich aus dem Kreis. Hier atmet sie auf, und es geht ihr zunächst besser.

Die weitere Befragung der Patientin ergibt, dass sich der Vater ihrer Mutter das Leben genommen hat, als diese zwei Jahre alt war. Die Mutter wuchs in dem Glauben auf, ihr Stiefvater sei ihr Vater. Erst als sie erwachsen war, erfuhr sie vom Tod ihres leiblichen Vaters.

Diese Informationen der Patientin erklären die Bewegungen und Gefühle der Stellvertreterin ihrer Mutter. In der Tiefe zieht es diese zu ihrem toten Vater. Ich wende mich der Patientin mit den Worten zu: »Mein Bild ist, alle Symptome wurzeln in der gleichen Dynamik. Es gibt eine Person, die für die Lösung einbezogen werden sollte.« Hier mache ich eine Pause, da sich die Patientin von mir abwendet und trotzig auf den Boden schaut. »Deine Mutter! – Heilsam wirkt hier, in Einklang zu kommen mit der Mutter und anzuerkennen, was sie trägt, zuzustimmen, wie es war, und sie zu nehmen mit allem, was zu ihr gehört.«

Daraufhin sagt die Frau energisch: »Ich will aber nicht!« Ich spüre der Aussage der Patientin nach, und nach einer langen Pause sage ich, so wie ich es empfinde: »Das stimmt nicht! – Es gibt die Ebene, auf der du nicht willst, ich nehme sie auch wahr, jedoch ist sie nur ein Teil der Wirklichkeit. Tief in deiner Seele spüre ich auch eine Liebe und Sehnsucht zur Mutter, die dich stark genug macht, all das für deine Mutter zu tragen – die Schlaflosigkeit, die Magen-Darm-Probleme und den Missbrauch. All das aus Liebe zur Mutter.« Die Patientin hört mir schweigend zu, und wir beide sitzen nach diesen Worten lange still.

Um die Patientin mit dieser Liebe in Kontakt zu bringen, bitte ich die Stellvertreterin der Mutter, sich der Patientin gegenüberzustellen. Ich warte, bis die Patientin ihr in die Augen sieht, und biete ihr den Satz an: »Liebe Mama, auch wenn du gehst, du bleibst immer meine Mutter. Was immer es ist, was dich bindet und uns trennt, jetzt achte ich es.« – Diese Sätze bewegen die Stellvertreterin der Mutter sehr. Sie schaut mit Tränen in den Augen auf ihre Tochter und nimmt ihre Hände. Jetzt kann die Patientin den Augenkontakt halten, auch sie weint, und die beiden umarmen sich. Die Tochter schaut die Mutter nochmals an, und ich schlage ihr vor zu sagen: »Liebe Mama, jetzt stimme ich zu – und jetzt nehme ich es auch zu diesem Preis!«

Der Umgang mit Widerstand

In Beratung oder Therapie gilt es grundsätzlich zu beachten, dass jeder »Widerstand« des Patienten seine Berechtigung hat und eine Funktion erfüllt. So respektiere ich ihn, lasse mich jedoch nicht davon beeindrucken. Oft stoßen wir auf Widerstand, wenn die Patienten etwas anderes wollen als wir, oder genauer ausgedrückt, wir bezeichnen ein Verhalten unserer Patienten, mit dem sie ausdrücken, dass sie etwas nicht wollen, was wir für richtig erachten, als Widerstand. Man könnte die Situation dann genauso gut in der Weise sehen, dass wir als Therapeuten die Möglichkeiten des Patienten nicht richtig eingeschätzt haben oder es uns nicht gelungen ist, unsere Patienten zu neuen und unserer Meinung nach bekömmlicheren Denk-, Fühl- oder Verhaltensweisen einzuladen.

In diesem Fall gehe ich mit dem trotzigen »Ich will aber nicht!« der Patientin so um, dass ich ihr eine ungewöhnliche Interpretation ihres Verhaltens liefere, sie mit der Stellvertreterin ihrer Mutter konfrontiere und ihr Sätze anbiete, von denen ich annehme, dass sie ihre Seelen erreichen und eine veränderte Beziehung der beiden ermöglichen können.

Die ermordeten Pflegeeltern: »Wenn du leben willst, musst du deine Mutter gehen lassen!« (Patient mit unspezifischen Bauchbeschwerden)

Ein etwa 40-jähriger Mann aus Triest leidet »solange er denken kann« an unspezifischen Bauchbeschwerden. Es gibt keine eindeutige klinische Diagnose, er hat Unverträglichkeiten auf diverse Nahrungsmittel, einige Ärzte vermuten eine Morbus-Crohn-Erkrankung. Oft wurden seine Beschwerden als vegetativ oder neurogen bezeichnet.

Er ist das vierte lebende Kind seiner Eltern, der »einzige« Sohn. Vor ihm verlor die Mutter einen Sohn im fünften Schwangerschaftsmonat. Als ich die Befragung durchführe, empfinde ich plötzlich eine außerordentliche Schwere. Es kostet mich viel Kraft, aufmerksam zu bleiben, und ich habe das Gefühl, als zehrte etwas an meiner Lebenskraft. Ich teile dem Patienten meine Wahrnehmung mit, und er sagt, ihm kommen dazu zwei Ereignisse in Erinnerung: Das eine ist, dass er als kleiner Junge beinahe gestorben sei. Mit Freunden habe er im Wald eine Granate aus dem Zweiten Weltkrieg gefunden. Als sie versuchten, diese zu öffnen, explodierte sie und verletzte ihn lebensbedrohlich. Mehrere Wochen verbrachte er im Krankenhaus im Koma. Sein Freund verlor einen Arm, und was ihn immer beschäftigte, war, dass dieser sich später, mit 19 Jahren, das Leben nahm. Er wurde bis heute das Gefühl nicht los, als hätte der Suizid des Freundes mit diesem Unfall zu tun.

Das zweite Ereignis ist: Seine Großeltern väterlicherseits hatten eine Bar gehabt. In dieser waren zu Kriegszeiten die Partisanen verkehrt. Eines Tages seien Faschisten in die Bar gekommen, hätten einen Dorfbewohner abgeführt und ihn erschossen. Im Dorf habe man gemunkelt, sein damals 14-jähriger Vater habe den Erschossenen aus Angst um seine Eltern verraten.

Während ich dem Patienten zuhöre, versuche ich nachzuspüren, welches dieser Ereignisse mir mit seiner Symptomatik in Resonanz erscheint, um zu klären, welches Beziehungssystem aufgestellt werden sollte. Da ich kein klares Gefühl dazu entwickeln kann, schlage ich vor, Stellvertreter für den Patienten selbst und seine Eltern aufzustellen.

Er ist merklich erstaunt über sein spontan aufgestelltes Bild der Familie. Alle drei Stellvertreter schauen in eine andere Richtung, und es erscheint, als hätten sie keine Verbindung zueinander.

Der Stellvertreter des Patienten fühlt sich allein, verlassen und verloren. Die Stellvertreterin seiner Mutter schaut auf den Boden, und der Stellvertreter seines Vaters ist voller Wut. Als ersten Schritt bitte ich den Patienten, einen Stellvertreter für einen Partisanen dazuzustellen. Als dieser vom Patienten an seinen Platz geführt wird, sinkt er sofort zu Boden. Doch keiner der Stellvertreter reagiert berührt oder betroffen. Ich erkundige mich nach ihrem Befinden. Der Stellvertreter des Vaters sagt nur: »Gut, dass er *(deutet auf den Partisanen)* tot ist, aber er ist nicht bedeutsam. – Ich habe diese unglaubliche Wut – auf alles!« Die Stellvertreterin der Mutter schaut weiterhin wie erstarrt auf den Boden und zeigt keinerlei Gefühle. Da dieser Schritt scheinbar nicht weiterführt, schlage ich vor, einen Stellvertreter für den im fünften Schwangerschaftsmonat verstorbenen Bruder aufzustellen, und bitte diesen dann, sich vor die Mutter auf den Boden zu legen. Diese schaut wie verstört auf das tote Kind, beginnt laut zu schreien und wirkt verrückt. Der Stellvertreter des Vaters kann das hysterische Geschrei nicht ertragen, nimmt seine Frau an der Hand und führt sie schließlich vor den toten Partisanen. Die Stellvertreterin der Mutter verstummt augenblicklich und schaut mit entsetztem Blick auf den Toten. Plötzlich bricht ein Schmerz aus ihr heraus, und sie beginnt, aus tiefem Herzen zu weinen.

Auch der Patient neben mir weint und sagt: »Jetzt weiß ich, was das bedeutet. Die Eltern meiner Mutter kommen aus Danzig. Meine Mutter wurde mit einem Kindertransport nach Italien geschickt. Die italienische Familie, die meine Mutter aufgenommen hat, versteckte und unterstützte die Partisanen. Als meine Mutter fünf Jahre alt war, wurden die italienischen Pflegeeltern von deutschen Soldaten ermordet.«

Während der Patient die Ereignisse schildert, legt sich die Stellvertreterin der Mutter neben den Stellvertreter des toten Partisans. Dort fühlt sie sich wohl und kommt zur Ruhe. Auch die anderen Stellvertreter sind jetzt entspannt. Nur im Stellvertreter des Patienten arbeitet es sichtlich. Er weiß nicht, wie er sich verhalten soll. Einerseits zieht es ihn zu seiner Mutter, andererseits scheint er zu ahnen, was das bedeutet.

Ich lasse die Stellvertreter an ihren Plätzen und wende mich dem Patienten selbst zu, schaue ihn lange an und sage: »Mein Bild ist, wenn du leben willst, musst du deine Mutter gehen lassen!« Er bestätigt: »Meine Mutter ist mein ganzer Lebensinhalt, wenn es sie nicht mehr gibt, weiß ich nicht, wofür ich lebe!« In Abstimmung mit dem Körperrhythmus und dem Atem des Patienten wiederhole ich langsam und bestimmt meine Worte. Dabei ist zu sehen, wie der Patient sie in die Seele sinken lassen kann. Mit Tränen in den Augen stimmt er zu.

In letzter Konsequenz müssen die Kinder, wenn sie leben wollen, ihre Eltern gehen lassen, d. h., die Kinder müssen sich frei machen von einem Gefühl der Schuld, wenn sie die Loyalität und kindliche Verbundenheit zu ihren Eltern aufgeben und deren Wünschen und Vorstellungen dann vielleicht nicht mehr entsprechen. Dies fällt besonders schwer, wenn Eltern Bedürftigkeiten auf die Kinder projizieren, weil ihre Eltern nicht in der Weise verfügbar waren oder sind, wie sie es sich wünschten.

Der Tod der Großmutter bei der Geburt eines Kindes (Epilepsie und manisch-depressive Erkrankung des Sohnes)

Eine etwa 65-jährige Klientin möchte auf Rat des behandelnden Arztes eine Aufstellung für ihren 43-jährigen Sohn machen. Aufgrund seiner manisch-depressiven Erkrankung ist es ihm nicht möglich, an der Gruppe teilzunehmen. Seit seinem fünften Lebensmonat leidet er an Epilepsie.

Die Eltern sind getrennt, und der Sohn lebt seit seinem 20. Lebensjahr bei seinem Vater. Auf die Frage, was zur Trennung führte, antwortet die Frau: »Mein Mann hat mir immer Vorwürfe gemacht, unter anderem auch den, dass ich an der Epilepsie des Sohnes schuld bin. Ich habe mich getrennt, als der Sohn sieben Jahre alt war. Daraufhin hat sich seine Epilepsie sehr gebessert, und wir konnten sogar die Medikamente absetzen. Mit 16 Jahren äußerte der Sohn den Wunsch, zu seinem Vater zu ziehen. Seit er bei ihm lebt, braucht er wieder Medikamente.«

Ich bitte die Patientin, Stellvertreter für ihren Mann, den Sohn und sich selbst aufzustellen. Sie stellt die drei Stellvertreter wie die Eckpunkte eines gleichseitigen Dreiecks auf. Alle drei Stellvertreter schauen dabei nach außen in unterschiedliche Richtungen. Dem Stellvertreter des Sohnes geht es sehr schlecht. Er dreht sich zu seinen Eltern um, doch diese bleiben unverändert stehen.

Auf meine Bitte hin, jemanden für die Symptomatik des Sohnes aufzustellen, wählt die Patientin eine Frau aus und platziert sie mit etwas Abstand zu allen Stellvertretern in Ausrichtung auf den Sohn. Diesem geht es augenblicklich schlechter. Schauer durchlaufen seinen Körper, und es kostet ihn große Kraft, stehen zu bleiben. Man gewinnt den Eindruck, die Symptomatik entzieht dem Sohn alle Lebenskraft, denn sie wirkt ausgesprochen kräftig und erfreut sich am Anblick des Sohnes, obwohl es diesem sichtlich schlecht geht.

Da beide Eltern auf den Boden schauen, frage ich die Patientin, ob sie vielleicht ein Kind verloren hat. Sie berichtet, ihr erstes Kind, ein Junge, sei im siebten Schwangerschaftsmonat tot geboren worden. Als sie einen Stellvertreter für diesen Sohn in die Aufstellung führt, beginnt ihre Stellvertreterin zu weinen, geht zu ihm und nimmt ihn in den Arm. Der Stellvertreter des Vaters jedoch erstarrt. Auf den Sohn und seine Symptomatik haben der Bruder und die Reaktionen der Eltern keinen Einfluss. Die Starre des Vaters lässt auf ein eigenes Trauma schließen, und ich erkundige mich nach Ereignissen in seiner Familie. Seine Mutter starb bei der Geburt seines Bruders, als er 18 Monate alt war.

Diese Information bringt Licht in die Aufstellung. Die Vermutung ist, dass die für die Symptomatik aufgestellte Frau in Wirklichkeit die Mutter des Vaters ist. Vielleicht sucht sie im Enkel das eigene Kind.

Um diese Hypothese zu testen, bitte ich die Patientin, eine Stellvertreterin für die Mutter des Vaters aufzustellen. Dieser Schritt verändert die ganze Aufstellung: Die Symptomatik des Sohnes beginnt sich Schritt für Schritt zurückzuziehen. Die Stellvertreterin der Patientin schaut voller Liebe auf die Schwiegermutter. Diese erwidert das Gefühl, geht auf sie zu und stellt sich zu ihr und ihrem Mann. Der Stellvertreter des Sohnes ist auffallend erleichtert und schaut mit Freude auf seine Eltern. Alles scheint sich zum Guten zu wenden, doch der Stellvertreter des Vaters wehrt die Zuwendung seiner Mutter entschieden ab. Stattdessen dreht er sich zu seinem Sohn. Dieser zuckt und erstarrt bei der Zuwendung seines Vaters.

Hier zeigt sich der Hintergrund für die symbiotische Verbindung von Vater und Sohn. Scheinbar ist es dem Vater bisher nicht möglich, den Tod seiner Mutter zu verkraften.

Die Frage ist, was kann die Mutter in dieser Situation machen. Es bleibt ihr nur, das Schicksal und den Schmerz des Mannes zu achten und die Mutter des Mannes einzubeziehen.

Ich schlage der Patientin vor, zum Stellvertreter ihres Mannes zu sagen: »Lieber A., ich achte deine Liebe und auch deinen Schmerz. Doch was immer auch geschieht, die Mutter, die man hat, ist immer die beste!«

Da der Mann, wie aus der Schilderung der Patientin hervorging, die Wut auf seine Mutter auf die Frau überträgt, füge ich noch hinzu: »Deine Mutter für dich, und ich für unseren Sohn!«

Mit diesem Satz kommen dem Stellvertreter des Mannes die Tränen, er dreht sich um und schaut zu seiner Mutter. Um sicherzugehen, dass sich hier keine Gefühle der Mutter zum jüngeren Bruder des Mannes vermischen, bitte ich noch einen Teilnehmer, sich als den Bruder des Mannes neben die Mutter zu stellen. Dies jedoch führt zu keiner Veränderung in der Aufstellung. Ich schlage der Mutter vor, zu sagen: »Mein lieber Sohn, es tut mir leid, ich konnte nicht bleiben.« Da lächelt der Stellvertreter des Vaters, seine Mutter nimmt ihn in den Arm, und der Stellvertreter des Sohnes wendet sich erleichtert seiner Mutter zu.

Die Patientin ist sehr bewegt von den Reaktionen der Stellvertreter und bemerkt, wie ein starker Druck, den sie seit vielen Jahren in der Herzgegend verspürt, verschwindet.

In dem Moment, als ich die Arbeit beenden möchte, entlässt die Großmutter ihren Sohn aus ihrer Umarmung, bedeutet ihm, er möge sich seiner Frau und seinem Sohn zuwenden, und zieht sich langsam rückwärts aus der Aufstellung zurück. In einiger Entfernung zum Geschehen dreht sie sich um, legt sich auf den Boden und schließt die Augen.

Leider habe ich keine Rückmeldungen zu den Nachwirkungen dieses Aufstellungsgeschehens. Meine bisherige Erfahrung mit epileptischen Anfallsleiden und Aufstellungsarbeiten deuten nicht so sehr auf hintergründige Identifizierungen der Patienten hin, vielmehr könnten die Anfälle als Ausweg aus einer Dilemmasituation gesehen werden. Auch R. G. Hamer (1987, S. 324) beschreibt die epileptische Krise als eine Lösungsreaktion in einem »schwebenden Konflikt«. Ich erinnere mich an einen 11-jährigen Jungen, der zunehmend weniger, bis keine Anfälle mehr hatte, nachdem die Eltern im Rahmen einer Aufstellungsgruppe ihren Beziehungskonflikt klären konnten. Die Situation war dem oben angeführten Fallbeispiel insofern ähnlich, da der Junge ausschließlich in Anwesenheit seiner Mutter an den epileptischen Anfällen litt.

2.4 Krankheit und die Ausgrenzung von Personen der Gegenwartsfamilie

Im Zusammenhang mit Krankheitsgeschehen werden desgleichen in Aufstellungen aber auch Ausklammerungen von Mitgliedern des Gegenwartssystems und deren Folgen deutlich. Als Gegenwartssystem wird hier die Personengruppe bezeichnet, die alle relevanten Partnerschaften eines Menschen und alle daraus hervorgegangenen Kinder einbezieht, einschließlich der in Pflege genommenen oder adoptierten Kinder mit ihren leiblichen Eltern und einschließlich der tot geborenen und abgetriebenen Kinder und manchmal auch der Fehlgeburten.

2.4.1 Ausgegrenzte und nicht angenommene Kinder

Die folgenden Fallbeispiele zeigen Zusammenhänge zwischen Krankheitsgeschehen in Familien und zugehörigen Kindern, die nicht angenommen werden können oder dürfen, sowie entsprechende Lösungsansätze aus der Sicht der Aufstellungsarbeit.

Die behinderte Tochter (Patientin mit Lupus erythematodes)

Seit 13 Jahren leidet eine Frau an Lupus erythematodes, einer Autoimmunerkrankung des Gefäß- und Bindegewebes, die mit einer charakteristischen Hautröte im Gesicht und Gelenkentzündungen einhergeht. Der erste Krankheitsschub trat während ihrer zweiten Ehe kurz nach der Adoption eines Kindes auf. Nach vier Fehlgeburten hatten sich ihr Mann und sie dazu entschieden. Die Tochter der Patientin aus erster Ehe war aufgrund von Versäumnissen eines Arztes nach längerer Unterversorgung mit Sauerstoff während der Geburt schwer behindert und starb im Alter von vier Jahren.

Wir beginnen die Aufstellung mit zwei Stellvertretern für die Patientin und für die Krankheit. Für die Krankheit wählt die Patientin eine Frau aus und stellt sie etwas abseits der eigenen Stellvertreterin. Die Stellvertreterin der Krankheit hat das Bedürfnis, der Stellvertreterin der Patientin ganz nahe zu sein, folgt ihr auf jede Bewegung und versucht, sich an sie anzuschmiegen. Die Stellvertreterin der Patientin schüttelt sie jedoch mit zunehmender Vehemenz von sich ab.

Ich bitte die Patientin, eine Stellvertreterin für ihr erstes Kind aufzustellen. Sofort bricht sie in Tränen aus, wählt schließlich eine junge Frau aus und stellt sie ganz nah an die Seite ihrer Stellvertreterin.

Zur Bestürzung der Patientin zieht diese sich augenblicklich zurück. Sie kann die Nähe der Stellvertreterin ihres Kindes nicht ertragen. Die Bewegung, die sich zwischen Mutter und Kind offenbart, ist jener bis ins Detail identisch, die sich zwischen der Stellvertreterin der Patientin und der ihrer Krankheit zeigte. Offensichtlich steht die Stellvertreterin der Krankheit für die erste Tochter der Patientin.

An dieser Stelle bitte ich die Patientin, einen Stellvertreter für ihren ersten Mann auszuwählen und aufzustellen. Sofort zeigt sich ein Konflikt zwischen den Ehepartnern. Sie starren sich gebannt an, und keiner von beiden schaut auf das Kind oder auf die Stellvertreterin der Krankheit. Diese wollte sich bereits zurückziehen, als die Stellvertreterin der Tochter aufgestellt wurde, doch jetzt fühlt sie sich wieder stärker mit der Stellvertreterin der Patientin verbunden.

Ich wende mich an die Patientin: »Es sieht so aus, als hätte euch das Unglück mit eurer Tochter getrennt.« Die Patientin bestätigt: »Das stimmt! Mein Mann konnte damit überhaupt nicht umgehen. Er ist selbst Arzt und hat jahrelang gegen den Dienst habenden Arzt prozessiert. Im Grunde war ich dadurch mit dem Schicksal der Tochter und meinem Schmerz allein. Es gab auch keine Nähe mehr zwischen uns.«

Als nächsten Schritt bitte ich die Stellvertreterin der Tochter, sich auf den Boden zu legen. Dies soll ihren Tod andeuten. Die Stellvertreterin der Patientin schaut sogleich zu ihrem Kind, beginnt zu weinen und setzt sich neben sie. Der Stellvertreter ihres Mannes kann den Anblick nicht ertragen und kehrt Mutter und Tochter den Rücken zu.

Vorbei sein kann nur, womit man nicht hadert. Die Erfahrungen aus vielen Aufstellungen haben gezeigt, wie wichtig der Einklang der Lebenden mit dem Sterben und dem Tod ist, für den Frieden sowohl der Verstorbenen als auch der Hinterbliebenen. Solange sich der Mann der Patientin nicht dem Schicksal seiner Tochter, der Trauer und dem Schmerz stellen kann, ist es schwer für das

Kind, Frieden zu finden, und in der Folge auch für die Patientin. Die Möglichkeiten der Patientin sind begrenzt, der erste Schritt muss zwischen ihr und ihrem ersten Mann erfolgen.

Also erkundige ich mich nach dem Vornamen des Mannes und schlage der Stellvertreterin der Patientin vor, zu ihm zu schauen und zu ihm zu sagen: »Mein lieber G., ich achte deinen Schmerz, und ich achte, wie du ihn trägst!«

Als der Stellvertreter des Mannes die Worte seiner Frau hört, dreht er sich um, schaut erst zu ihr und dann zu seiner Tochter. Tränen laufen über seine Wangen, und er wendet sich den beiden zu. An dieser Stelle entlasse ich die Stellvertreterin der Patientin aus ihrer Position und lasse die Patientin selbst ihren Platz neben der Tochter einnehmen. Der Stellvertreter des Mannes schließt die Patientin in seine Arme, und beide weinen um ihr Kind. Dem Mann schlage ich vor zu ihr zu sagen: »Jetzt tragen wir es gemeinsam.« Und die Patientin bestätigt unter Tränen: »Ja, bitte lass es uns gemeinsam tragen.«

Während dieses Prozesses fühlt sich die Stellvertreterin der Krankheit zunehmend überflüssig und zieht sich Schritt für Schritt aus der Aufstellung zurück.

Geschieht in einer Familie ein schweres Ereignis, wie die Behinderung oder der Verlust eines Kindes, ist die Paarbeziehung der Eltern auf eine Probe gestellt. Häufig gelingt es den Partnern nicht, sich im Schmerz zu verbinden und gemeinsam zu trauern. Verschließt sich ein Partner in seinem Schmerz, so trennt das Unglück das Paar. Gelingt es demgegenüber den Partnern, das Schwere gemeinsam zu tragen, so wirkt es verbindend, und die Beziehung kann daran wachsen.

In diesem Zusammenhang ist die oft unterschiedliche Empfindung und der sich daraus ergebende ungleiche Umgang zwischen Mann und Frau mit Fehlgeburten zu bedenken. Frauen nehmen ihre Mutterschaft deutlich früher wahr als Männer, und der Verlust eines Kindes in der Schwangerschaft erschüttert die werdende Mutter zutiefst. Der Mann kann dies oft nur schwer nachempfinden, und so ist die Frau in ihrem Schmerz oft allein.

Die Fehlgeburt: »Jetzt tragen wir es gemeinsam!« (Patientin mit Absenzen)

Seit etwa fünf Jahren leidet eine Frau an unregelmäßig auftretenden Absenzen. Die neurologischen Untersuchungen führten zu keinem eindeutigen Ergebnis, eventuell handelt es sich um eine leichte Form von Epilepsie.

Ohne weitere Vorinformation bitte ich die Patientin, zwei Stellvertreter aufzustellen, eine Stellvertreterin für sich selbst und einen Stellvertreter für die Symptomatik. Für die Symptomatik wählt sie eine Frau aus. Diese fühlt sich in der Aufstellung stark zu der Stellvertreterin der Patientin hingezogen. Unbeirrt sucht sie ihre Nähe und den Körperkontakt, obwohl die Stellvertreterin der Patientin sie immer wieder wegstößt. Als ich die Stellvertreterin der Symptomatik frage, wie es ihr geht, sagt diese: »Am liebsten würde ich in ihren Bauch kriechen!« Diese Aussage rührt die Patientin zu Tränen, und sie berichtet: »Vor sechs Jahren habe ich mein erstes Kind verloren. – Das war eine ganz schlimme Zeit für mich. Mein Mann und ich lebten in Saudi-Arabien. Er wurde von seiner Firma dorthin versetzt. Durch die viele Arbeit, die er hatte, war ich oft sehr einsam. Ich hatte wenig soziale Kontakte. Gegen Ende des vierten Monats der Schwangerschaft musste mein Mann für vier Wochen zurück nach Europa. Ich wollte kein Risiko eingehen und beschloss, nicht mit ihm zu fliegen. In dieser Zeit hatte ich eine Fehlgeburt.«

Ich bitte die Patientin, Stellvertreter für ihren Mann und für das Kind, ihrem Gefühl nach ein Mädchen, aufzustellen. Die Stellvertreterinnen für die Symptomatik und für das Kind fühlen sich, als wären sie eins, und schmiegen sich aneinander. Die Stellvertreterin der Patientin wirkt unterkühlt und möchte alleine sein. Der Stellvertreter des Mannes sucht zwar die Nähe zu seiner Frau, fühlt sich ihrer Ablehnung gegenüber aber hilflos.

Ich schlage ihm vor, zu seiner Frau zu sagen: »Liebe K., jetzt tragen wir es gemeinsam!« Da kann die Stellvertreterin der Patientin ihren Blick heben und schaut ihm in die Augen. Langsam kann sie Gefühle zulassen und lächelt ihm schließlich zu. Nach einer Weile schaut sie zu ihrer Tochter und nimmt vorsichtig deren Hand. Der Stellvertreter des Mannes tritt näher und umarmt beide. In diesem Moment löst sich die Stellvertreterin der Symptomatik und beginnt sich Schritt für Schritt zurückzuziehen.

Anders ist die Situation bei einem Schwangerschaftsabbruch. Hier sind die Eltern in nicht vergleichbaren Positionen, denn selbst wenn sich beide über die Entscheidung, ein Kind abzutreiben, einig sind, so ist es doch die Frau, die vor dem Arzt allein die letzte Entscheidung hat und sie auch trifft. Demzufolge beinhaltet ein Schwangerschaftsabbruch einen trennenden Aspekt in der Paarbeziehung und, sofern es bereits Kinder gibt, in der Familie. Wird dieser nicht anerkannt, so trennt manchmal eine Krankheit das Paar.

Das abgetriebene Kind
(Patient mit Borreliose)

Ein Mann leidet seit einigen Jahren an chronischen Kopfschmerzen und starken Kreislaufschwankungen, die regelmäßig zu Ohnmachtsanfällen führen. Die klinische Untersuchung ergibt einen Nachweis von Antikörpern auf Borrelien im Blut. Trotz zweimaliger Behandlung mit Antibiotika verschlechtert sich der gesundheitliche Zustand des Patienten stetig. Das Allgemeinbefinden ist stark beeinträchtigt, er fühlt sich sehr geschwächt, braucht viel Schlaf und verdankt es nur der Toleranz seines Arbeitgebers, dass er noch in einem Arbeitsverhältnis steht. Dieser führt ihn seit etwa einem Jahr als Halbzeitkraft mit freier Zeiteinteilung. Eine stärkere Arbeitsbelastung ist dem Patienten derzeit nicht möglich.

In der Vorstellungsrunde berichtet der Patient, dass er seit fünf Jahren verheiratet ist und keine Kinder hat. Die Befragung nach besonderen Ereignissen in der Herkunftsfamilie liefert keine bemerkenswerten Hinweise in Bezug auf seine Symptomatik. Ich schlage vor, die Aufstellung mit zwei Stellvertretern, einem für den Patienten und einem für seine Symptomatik, zu beginnen.

Der Patient wählt einen Mann für sich selbst aus und eine Frau für die Symptomatik. Er stellt die beiden einander zugewandt mit geringem Abstand gegenüber. Als die Stellvertreter ihren Impulsen nachgeben, geht der Stellvertreter des Patienten einen großen Schritt zurück, worauf ihm die Stellvertreterin der Symptomatik augenblicklich folgt. Sie bemerkt, es mache sie traurig, wenn er sich distanziert, und als sich der Stellvertreter des Patienten wieder einen Schritt entfernt, folgt sie ihm entschlossen. Der Gesichtsausdruck und vor allem das etwas kindlich-trotzige Verhalten der Stellvertreterin der Symptomatik lassen die Vermutung entstehen, dass sie vielleicht für ein Kind des Patienten steht. Obwohl mir aus der Anfangsrunde bekannt ist, dass der Patient keine Kinder hat, frage ich nochmals nach. Als er es wiederum verneint, frage ich auch nach verstorbenen und abgetriebenen Kindern in seiner Familie oder vielleicht von früheren Partnern. Bei dieser Frage reagiert der Patient mit starken körperlichen Symptomen. Schweißperlen treten auf seine Stirn, er wird blass und erklärt mir, dies sei jetzt einer dieser charakteristischen Schwächeanfälle, die ihn immer wieder plötzlich überkommen. Er bittet mich noch, die Aufstellung abzubrechen, bevor er ohnmächtig von seinem Stuhl zu Boden sinkt.

Mit ein paar Klapsen auf die Wangen und etwas kaltem Wasser ist er schnell wieder bei Bewusstsein. Noch am Boden liegend stammelt er: »Bitte nicht weitermachen, ich kann nicht mehr!«

Am darauf folgenden Tag bittet mich der Patient während einer Pause um ein kurzes Gespräch unter vier Augen. Er berichtet, dass eine frühere Partnerin von ihm ein Kind abgetrieben hat. Ich antworte, dass hier vielleicht ein möglicher Zusammenhang besteht, doch würde ich jetzt erst mit den anderen angemeldeten Teilnehmern arbeiten, die noch nicht aufgestellt haben, und dann gäbe es sicher noch einmal eine Gelegenheit für ihn, falls er dann weiterarbeiten möchte. Am dritten Tag, kurz vor Ende des Kurses, kommt er noch einmal zu mir und berichtigt: »Das abgetriebene Kind ist nicht von einer früheren Freundin, sondern von meiner Frau.« Und er fügt sogleich hinzu: »Und ich möchte sie auf keinen Fall verlieren.«

Nach dieser Pause arbeite ich mit einer anderen Gruppenteilnehmerin. Ihr Anliegen ist ihre Paarbeziehung. Auch sie hat ein Kind von ihrem Partner abgetrieben, und seither gestaltet sich das Zusammenleben schwierig. Der Borreliose-Patient verfolgt die Aufstellung in höchster Anspannung. Er fühlt sich an diesem Tag nicht imstande weiterzuarbeiten.

Zwei Wochen nach der Aufstellungsgruppe bittet mich der Patient um einen Einzeltermin in der Praxis. Die Aufstellung der letzten Patientin zum Thema Abtreibung und Beziehung ist ihm sehr nahe gegangen. Es war ihm plötzlich bewusst geworden, dass seine Beschwerden kurze Zeit nach der Abtreibung seiner Frau ihren Anfang nahmen.

Im Rahmen des Einzelgesprächs erläutere ich dem Patienten die oft weit reichenden Folgen eines Schwangerschaftsabbruches

> anhand der in Aufstellungen immer wieder beobachteten Erfahrungen.
>
> Besonders berührt ihn dabei das Beispiel einer etwa 35-jährigen Patientin, die in einer Aufstellungsgruppe erzählt, dass sie eigentlich »der glücklichste Mensch der Welt« sein müsste, da sie in zwei Monaten den »Mann ihres Lebens« heiraten würde. Ich bat die Patientin damals ohne weitere Informationen, Stellvertreter für sie selbst und ihren Partner aufzustellen. Sie stellte die beiden mit etwa zwei Meter Abstand zueinander auf. Bemerkenswert war, dass immer, wenn sich der Stellvertreter des Mannes der Stellvertreterin der Klientin nähern wollte, diese Schmerzen in ihrem ganzen Körper empfand, die erst wieder nachzulassen begannen, wenn sich der Mann wieder zurückzog.
>
> Die beiden waren bereits in ihrer Schulzeit mehrere Jahre ein Paar. Als die Frau im Alter von 17 Jahren schwanger wurde, waren sich die beiden einig, dass sie das Kind abtreiben würde. Etwa zwei Jahre später trennten sie sich, und jeder ging seiner Wege. Die Frau lebte seither in mehreren Beziehungen, der Mann heiratete eine Studienkollegin, wurde zweifacher Vater und verließ seine Frau nach acht Jahren Ehe. Als sie einander nach vielen Jahren wieder begegneten, wurde ihre Liebe neu entfacht, und sie wurden wieder ein Paar.
>
> Auf die Bemerkung der Patientin, sie könne doch unmöglich diesen Mann heiraten, antwortete ich damals: »Vielleicht gelingt eure Liebe ja gerade dann, wenn beide Partner den Abstand, den du brauchst, mit Liebe anerkennen.«

Durch diese Ausführungen realisiert der Patient eine regelrechte Proportionalität zwischen der Intensität und Häufigkeit seiner Symptome und der Zeit, die er mit seiner Frau verbringt. Gerade im Urlaub treten die Ohnmachtsanfälle am zahlreichsten auf. Bisher dachte er, es läge vielleicht an der Hitze, die er nicht mehr ertragen könne, doch als sie den diesjährigen Sommerurlaub auf seinen Wunsch hin im Norden verbrachten, war es auch dort für ihn nicht leichter. Wie aus den Gehaltsabrechnungen hervorgeht, hat er die häufigsten Arbeitsausfälle montags nach dem Wochenende. Er benötigt den Montag in der Regel für sich alleine, da regeneriert er am besten. Schließlich muss er anerkennen, dass je mehr Freiraum er in der Beziehung hat, umso besser ist sein Gesundheitszustand.

Möglicherweise spürt der Patient, dass seine Frau durch eine besondere Bindung an das abgetriebene Kind nicht mehr in der gleichen Weise frei für die Beziehung ist. Da er sie, wie er sagt, »unter keinen Umständen verlieren möchte«, ist die Symptomatik vielleicht auch ein unbewusster Versuch, sie einzubinden und zu halten.

Eine weitere nahe liegende Vermutung ist, dass der Patient einen frühen Bindungsverlust in seiner Herkunftsfamilie erlebt hat, sei es durch ein persönliches Trennungstrauma oder eine familiäre Verstrickung. Beides entbindet ihn jedoch nicht aus der Verantwortung, die Entscheidung seiner Frau zu achten. So erschien es mir in dieser Situation angemessen, sich an seine Erwachsenenanteile zu wenden und zunächst nicht in die Kindheit oder Herkunftsfamilie zurückzugehen.

Die Anerkennung des Trennenden in der Paarbeziehung könnte ein erster lösender Schritt sein und ist vielleicht ein möglicher Weg zu einer Wiederannäherung der Partner.

Wie diese lösenden Schritte gelingen können, lässt sich im folgenden Fallbeispiel nachvollziehen.

Die gegenseitige Achtung
(Chronische Schilddrüsenerkrankung des Mannes)

Ein Paar meldet sich gemeinsam zu einer Aufstellungsgruppe an. Sie haben beide große Schwierigkeiten in der Ehe. Der Mann leidet seit etwa drei Jahren an einer chronischen Entzündung der Schilddrüse. Seine Beschwerden begannen etwa ein Jahr nach der Abtreibung eines Kindes. Für die Frau war es die dritte Schwangerschaft innerhalb von vier Jahren. Ihr Gefühl war, ein weiteres Kind nicht verkraften zu können.

Aufgrund einer akuten Krankheitskrise des Mannes musste er einen Tag vor Beginn der Gruppe in die Klinik und konnte somit nicht teilnehmen. Die Frau wollte den vereinbarten Termin zur Aufstellung jedoch unbedingt wahrnehmen, da sie die derzeitige Situation in der Paarbeziehung als für sie nicht mehr tragbar empfindet.

Wir beginnen mit der Aufstellung der Gegenwartsfamilie, und die Frau wählt Stellvertreter für ihren Mann, die beiden Kinder und sich selbst aus. Ihre Stellvertreterin und den ihres Mannes stellt die Frau mit großer Distanz zueinander auf, die Stellvertreterinnen der beiden Töchter stehen nebeneinander mit etwa gleichem Abstand zu den Eltern. Alle vier Stellvertreter wirken wie versteinert. Ihre Köpfe sind gesenkt, und die zum Boden geneigten Blicke scheinen auf eine Mitte ausgerichtet. Auf meine Frage nach verstorbenen Kindern erzählt die Frau von der Abtreibung des dritten Kindes. Ich bitte sie, einen Stellvertreter für dieses Kind in die Aufstellung zu stellen. Sie wählt einen Mann aus und führt ihn zwischen ihre Stellvertreterin und den Stellvertreter ihres Mannes. Als der Stellvertreter für das abgetriebene Kind seinen Platz in der Aufstellung bekommt, fühlen sich alle bisher aufgestellten Stellvertreter besser. In die bisher erstarrte Aufstellung ist Leben eingekehrt. Dem Stellvertreter des abgetriebenen Kindes jedoch geht es schlecht. Er ist blass, seine Beine zittern, und bereits nach kurzer Zeit geben sie nach, und er geht wie erschöpft zu Boden. Bevor die Stellvertreterin der Frau reagieren kann, ist der Stellvertreter des Vaters bei diesem Kind, zieht den leblos erscheinenden Sohn an sich, hält ihn im Arm und schaut vorwurfsvoll auf seine Frau.

Die Patientin ist nicht erstaunt über diesen Impuls und begründet ihn mit dem großen Wunsch ihres Mannes nach einem Sohn.

An dieser Stelle bitte ich sie, einen Stellvertreter für die Krankheit ihres Mannes auszuwählen und aufzustellen. Sie wählt einen Teilnehmer aus und stellt ihn hinter den am Boden sitzenden Stellvertreter ihres Mannes. Auf meine Frage, wie sich der Stellvertreter der Krankheit fühlt, antwortet er, er fühle sich richtig an diesem Platz, mit dem Mann verbunden, kräftig und gut. Der Stellvertreter des Mannes nimmt ihn wohl wahr, ist aber nicht interessiert und rückt etwas von ihm fort. Dabei zieht er seinen Sohn noch näher an sich und widmet sich jetzt ganz dem Stellvertreter des abgetriebenen Kindes. Die Stellvertreterin der Frau schaut auf die beiden, fühlt sich hilflos und ohnmächtig dabei. Die Töchter stehen dicht beisammen, halten sich gegenseitig im Arm und bemerken: »Gut, dass wir uns haben, denn zu den Eltern spüren wir keine Verbindung.«

Ich wende mich an die neben mir im Stuhlkreis sitzende Patientin, frage nach dem Namen ihres Mannes und fordere sie auf, zu ihm zu sagen: »Lieber H., ich achte deine Liebe und deinen Schmerz, doch ich hatte die letzte Entscheidung, und ich trage es. – Ich allein!« Auf die Worte seiner Frau hebt der Mann seinen Kopf, schaut zu ihr, und ich bitte die Frau zu wiederholen: »Lieber H., ich achte deine Liebe und deinen Schmerz, doch es ist meines. Ich hatte die letzte Entscheidung, und ich trage es – allein!« Als der Stellvertreter des Mannes zustimmend nickt, biete ich ihm an zu sagen: »Liebe I., jetzt achte ich deine Entscheidung, mit allen Folgen, die sie hat für dich, und für mich, und auch für unsere Kinder.« Dabei löst er etwas die Umklammerung des Sohnes. Dieser öffnet sogleich interessiert die Augen und schaut jetzt zu seiner Mutter.

Ich bitte die Patientin, selbst ihren Platz in der Aufstellung einzunehmen, und fordere den Stellvertreter des abgetriebenen Kindes auf, sich vor seine Mutter auf den Boden zu setzen, sodass er sich mit seinem Rücken an sie anlehnen kann. Diese legt behutsam ihre Hände auf seinen Kopf und streicht ihm durch das Haar.

Der Stellvertreter des Mannes steht auf, und der Stellvertreter seiner Krankheit beginnt sich langsam aus der Aufstellung zurückzuziehen.

Die Töchter verfolgen aufmerksam den Dialog der Eltern und fühlen sich jetzt deutlich besser. Auf die Frage nach ihrem Befinden antworten sie, dass sie mit dem gegenseitigen Respekt der Eltern füreinander die eigene Achtung vor ihren Eltern wiedererlangt haben. Sie empfinden sich in gutem Kontakt mit Mutter und Vater, und auch mit ihrem abgetriebenen Bruder. Dieser hat einen guten Platz bei der Mutter, während sich die Töchter jetzt ihrem Vater etwas näher fühlen. Allerdings macht ihnen seine Krankheit im Hintergrund noch ein wenig Sorgen.

Die Frage nach Ereignissen in der Herkunftsfamilie des Mannes ergab, dass seine Eltern sich trennten, als er drei Jahre alt war. Nach der Trennung hatte er keinen Kontakt mehr zu seinem Vater. Als er ihn im Erwachsenenalter suchte, musste er feststellen, dass der Vater vor wenigen Jahren verstorben war.

Vermutlich stand der Stellvertreter seiner Krankheit für den Vater des Mannes. Da er selbst nicht anwesend war, bin ich dieser Frage nicht mehr nachgegangen.

Es scheint gemäß zu sein, dass die Frau die Verantwortung für die Entscheidung, eine Schwangerschaft abzubrechen, alleine trägt. Der

Mann muss anerkennen, dass die Frau hier alle Möglichkeiten hat, und er muss ihre Entscheidung achten, wie auch immer sie ist.

Anders liegt die Sachlage, wenn die Abtreibung unter Zwang oder Gewalteinfluss erfolgt.

Die Zwangsabtreibung
(Patientin mit Psychose aus dem schizophrenen Formenkreis)
Im Rahmen einer Weiterbildung stellt mir ein Arzt eine 20-jährige Patientin vor. Wenige Wochen nach einem von ihrer Mutter veranlassten Schwangerschaftsabbruch entwickelte die damals 17-Jährige laut Aussage des Arztes psychotische Verhaltensweisen. Die Patientin ist derzeit stabil und gut medikamentös eingestellt. Auf Empfehlung des behandelnden Arztes besucht sie als Patientin in Begleitung ihrer Mutter für einen Vormittag die Weiterbildungsgruppe. Nachdem sie zwei Aufstellungen anderer Teilnehmer beobachtet hat, bittet sie mich in einer Pause, mit ihr zu arbeiten. Die Dialoge sind den Aufzeichnungen aus dem Weiterbildungsseminar wörtlich entnommen.

Nachdem ich Kontakt aufgenommen und mich in die Patientin eingefühlt habe, beginne ich den Dialog.
THERAPEUT: »Du bist ein braves Kind!«
PATIENTIN: »Danke.«
THERAPEUT: »Brave Mädchen kommen in den Himmel! *(Sie lächelt)* – Braven Kindern geht es oft schlecht. *(Sie nickt.)* Eigentlich bist du ja kein Kind mehr.«
PATIENTIN: »Ich bin erwachsen!«
THERAPEUT: »Vor allem bist du eine Mutter!« *(Sie nickt.)*
PATIENTIN: »Ich bin mit meiner Mutter hier.«
THERAPEUT: »Mit der Empfängnis eines Kindes ist man eine Mutter – da führt kein Weg zurück.« *(Sie nickt.)*
PATIENTIN: »Ich möchte gerne mich und mein ungeborenes Kind aufstellen.«
Nach kurzer Überlegung stimme ich zu.
THERAPEUT: »Ist es ein Junge oder ein Mädchen?«
PATIENTIN: »Ich weiß es nicht, aber für mich ist es ein Mädchen.«
THERAPEUT: »Gut, dann wähle zwei Stellvertreter aus und stelle sie auf.«

Die Patientin wählt zwei Frauen aus und stellt sie mit etwas Abstand einander gegenüber. Die beiden schauen sich voller Liebe an und lächeln einander zu. Man erkennt ihr Bedürfnis, sich einander zu nähern, jedoch hält sie etwas zurück.

Ich bitte die Patientin, dem aufgestellten Bild eine Stellvertreterin für ihre Mutter hinzuzufügen. Sie wählt die Stellvertreterin aus und positioniert sie mit Blick auf das abgetriebene Kind genau zwischen ihre Stellvertreterin und der ihres Kindes.

Sowohl die Stellvertreterin der Patientin als auch die des Kindes schauen resigniert zu Boden. Die Stellvertreterin der Mutter geht rückwärts mit geballter Faust auf die Stellvertreterin ihrer Tochter zu und drängt sie langsam und bestimmt zurück. Diese lässt es mit sich geschehen, bis die Stellvertreterin des Kindes leise zu weinen beginnt. In diesem Moment fasst die Stellvertreterin der Patientin Mut und will zu ihrem Kind, doch die Stellvertreterin der Mutter hält energisch ihren gestreckten Arm dazwischen, bis die Stellvertreterin der Patientin aufgibt und wie tot zu Boden sinkt. Da schreit die Stellvertreterin ihres Kindes auf, weint bitterlich und wendet sich verstört ab. Die Stellvertreterin der Mutter dreht sich um und schaut mit kaltem Blick über ihre am Boden liegende Tochter hinweg. Nach einer Weile dreht sich die Stellvertreterin des Kindes wieder um und schaut suchend nach ihrer Mutter. Diese liegt am Boden, findet keine Ruhe und beginnt mit geschlossenen Augen nach etwas zu suchen. In großer Verzweiflung greift sie mit ihren Händen immer schneller um sich, beginnt sich um ihre eigene Achse zu drehen und bewegt ihren ganzen Körper wild hin und her.

Als die Stellvertreterin der Mutter sieht, wie ihre Tochter verrückt wird, tritt sie Schritt für Schritt rückwärts und schiebt dabei ohne ein Gefühl zu zeigen, mit ihrem Rücken, die Stellvertreterin des Kindes aus dem Kreis.

So endet die Bewegung in der Aufstellung. Ich wende mich der neben mir sitzenden Patientin mit den Worten zu: »Ich glaube, wir haben alles gesehen.« Die Patientin reagiert sofort und fragt: »Was ist mit meiner Tochter?«

THERAPEUT: »Du bist ihre Mutter! – Und du hast alle Möglichkeiten!«

PATIENTIN: »Aber meine Mutter lässt mich nicht! – Wie kann sie *(deutet auf ihre Stellvertreterin)* wieder aufstehen?«

Ohne zu antworten gehe ich zur Stellvertreterin der Mutter, nehme sie am Arm, führe sie aus dem Kreis und setze mich wieder neben die Patientin. Kaum sitze ich, dreht sich die Stellvertreterin der Mutter wieder um und gibt mir mit bösem Blick zu verstehen, dass sie das nicht will. Mit Bestimmtheit ermahne ich die Stellvertreterin, sich wieder umzudrehen. Diese ballt die Fäuste, stampft mit ihren Füßen auf den Boden, und vor Wut schnaubend dreht sie sich schließlich wieder um.

Wir warten ab, was geschieht. Da beginnt sich die Stellvertreterin des Kindes leise und vorsichtig der Stellvertreterin ihrer Mutter zu nähern. Als würde diese die Sehnsucht ihres Kindes spüren, wird sie zunehmend lebendig, und auch sie beginnt, sich noch mit geschlossenen Augen zu drehen und sich ihrem Kind zuzuwenden. Die Stellvertreterin des Kindes kniet sich zu der am Boden liegenden Mutter, und als sich die beiden berühren, öffnet die Stellvertreterin der Patientin die Augen und schließt das Kind in ihre Arme. Bitterlich weinend setzt sie sich auf und beginnt das Kind in ihren Armen zu wiegen. Die Patientin selbst schaut mit Freude auf das friedliche Bild, als plötzlich die Stellvertreterin der Mutter Schritt für Schritt rückwärts wieder in den Kreis tritt und sich der Stellvertreterin ihrer Tochter nähert. Diese beginnt sogleich wieder schwer zu atmen, und es kostet sie alle Kraft, sich mit ihrem Kind im Arm von der Mutter abzuwenden. Als diese sich umdreht und sieht, wie sich ihre Tochter mit dem Kind im Arm von ihr abwendet, wandelt sich ihre Wut in eine tiefe eigene Hoffnungslosigkeit. Kraftlos sinkt sie auf die Knie und legt sich wie zum Sterben auf den Boden. Die Stellvertreterin der Patientin atmet auf, und erleichtert widmet sie sich wieder ganz ihrem Kind.

Ich wende mich an die Patientin: »Möchtest du hin, zu deinem Kind?« Ihr Gesicht hellt sich kurz auf, jedoch antwortet sie: »Ich habe Angst!« Ich schaue hinüber zu ihrer Mutter, die alles betroffen verfolgt hat, und frage: »Darf sie?« Diese antwortet kühl: »Ja!« Sofort sagt die Patientin: »Ich will gerne!« Wie für einen sakralen Akt zieht sie mit aller Sorgfalt ihre Schuhe aus, geht zu ihrer Stellvertreterin und löst mit aller Behutsamkeit die Stellvertreterin des Kindes, die inzwischen wie eingeschlafen erscheint, aus deren Armen. Weinend nimmt sie die Stellvertreterin des Kindes zu sich und wiegt sie in ihren Armen.

Jetzt nehme ich die Mutter der Patientin an der Hand und führe auch sie in die Aufstellung. Abwechselnd schaut sie auf ihre am Boden liegende Stellvertreterin und ihre Tochter, die mit Hingabe und ohne aufzublicken mit Tränen in den Augen ihr Kind, das in ihrem Schoß liegt, streichelt.

Langsam führe ich die Mutter näher. Weinend umarmt sie ihre Tochter. Doch diese spürt, dass ihre Mutter nicht bereit ist, auch ihr Kind anzunehmen, löst sich aus der Umarmung der Mutter und drückt die Stellvertreterin ihrer Tochter fest an sich.

Ich wende mich an die Patientin und schlage vor, ihrer Mutter in die Augen zu sehen und zu sagen: »Liebe Mama, schau, das ist meine Tochter – deine Enkelin!«

Erstmals beachtet die Mutter die Stellvertreterin des abgetriebenen Kindes. Damit kann ihre Tochter ohne Angst in die Augen ihrer Mutter blicken. Der Mutter schlage ich jetzt vor, zu ihrer Tochter zu sagen: »Ja, das ist meine Enkelin, und jetzt achte ich deine Liebe zu ihr.« Es ist zu spüren, dass die Mutter nicht ganz frei ist, doch sie atmet durch und wiederholt die Worte. Als sie ihre Tochter sogleich wieder umarmen möchte, unterbinde ich es. Stattdessen fordere ich sie auf, zu ihrer Tochter zu sagen: »Ich achte deine Liebe, und ich ziehe mich jetzt zurück.« Mit diesen Worten führe ich sie ein paar Schritte rückwärts, und die Patientin atmet erleichtert auf.

Damit beende ich die Arbeit und entlasse die Stellvertreter aus der Aufstellung.

Ich war erstaunt und beeindruckt, wie präsent die Patientin während des Prozesses war und wie nah und adäquat sie sich auf das berührende Geschehen einlassen konnte, obwohl sie unter medikamentöser Therapie stand. Mir schien, dass die Patientin in diesem Prozess innerhalb kürzester Zeit von einer Tochter zu einer Frau und Mutter wurde. Leider habe ich keine Informationen über die weitere Entwicklung der Patientin.

Das Geheimnis, das jeder weiß: »Du gehörst dazu!«
(Patientin mit Fibromyalgie)

Eine Frau leidet seit etwa fünf Jahren an starken Schmerzen in der Halswirbelsäule. Da sich keine organischen Veränderungen erkennen lassen, wird die Verdachtsdiagnose Fibromyalgie gestellt. Auf meine Frage, ob dem Beginn der Beschwerden eine Veränderung in ihrer Lebenssituation vorausgegangen ist, antwortet die Patientin, ihre Beschwerden hätten begonnen, nachdem ihr Mann sie verließ. Er sei zum Arbeiten in die USA gegangen und nicht wieder zurückgekommen.

Da die Arbeit im Rahmen einer Weiterbildungsgruppe stattfindet, nehme ich die Aussage der Frau zum Anlass, darauf hinzuweisen, dass eine Frau in der Regel wegen eines Mannes nicht krank wird. Umgekehrt gilt dasselbe!

Da die Gefühle zu einem Partner häufig identisch sind wie zur Mutter, frage ich die Patientin nach der Beziehung zu ihrer Mutter. Sie antwortet: »Ich glaube gut.«

Die Antwort klingt nicht überzeugend, und ich frage freimütig: »Bist du vielleicht die Lieblingstochter deines Vaters?« Die Patientin bestätigt die Frage mit einem Lächeln, doch sogleich kommen ihr die Tränen, und sie sagt: »Mein Vater lebt nicht mehr! – Aber es stimmt, ich war seine Lieblingstochter!« Ich bitte die Patientin, mir noch zu sagen, wie viele Geschwister sie hat, und sie antwortet: »Ich bin die Zweite von fünf!« Auf die Frage nach früheren Partnern der Eltern sagt sie nur, dass diese schon mit 16 und 17 zusammen waren und das erste Kind geboren wurde, als die Mutter 18 Jahre alt war.

Nach diesen Informationen schlage ich vor, mit der Aufstellung der Herkunftsfamilie zu beginnen.

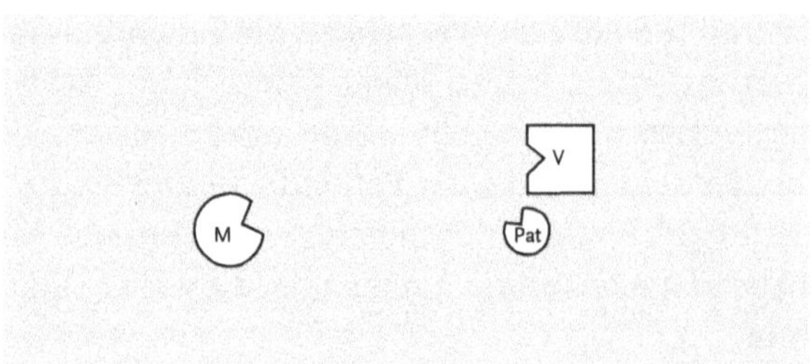

V = Vater
M = Mutter
Pat = Patientin

Die Stellvertreterin der Mutter beginnt zu weinen. Der Stellvertreter des Vaters sagt, er sei ruhig, könne sich jedoch nicht bewegen. Die Stellvertreterin der Patientin verspürt eine große Traurigkeit.

Als ich die Stellvertreter bitte, ihren Impulsen Raum zu geben, zieht sich die Stellvertreterin der Patientin zurück, und die Mutter geht zu ihrem Mann. Dieser nimmt sie in den Arm, doch auch hier kann sie sich nicht beruhigen.

Auf meine Frage, ob die Eltern ein Kind verloren haben, sagt die Patientin, dass ein Bruder im sechsten Schwangerschaftsmonat tot geboren wurde. Auf meine Bitte hin, stellt sie einen Stellvertreter für dieses Kind neben die Mutter, doch für die bereits aufgestellten Stellvertreter ändert sich dadurch nichts. Nur die Stellvertreterin der Patientin begibt sich schließlich vor die Eltern und ballt die Fäuste.

Offensichtlich gibt es noch ein Thema, das noch nicht angesprochen wurde, und ich frage nach einem Familiengeheimnis. Die Stellvertreterin der Patientin zieht sich bei dem Wort Geheimnis von ihren Eltern wie peinlich berührt zurück und hakt sich an der rechten Seite bei ihrem Vater ein. Mein Bild ist, dass sie damit ihren Vater deckt.

Die Patientin bestätigt, dass es ein Geheimnis gibt, das jedoch alle wissen. Der Vater hat eine Tochter mit der Schwester der Mutter. Die Halbschwester der Patientin ist drei Jahre jünger als sie.

Ich bitte die Patientin, jemand für ihre Halbschwester aufzustellen. Sie wählt eine Teilnehmerin aus und stellt sie ihren Eltern gegenüber auf.

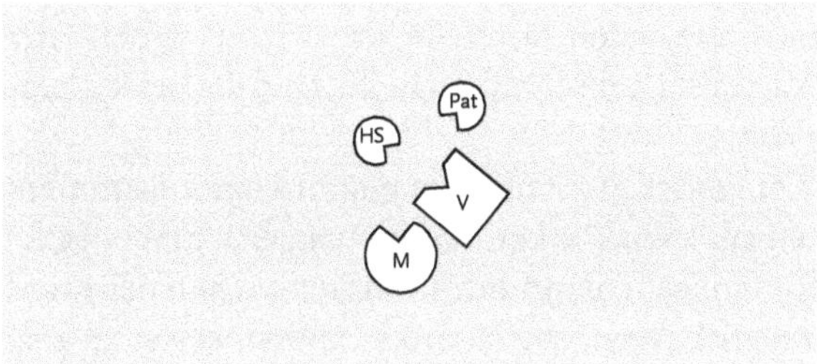

HS = Halbschwester

Die Stellvertreterin der Halbschwester zieht sich sogleich zurück, stellt sich zunächst neben die Stellvertreterin der Patientin, kann sich jedoch auch hier nicht beruhigen und entfernt sich von der Familie.

Auf meine Frage, wie es ihr in Wirklichkeit geht, antwortet die Patientin nur: »Sie hat viel gelitten.«

An dieser Stelle bitte ich eine weitere Teilnehmerin für die Schwester der Mutter in die Aufstellung. Das rührt die Halbschwester der Patientin zu Tränen, doch als sich ihre Mutter von ihr abwendet, zieht sie sich in eine Ecke des Raumes zurück und weint.

Alle Stellvertreter stehen jetzt unbeweglich da, niemand nimmt Notiz von der leise weinenden Halbschwester. Als die Patientin dieses Bild ihrer Familie sieht, kommen auch ihr die Tränen.

Nachdem alle Stellvertreter in der Aufstellung wie erstarrt sind und keine Berührung oder Mitgefühl zeigen, bitte ich die Patientin, noch einen Stellvertreter für ihre Krankheit aufzustellen. Sie wählt einen Mann aus und stellt ihn an jenen Platz vor die Eltern, an dem ihre Stellvertreterin zuvor die Wut zum Ausdruck gebracht hat und an dem danach die Stellvertreterin der Halbschwester stand.

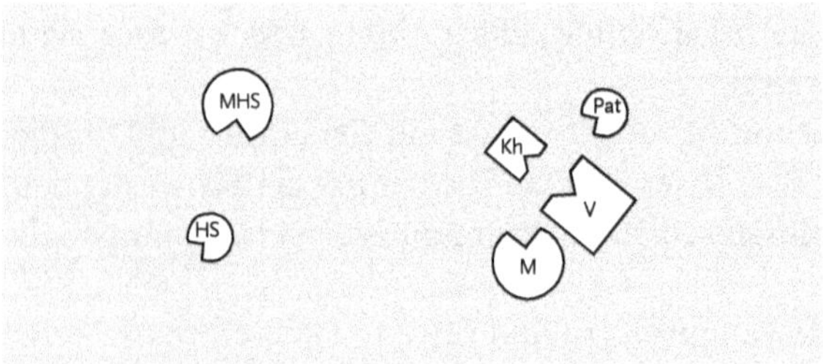

Kh = Krankheit
MHS = Mutter der Halbschwester

Die interessante Veränderung durch das Auftauchen der Krankheit ist, dass die Stellvertreterin der Patientin sich jetzt ihrer Halbschwester zuwenden kann. Sie löst sich aus der Umarmung mit ihrem Vater und geht hinüber zu ihr, und die beiden nehmen sich in den Arm.

Damit ist ein möglicher familiensystemischer Zusammenhang der Krankheit am Licht. Sie könnte ein Ausgleich für ein Schuldgefühl der Patientin sein, denn nur nach Auftauchen der Krankheit war es ihr möglich, die Liebe zu ihrer Halbschwester zu zeigen.

Zur Lösung schlage ich der Patientin vor, zu den Stellvertretern ihrer Eltern zu sagen: »Sie gehört dazu! – Und ich gebe ihr einen Platz in meinem Herzen als meine kleine Schwester.«

Nachdem sie die Worte zu ihren Eltern gesagt hat, schlage ich ihr vor, sie auch zur Halbschwester zu sagen: »Du gehörst dazu! – Und ich gebe dir jetzt einen Platz in meinem Herzen als meine kleine Schwester.«

Mit diesen Worten ist die Patientin nicht mehr zu halten. Sie steht auf, geht zur Stellvertreterin der Halbschwester, und die beiden umarmen sich lange.

Als sie sich aus der Umarmung lösen, nimmt sie die Halbschwester bei der Hand und führt sie vor ihren Vater. Dort lässt sie diese stehen und geht zu ihrer Mutter. Diese nimmt ihre Tochter in den Arm und hält sie fest.

Auf meine Frage, wie es ihr jetzt geht, antwortet sie: »Ruhig, endlich ruhig! Jetzt fühle ich mich wie ein Kind.«

Die Ärztin, die der Patientin eine Aufstellung empfohlen hatte, berichtet mir etwa sechs Monate nach dieser Aufstellung, dass sich die bisher therapieresistenten Beschwerden deutlich gebessert haben.

Bemerkenswert ist der Beginn der Beschwerden kurz nach dem Verlassenwerden durch den Ehemann. Dies erinnert an ein Ereignis aus der Herkunftsfamilie der Patientin. Mit der Zeugung der Halbschwester entsteht eine Bindung zwischen dem Vater der Patientin und der Schwester der Mutter, und es entsteht ein neues Familiensystem, welches Vorrang hat vor dem alten.

2.4.2 Paarbeziehung, Krankheit und Symptomatik

Wie bereits angedeutet, legen Systemaufstellungen mit Kranken nahe, dass ein Mann wegen einer Frau nicht ernsthaft krank wird, und umgekehrt auch eine Frau nicht wegen eines Mannes.

Meist sind es »Kinder«, die aus Liebe zu ihren Eltern oder Ahnen krank werden, ihnen aus einem tiefen Bedürfnis nach Nähe unbewusst in den Tod nachfolgen möchten, stellvertretend für sie tragen oder sogar sterben, oder sich unbewusst mit jenen Personen identifizieren, zu denen die Eltern eine stärkere Bindung haben und größere Nähe zulassen können.

Dennoch spielen Krankheiten und Symptome in Paarbeziehungen immer wieder eine bedeutsame Rolle und können wichtige Funktionen erfüllen. Als Schutz vor zu viel Nähe oder als Anerkennung von Bindungen zu früheren Partnern oder den Eltern helfen sie, meist unbewusste Distanzbedürfnisse in Beziehungen zu regulieren und zu kalibrieren.

Das Nein zur Frau
(Patient mit nephritischem Syndrom)

Ein etwa 55-jähriger Mann leidet seit seinem 40. Lebensjahr an einer chronisch fortschreitenden Nierenerkrankung mit zunehmendem Verlust der Nierenfunktion. Er ist verheiratet und hat keine Kinder. Auf die Frage, weshalb er keine Kinder hat, gibt er zur Antwort, dass er seine jetzige Frau erst mit 38 Jahren kennen gelernt hat. Sie hätte sehr gern ein Kind, jedoch »sollte es nicht sein«. In seinen früheren Beziehungen waren Kinder weder für ihn noch für die Frauen ein Thema.

Etwas verwundert über die emotionale Gleichgültigkeit, die der Patient ausstrahlt, als er über seine Frau und mögliche Kinder spricht, schlage ich vor, mit der Gegenwartssituation zu beginnen. Er wählt Stellvertreter aus für sich selbst und seine Frau und stellt die beiden als Paar nebeneinander. Auf meine Frage, wie sich die beiden fühlen, antwortet der Stellvertreter des Mannes sofort: »Mir ist das viel zu nah, mein Herz rast, und ich habe Schweißausbrüche. Ich brauche dringend mehr Abstand.« Da es dem Stellvertreter sichtlich schlecht geht, bitte ich ihn, seinem Gefühl zu folgen, und der Mann tritt entschieden drei Schritte zur Seite. Die Stellvertreterin der Frau zuckt verwundert mit den Achseln und zeigt damit, dass sie die Reaktion ihres Mannes nicht versteht.

Jetzt bitte ich den Patienten, noch einen Stellvertreter für die Krankheit aufzustellen. Er wählt einen Mann aus und gibt ihm einen Platz in der Aufstellung. Der Stellvertreter des Patienten verändert daraufhin seine Position und stellt sich so, dass die Krankheit genau zwischen ihm und seiner Frau zu stehen kommt. Hier atmet er auf, ist sichtlich entspannt und bekundet: »Jetzt geht es mir gut.« Der Stellvertreter der Krankheit bemerkt: »Ich fühle mich hier wie ein Kind.«

Der Patient wirkt betroffen von dem, was sich in der Aufstellung zeigt, und gibt mir zu verstehen, dass er die Reaktionen seines Stellvertreters nicht nachempfinden kann. Auf seine Bestätigung hin, dass keine seiner Partnerinnen jemals schwanger war, erkundige ich mich nach Ereignissen in seiner Herkunftsfamilie. Er ist das jüngste von sieben Kindern und als Einziger nach dem Krieg geboren. Sein Vater war nach dem Krieg mehr als zwei Jahre in russischer Gefangenschaft. Der fast 20 Jahre ältere Bruder hatte sich mit einer Frau aus dem damals nahe dem Heimatdorf gelegenen Flüchtlingslager eingelassen. Diese wurde schwanger und gebar einen Sohn. Als die Mutter von der Schwangerschaft erfuhr, rief sie entsetzt aus: »Wenn mir das noch mal einer antut, bringe ich mich um!« Als das Kind des Bruders geboren wurde, zahlten dieser und die Mutter einmalig eine größere Summe Geld an die Frau mit der Bedingung, dass der Bruder nicht als Vater erscheint und die Frau mit dem Kind die Gegend verlässt. Auf die Frage nach dem aktuellen Befinden des Bruders antwortet der Patient, dass dieser jung verstorben sei. Er hätte kein Glück mehr mit Frauen gehabt, habe allein gelebt und sei dem Alkohol verfallen.

Nach diesen Informationen bitte ich den Patienten, Stellvertreter für seinen Bruder, die Flüchtlingsfrau und das Kind in die Aufstellung hineinzunehmen. Mit Ausnahme des Stellvertreters des Patienten schaut keiner der aufgestellten Personen auf das Kind. Dieses fühlt sich nur mit dem Stellvertreter der Krankheit verbunden. Ich fordere die Stellvertreter auf, ihren Impulsen nachzugeben, doch keiner wagt eine Veränderung seiner Position. Ich bitte den Patienten, noch eine Stellvertreterin für seine Mutter aufzustellen. Als diese erscheint, erstarrt der Stellvertreter des Patienten. Auf die Frage, wie er sich fühlt, antwortet er: »Es ging mir im Grunde nicht schlecht, ich hatte einen guten Kontakt zum Stellvertreter des Kindes, doch jetzt kann ich nichts anderes mehr wahrnehmen als die Krankheit. Sie ist jetzt mein einziger Bezug.«

Nach diesem Hinweis wende ich mich direkt an den neben mir sitzenden Patienten und sage zu ihm: »Schau deine Mutter an und sage: ›Liebe Mama, das ist dein Enkel, der Sohn meines Bruders, mein Neffe. Seine Mutter und er gehören dazu – und auch wenn es dir nicht möglich war, ich gebe ihnen einen Platz in meinem Herzen.‹« Da bricht der Stellvertreter des Bruders in Tränen aus, geht zu seinem Sohn und dessen Mutter, umarmt die beiden und weint. Der Stellvertreter der Krankheit zieht sich daraufhin Schritt für Schritt zurück, und der Stellvertreter des Patienten schaut zum ersten Mal auf seine Frau. Die ganze Gruppe ist tief bewegt von den vielfachen Wirkungen dieser »einfachen« Sätze, die sich in den Reaktionen der Stellvertreter zeigen.

Die Frage nach dem Zeitpunkt der Entstehung von Krankheiten bzw. dem ersten Auftreten von Symptomen erschließt oft wesentliche Zusammenhänge für die Aufstellungsarbeit. Viele Krankheiten entstehen oder verschlimmern sich in Phasen wesentlicher Übergänge im Verlauf des Familienlebens (sog. *life changes*), wie zum Beispiel in der Pubertät, wenn der Jugendliche beginnt, die Herkunftsfamilie zu verlassen und sich auf Partnerschaft und eigene Familie ausrichtet. Hat er in seiner Herkunftsfamilie eine Aufgabe zu erfüllen oder muss er für seine Eltern jemanden vertreten, so ist er nur eingeschränkt frei für die Gestaltung seines Lebens und seiner Beziehungen und erlebt sich in einem Loyalitätskonflikt zwischen seinen Eltern und einem möglichen Partner.

Ähnliche für die Entwicklung von Krankheiten oder Symptomen bedeutsame Übergänge in Lebensphasen ist die Verlobung oder die Heirat oder die Geburt eines Kindes. Kommt es an solch einem Übergang zur Verstärkung einer Symptomatik, ist dies oft ein Hinweis auf einen Zusammenhang zwischen der Krankheit und einer ungelösten Bindung an die Herkunftsfamilie.

In der Paarbeziehung wirkt die Krankheit oder Symptomatik sowohl trennend als auch bindend zugleich.

Die Bindung an die erste Frau:
»Jetzt sehe ich, was du trägst!«
(Patient mit Prostataadenom)

Ein 70-jähriger Patient leidet an einer gutartigen Vergrößerung der Prostata. Obwohl er seit Jahren Schlafstörungen hat, da er etwa sieben Mal pro Nacht auf die Toilette muss, ist er bisher fest entschlossen, sich nicht operieren zu lassen. Unter Hinweis auf die medizinischen Risiken lasse ich mich auf die Aufstellung ein und erkundige mich nach seiner aktuellen Lebenssituation.

Die Aufstellung ist aufgezeichnet, und die Dialoge sind teilweise wörtlich wiedergegeben.

Patient: »Ich bin pensioniert, meine Frau ist wesentlich jünger als ich. Sie ist 45. Aus erster Ehe habe ich sechs Enkel.«

Therapeut: »Seit wann hast du deine Beschwerden?«

Patient: »Seit etwa sieben Jahren, sie sind so nach und nach mehr geworden.«

Therapeut: »Gab es in dieser Zeit eine Veränderung in deinem Leben?«

Patient: »Seit zehn Jahren bin ich pensioniert. Vor acht Jahren habe ich meine jetzige Frau geheiratet, wir kennen uns aber schon seit 20 Jahren.«

Therapeut: »Das heißt, deine Beschwerden begannen etwa ein Jahr nach Eheschließung?«
Patient: »Ja.«
Therapeut: »Hast du Kinder aus erster Ehe?«
Patient: »Ja, drei!«
Therapeut: »Wie geht es deiner ersten Frau?«
Patient: »Also, ich war noch ein zweites Mal verheiratet, meine jetzige Frau ist die dritte. Als ich meine jetzige Frau schon kannte, habe ich mich für meine zweite Frau entschieden, aus nachträglich gesehen mir unbegreiflichen Gründen.«
Therapeut: »Okay, gibt es Kinder mit der zweiten Frau?«
Patient: »Nein!«
Therapeut: »Warum hast du dich von der ersten Frau getrennt?«
Patient: »Es war schwer für mich, mit ihrer fortwährenden Unzufriedenheit zu leben. Ich selbst habe viele Therapien gemacht und mich dabei sehr verändert. Schließlich driftete es auseinander. Das Sorgerecht für die Kinder hatten wir gemeinsam, und wir konnten alles, was die Kinder betrifft, gut regeln.«
Therapeut: »Schön, beginnen wir mit der gegenwärtigen Situation, das heißt Stellvertretern für dich und deine jetzige Frau.«
Der Patient wählt die Stellvertreter aus und stellt die Frau an die linke Seite des Mannes. Die beiden mustern sich kurz und lächeln sich an. Ich erkundige mich nach ihrem Empfinden.

Der Stellvertreter des Patienten gibt an: »Ich habe ein angenehm warmes Gefühl zu meiner Frau, schaue sie gerne an und fühle mich sehr wohl.«

Die Stellvertreterin der Frau erwidert das Gefühl des Mannes: »Bei mir ist es ähnlich. Auch ich habe ein warmes Gefühl, sehe ihn, fühle mich aber frei, auch nach vorne zu schauen.«
Therapeut: »Das sieht ja ganz nett aus!«
Patient *(lächelt)*: »Das ist es auch!«
Therapeut: »Ich traue dem Frieden noch nicht ganz. Stell bitte jemanden für deine erste Frau auf!«
Der Patient wählt eine Stellvertreterin aus und stellt sie mit einigem Abstand rechts neben seinen Stellvertreter mit Blick auf das Paar auf.
Therapeut: »Ist bei euch etwas verändert?«

Der Stellvertreter des Patienten bemerkt: »Ich würde mich gerne etwas näher zu meiner ersten Frau stellen. Sie zieht mich jetzt

mehr an als die jetzige.« Sagt es und macht einen Schritt auf sie zu, sodass er zu beiden Frauen etwa den gleichen Abstand hat. Ich wende mich an den Patienten: »Was sagst du dazu?«
PATIENT: »Das ist interessant!«

Ich frage noch die Stellvertreterin der jetzigen Frau nach ihrem Befinden, und sie antwortet: »Als die erste Frau in meinen Blick kam, ist die Nähe zu meinem Mann noch stärker geworden. Als er dann von mir weggerückt ist, war das nicht schön. Mein Blick ist immer noch frei, wenn ich jedoch die erste Frau anschaue, geht es mir nicht gut dabei.«

Die Stellvertreterin der ersten Frau berichtet: »Ich schwanke, und etwas zieht mich nach unten.«

An dieser Stelle möchte ich gerne sehen, wie die aufgestellten Personen auf die Symptomatik des Patienten reagieren bzw. ob die Symptomatik zu veränderten Reaktionen der Stellvertreter führt. Dazu bitte ich den Stellvertreter des Mannes, sich an die Ausgangsposition neben seine jetzige Frau zu stellen, und fordere den Patienten auf, einen Stellvertreter für seine Symptomatik hinzuzufügen. Er wählt einen Mann aus und stellt ihn seinem Stellvertreter direkt gegenüber.

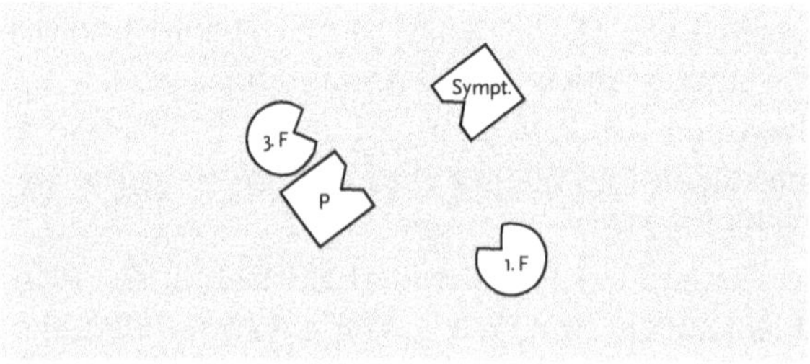

Pat = Patient
1. F. = 1. Frau
3. F. = 3. Frau
Sympt. = Symptomatik

THERAPEUT: »Was hat sich dadurch bei euch verändert?«
STELLVERTRETER DES MANNES: »Ich überlege, stört er mich oder stört er mich nicht. Irgendwie habe ich mich schon wohler gefühlt, als er nicht da war, aber ich erlebe die Symptomatik nicht als bedrohlich. Anders ist, dass der Impuls, zu meiner ersten Frau zu gehen, jetzt nicht mehr da ist. Ich habe jetzt wieder dieses wohlig warme Gefühl zu meiner jetzigen Frau.«

Ich wende mich an den Patienten selbst: »Es sieht so aus, als fiele es dir mit der Symptomatik leichter, das Glück mit deiner jetzigen Frau zu leben.«

PATIENT: »Meine erste Frau zieht gewaltig. Als ich mich von der zweiten getrennt habe, hat sie sich Hoffnungen gemacht, dass ich zu ihr zurückkehre.«

THERAPEUT: »Man konnte an deiner unmittelbaren Körperreaktion sehen, als ich sie vorhin im Gespräch erwähnte, dass zwischen euch was offen ist. – Beziehungen leben vom Austausch von Geben und Nehmen. Wenn nun ein Partner weniger gebunden und damit zugänglicher ist als der andere, dann schafft manchmal ein Symptom den notwendigen Abstand. So wirkt die Symptomatik auf die dritte Ehe stabilisierend und nicht störend.«

PATIENT: »Vielleicht gibt es ja noch eine andere Form der Stabilisierung!«

THERAPEUT: »Gut, wir sehen mal, was die Stellvertreter sagen. Wie geht es der ersten Frau?«

STELLVERTRETERIN DER ERSTEN FRAU *(lacht)*: »Für mich ist das gut. Ich bin entlastet dadurch. Ich gönne ihm das! *(deutet auf die Symptomatik)*«

THERAPEUT: »Es macht den Eindruck, als hättest du nicht wirklich den Segen für dieses Glück mit deiner neuen Frau. – Wie geht es dem Stellvertreter für die Symptomatik?«

STELLVERTRETER DER SYMPTOMATIK: »Zwischenzeitlich habe ich mich näher hingezogen gefühlt. Solange er mich braucht, bin ich da!«

THERAPEUT: »Wie geht es dem Stellvertreter des Patienten?«

STELLVERTRETER DES PATIENTEN: »Also, die Symptomatik stört mich eigentlich überhaupt nicht. Im Gegenteil, ich fühle mich jetzt mit meiner Frau wieder richtig wohl. Das ursprüngliche warme Gefühl hat sich wieder eingestellt. Ich sehe zwar immer meine erste Frau in den Augenwinkeln, aber ich kann jetzt auch nach vorne schauen, und sie stört mich nicht mehr.«

An dieser Stelle greife ich in die Aufstellung ein und bitte die Stellvertreterin der ersten Frau, mit dem Stellvertreter der Symptomatik den Platz zu tauschen.

Auf diese Weise kommt die erste Frau des Patienten in seinen direkten Blick. Auf meine Frage, wie es ihr an dieser Stelle geht, antwortet sie: »Ich bin sehr verletzt!« Als ich mich dem Patienten zuwende, bestätigt dieser: »Ich weiß, und das ist bis heute nicht zu ändern.«

Ich schlage ihm vor, jetzt selbst an seine Position in der Aufstellung zu treten. Als er den Platz einnimmt, beginnt die Stellvertreterin der ersten Frau zu weinen. Als der Patient sagt: »Ich fühle mich ratlos!«, bemerkt der Stellvertreter seiner Symptomatik: »Wenn er das sagt, wird mir gleich wieder warm, und ich möchte näher treten.«

Ich bestätige: »Das macht Sinn, denn im Grunde warst du ja eine Lösung!«

Auf meine Frage an die Stellvertreterin der ersten Frau, ob es denn etwas gäbe, das der Mann tun könne, bemerkt sie seufzend: »Er hat schon genug gemacht, ich kann ihn nicht mehr richtig anschauen, ich fühle mich allein gelassen.« Hier wird deutlich, dass die Schwere, die sie trägt, woanders herkommt, vermutlich aus ihrer Herkunftsfamilie.

Also frage ich den Patienten nach ihrem Namen und schlage ihm vor zu sagen: »Liebe M., jetzt sehe ich, was du trägst, und jetzt achte ich es.« Als er es sagt, entgegnet die Stellvertreterin: »Ich glaube es ihm nicht.«

Der Patient bestätigt resigniert: »Es stimmt, sie wird es mir nicht glauben.«

THERAPEUT: »Man sieht, dass hinter ihr viel Schweres wirkt aus ihrer Familie, und im Grunde hast du damit wenig zu tun, doch wenn es nicht geachtet ist, gibt sie dich nicht frei. – Was weißt du aus ihrer Familie?«

PATIENT: »Ihre Eltern ließen sich scheiden, als sie klein war. Ihr Großvater war ein Eigenbrödler, er wurde mit 38 Jahren zwangspensioniert und verbrachte den Rest seines Lebens im Schrebergarten. Mit ihm war sie immer sehr eng verbunden.«

THERAPEUT: »Ich gehe dem jetzt nicht weiter nach. Wesentlich ist, wenn es dir gelingt zu achten, was sie trägt, sieht sie dich an, und das ist es, was mir in diesem Rahmen möglich erscheint.«

PATIENT: »Es ist gut für mich. Es verschwindet gerade eine jahrelange Unzufriedenheit und Missachtung. Dass sie mich ansieht, ist wirklich neu!«

Am Morgen des nächsten Tages berichtet der Patient freudig, dass er seit langem eine ruhige Nacht hatte, da er nur dreimal auf die Toilette musste, statt der üblichen sechs bis sieben Mal.

Anders als in den beiden vorherigen Beispielen, in denen es um Symptombildungen in der Paarbeziehung ging, entwickelte eine etwa

55-jährige Frau kurz nach ihrer Scheidung eine Allergie, unter der sie bereits vorübergehend in ihrer Kindheit litt. Mit dieser Trennung von ihrem Mann war die Patientin wieder »frei« geworden, für ihre Mutter die Mutter zu vertreten, die diese bei ihrer Geburt verloren hatte. Über das Lösen aus dieser Parentifizierung kam es zu einem nachhaltigen Rückgang der allergischen Reaktionen.

Das folgende Beispiel zeugt von der Bereitschaft der Kinder, ihre Eltern mithilfe einer Krankheit einzubinden und zu halten, auch wenn es sie das Leben kosten kann. (Die Zitate im Aufstellungsbericht entstammen dem Krankheitsbericht der Mutter und vier Arztberichten im Rahmen von Klinikaufenthalten des Sohnes.)

Die Scheidung: »Versteht ihr euch jetzt endlich besser?« (Morbus Crohn des Sohnes)

Eine Frau, Mutter von drei Kindern, besucht eine Aufstellungsgruppe, um Hilfe für einen ihrer Söhne zu finden. Der mittlerweile junge Mann ist seit vielen Jahren an Morbus Crohn erkrankt und leidet wiederkehrend an lebensbedrohlichen Krankheitsschüben. Laut Bericht der Mutter begann der »Leidensweg« des damals 14-jährigen Sohnes mit der Scheidung der Eltern. Der Vater hat die Familie verlassen, um eine neue Partnerschaft mit einer jungen Frau einzugehen. Er »verzichtete auf das Haus und den Kontakt zu den Kindern«.

Etwa ab diesem Zeitpunkt stoppte das Wachstum des Sohnes, er verlor zunehmend an Gewicht (30 kg), und auch die Pubertät setzte nicht ein. Über mehrere Jahre hinweg wurden Ärzte konsultiert, jedoch ohne eine wirkliche Besserung zu erreichen. Die beständigen Bauchschmerzen wurden nicht in die Diagnosen einbezogen.

Nach drei Jahren ohne durchgreifenden Erfolg wurde dem Sohn eine Kur verschrieben. Der dortige Kurarzt vermutete einen Abszess im Bauchraum, und der Sohn wurde in eine Klinik überwiesen. Als sich die Verdachtsdiagnose bestätigte, wurde er sofort operiert.

Die Diagnose nach erfolgter Operation lautete:

»Großer von der Leber bis in den Oberschenkel reichender Psoasabszess«, der seine Ursache »in einem gedeckt perforierten

Morbus Crohn mit Darmfisteln und einer Blasenfistel« hat (1. Arztbericht, 1994).

Durch die dramatische Entwicklung des Gesundheitszustandes des Sohnes nahm der Vater zum ersten Mal wieder Kontakt mit der Familie auf. Die vorher bestehenden starken Spannungen zwischen Vater und Mutter rückten angesichts der Krankheit des Sohnes in den Hintergrund.

Mit dem Satz des Sohnes: »Versteht ihr euch jetzt endlich wieder besser?« verbesserte sich sein Gesundheitszustand stetig. Die Pubertät setzte spontan ein, und er nahm an Gewicht zu.

Seine Gesundheit stabilisierte sich in den folgenden Jahren zunehmend, jedoch traten bei Trennungssituationen innerhalb der Familie, wie die Heirat des Vaters und sein Umzug und der einjährige Auslandsaufenthalt einer Schwester, wieder kleinere Abszesse im Bauchraum auf, die operativ behandelt werden mussten.

Im Jahr 2002 kam es nach der Trennung einer langjährigen Beziehung des Sohnes mit seiner damaligen Partnerin neuerlich zu einer dramatischen Situation.

»Die Aufnahme (ins Krankenhaus) erfolgt mit dem klinischen Bild eines gut mannfaustgroßen Abszesses im rechten Unterbauch, einhergehend mit septischen Fieberschüben. Im Rahmen der operativen Revision des Bauchdeckenabszesses zeigt sich eine Bauchdeckenfistel, aus der sich auch etwas Stuhl entleert« (2. Arztbericht, 2002).

Es gelingt, den Patienten zu stabilisieren und nach einigen Wochen Aufenthalt in der Klinik wieder nach Hause zu entlassen. »Nach Rücksprache mit dem Internisten entschließt man sich zu einer immunsuppressiven Langzeittherapie, anfänglich kombiniert mit Cortison.«

Im Jahre 2003 erfährt die Mutter von der Methode der Systemaufstellung, und aufgrund des labilen Gesundheitszustandes des Sohnes beschließt sie, eine Wochenendgruppe zu besuchen und für ihren Sohn eine Aufstellung zu machen.

Diese zeigt, dass die Mutter an ihren Vater gebunden ist, da sie mit einer früheren Partnerin ihres Vaters identifiziert ist. Damit ist sie nicht wirklich frei für die Beziehung zu ihrem Mann. Indem sie diese Bindung an ihren Vater anerkennt, ist es ihr möglich, ihren Teil der Verantwortung für das »Nicht-Gelingen« der Beziehung zu ihrem Mann zu übernehmen. Sie kann ihre bisher vorherrschende Wut auf ihren Mann zurücknehmen und so einer Hinbewegung und Annäherung des Sohnes zu seinem Vater zustimmen.

Zu dem Stellvertreter des Sohnes schlage ich ihr vor zu sagen: »Mein lieber Sohn, was immer mich auch bindet, ich bleibe immer deine Mutter, und du bleibst immer mein Sohn.« Den Stellvertreter des Sohnes bitte ich zur Mutter zu sagen: »Liebe Mama, was immer dich auch bindet und wohin es dich auch zieht, ich stimme zu.«

Gemäß dem Bericht der Mutter hat sich der Gesundheitszustand des Sohnes nach der Aufstellung deutlich gebessert und über vier Jahre konstant stabil gezeigt. Dies belegt auch der Bericht einer ärztlichen Nachuntersuchung aus dem Jahre 2004:

»Der Patient fühlt sich rundherum wohl, er ist ein ausgezeichnetes Beispiel für den großen Einfluss eines sonnigen Seelenzustandes auf den Darm«. »Seitens der chronisch entzündlichen Darmerkrankung« befindet sich der Patient »in anhaltender kompletter Remission« (3. Arztbericht, 2004).

Nach den vorliegenden Berichten der Mutter hat sich der Sohn in dieser Zeit »zu einem völlig ausgeglichenen, fröhlichen Menschen entwickelt«. Der Mutter-Sohn-Kontakt wird »herzlich distanziert und ungezwungen«.

Nach mehrjähriger harmonischer Beziehung heiratet der Sohn im Frühjahr 2006.

Auch der vorläufig letzte Arztbericht spricht davon, dass sich der Patient »erfreulicherweise weiter in einer anhaltenden Remission befindet« (4. Arztbericht, 2006).

Gut ein Jahr nach der Hochzeit stellt sich bei ihm jedoch eine neue »Sinnkrise« ein. Er spricht davon, mehr Freiraum zu benötigen, und zieht sich zunehmend von allen ihm nahe stehenden Menschen zurück.

In dieser für ihn äußerst schwierigen Zeit verschlechtert sich sein Gesundheitszustand deutlich. Wiederum beginnt ein Abszess zu wachsen, und es besteht die hohe Wahrscheinlichkeit, dass er für eine weitere Operation in die Klinik muss

In großer Sorge um die Gesundheit des Sohnes und seine Ehe entschließt sich die Mutter im Januar 2008, noch einmal eine Aufstellungsgruppe zu besuchen. Ohne Informationen für die

Stellvertreter bitte ich sie, erneut die Gegenwartsfamilie mit Vater, Mutter und dem kranken Sohn aufzustellen. Es zeigen sich ähnliche Zusammenhänge und Lösungsschritte wie in der Aufstellung im Jahre 2003.

Der Bericht der Mutter über die Nachwirkung der Aufstellung spricht für sich selbst:

Lieber Stephan,
es ist wie ein Wunder. Der Abszess meines Sohnes ist von »alleine« um vieles kleiner geworden. Er muss wahrscheinlich nicht ins Krankenhaus, und er hat heute spontan seine Frau von der Arbeit abgeholt und zum Essen eingeladen. Deine Hilfe hat wieder gewirkt.
Vielen Dank!
B.

Das Besondere an diesem Beispiel ist, wie die veränderte Haltung und Sichtweise der Mutter nach der Teilnahme an einer Aufstellungsgruppe wiederholt eine Verbesserung der Symptomatik bei ihrem Sohn herbeigeführt hat, ohne dass sie diesem von ihrer Arbeit erzählt hat!

2.4.3 Krankheit und inzestuöse Beziehung

Entsteht in einer Paarbeziehung aufgrund anderweitiger Bindungen ein Ungleichgewicht in der Disponibilität der Partner füreinander, so gerät ein Kind dadurch manchmal in eine inzestuöse Beziehung, die zu einer Symptombildung führen kann. Dies zeigen die nächsten Fallbeispiele, und die Kinder weisen mit ihren Symptomatiken auch indirekt auf den relevanten Themenbereich in der Familie hin.

Die Todessehnsucht: »Mein liebes Kind, ich bleibe.« (Ausbleibende Monatsblutung der Tochter)

Eine Frau besucht eine Aufstellungsgruppe für Kranke, da ihre Tochter seit vier Jahren keine Menstruation mehr hat. Als die Tochter drei Jahre alt war, hat sich die Klientin vom Vater der Tochter getrennt. Sie lebt jetzt in einer neuen Beziehung und hat mit diesem Mann einen 4-jährigen Sohn. Dieser wurde geboren, als die Tochter 15 Jahre alt war. Etwa zwei Monate vor der Geburt des Halbbruders blieb ihre Regelblutung aus. Jetzt ist sie 19 Jahre alt.

In der Aufstellung des Gegenwartssystems (Frau, beide Männer, Tochter, Sohn) zeigt sich die Sehnsucht der Mutter zu ihrem

Vater, der starb, als sie vier Jahre alt war. Die Stellvertreterin der Klientin nimmt in der Aufstellung weder ihren ersten Mann, noch den zweiten, noch ihre Kinder wahr. Erst als ein Repräsentant für ihren Vater aufgestellt wird, erwacht sie zum Leben und möchte ihm nahe sein.

Mit dieser Sehnsucht der Mutter zu ihrem verstorbenen Vater gerät die Tochter in eine Missbrauchsdynamik mit dem zweiten Mann der Mutter. Ein Kind verstärkt die Bindung der Mutter an ihren neuen Partner, festigt die Beziehung und erhöht den Druck auf die Tochter, stellvertretend für die Mutter auszugleichen. Vielleicht stellt ihr Körper als Schutz die Periode ein, um zu signalisieren, dass sie ein Kind ist.

Als große Entlastung erlebt die Stellvertreterin der Tochter die Sätze ihrer Mutter zu deren Vater: »Lieber Papa, jetzt achte ich dein Leben, und deinen Tod. Das Wichtigste habe ich, und das nehme ich jetzt auch. Ich nehme es, und ich achte es, indem ich gut auf mich schaue. – Auch wenn du mir fehlst, jetzt bleibe ich, solange ich darf, bei meinem Mann und bei meinen Kindern.« Und zur Tochter: »Mein liebes Kind, ich bleibe!«

Das Versprechen am Sterbebett
(Patientin mit persistierender Blasenentzündung)

Eine ähnliche Familiendynamik zeigte sich in einer Arbeit mit einer etwa 25-jährigen Patientin, die seit neun Jahren an immer wiederkehrenden Blasenentzündungen leidet. Der Vater der Patientin starb an einer Krebserkrankung, als sie sechs Jahre alt war. Seine schwere Krankheit zog sich über viele Monate hinweg, und die Mutter pflegte ihn mit großer Fürsorge zu Hause. Er war, wie sie sagte, der »Mann ihres Lebens«. Am Sterbebett gab sie ihm das Versprechen, treu zu bleiben. Acht Jahre nach seinem Tod trat nun doch ein anderer Mann in ihr Leben. Als die Mutter und der neue Partner Pläne machten, gemeinsam ein neues Haus zu bauen und zu heiraten, begannen die Beschwerden der Tochter.

Die Aufstellung brachte ans Licht, dass die inzwischen wieder verheiratete Mutter in der Tiefe ihrer Seele nicht frei für ihren zweiten Mann ist. Als dieser in der Folge auf die Stellvertreterin der Tochter schaute, bestätigte die Patientin, dass es ihr immer unangenehm war, mit ihrem Stiefvater alleine im Haus zu sein, obwohl es keinerlei äußeren Anlass für diese Empfindung gab.

Die Stellvertreterin für die Symptomatik der Patientin zog sich aus der Aufstellung zurück, als diese sich aus dem Bereich zwischen ihrer Mutter und dem neuen Lebenspartner zurückzog.

Chronische Blasenbeschwerden bei Frauen deuten manchmal auf ein ihnen unbewusstes »Nein« zu einem Mann. Inwieweit die Patientin in diesem Beispiel die Symptome für ihre Mutter übernimmt oder ob sie sich mit der Symptomatik vor dem Lebenspartner der Mutter schützt, bleibt für die Lösung unbedeutend. Eine Erleichterung ihrer Beschwerden erfuhr die Patientin, nachdem sie den Zusammenhang ihrer Symptomatik mit dem unbewussten Konflikt ihrer Mutter erkannte. Mit einer Verneigung vor ihrer Mutter im Rahmen der Aufstellung konnte sie ihre Achtung ausdrücken und bei der Mutter lassen, was zu ihr gehörte.

Die beiden folgenden Beispiele betreffen Beschwerden, die als direkte Folge von sexuellen Übergriffen auftraten oder sich dadurch verstärkten.

Die Vergewaltigung: »Liebe Mama, es war schwer für mich.« (Patientin mit psychogenem Stimmverlust)

In einer Weiterbildungsgruppe bittet mich eine Patientin, die an chronischer Heiserkeit bis hin zu vollständigem Stimmverlust (Aphonie) leidet, um Unterstützung. Selbst als Therapeutin tätig, erlebt sie die seit mehr als 20 Jahren bestehende Symptomatik als große Belastung.

Ohne weitere Informationen zu erfragen, bitte ich die Patientin, Stellvertreter für sich selbst und für ihre Symptomatik aufzustellen. Diese betrachten sich eine Weile, sind jedoch nicht aneinander interessiert. Die Frage nach ihrem Befinden ergibt, dass sie kaum Bezug zueinander fühlen.

Als die Patientin meiner Anweisung folgend Stellvertreter für ihre Eltern dazustellt, entwickeln die Stellvertreter für die Patientin und ihre Symptomatik zunehmend gegenseitiges Interesse, gehen spontan aufeinander zu und umarmen sich. Die Stellvertreterin der Mutter wendet sich von allen ab und möchte zu keiner der aufgestellten Personen Kontakt aufnehmen. Der Stellvertreter des Vaters schaut auf seine Tochter und beginnt, sich langsam mit kleinen Schritten zu nähern. Die Stellvertreterin der Tochter schaut mit Misstrauen zum Vater. Je näher er kommt, umso enger schmiegt sie sich an die Symptomatik.

Eine erotisch-inzestuöse Beziehung wird zunehmend sichtbar, und als ich dies anspreche, berichtet die Patientin, dass sie mit 17 Jahren von einem Nachbarn vergewaltigt wurde. Ihren Eltern hat sie nie davon erzählt. Hier vermute ich die Verbindung zur Symptomatik.

Auch diese Aufstellung bestätigt die Beobachtung, dass eine Vergewaltigung oft ein verschobener Inzest ist. Sie zeigt die inzestuöse Beziehung zwischen Vater und Tochter, zum Täter wird in diesem Fall der Nachbar.

Erzählt die Tochter, was vorgefallen ist, so bringt sie damit diese Familiendynamik ans Licht und müsste demzufolge auch die Bindung ihrer Mutter anerkennen. Es ist leichter, nicht zu sprechen, als sich diesem Schmerz zu stellen und die Mutter gehen zu lassen.

Ich unterbreche die Aufstellung an dieser Stelle, entlasse alle Stellvertreter bis auf die Stellvertreterin der Mutter und bitte diese, sich der Patientin gegenüberzustellen. Die Patientin kann ihre Mutter zunächst nicht ansehen. Mit gesenktem Kopf schaut sie verschlossen zu Boden. Schließlich biete ich ihr an zu sagen: »Liebe Mama, es war schwer für mich.« Zögernd hebt sie ihren Kopf und wiederholt die Worte. Die Stellvertreterin der Mutter nickt beipflichtend, Tränen treten ihr in die Augen, und sie sagt aus eigenem Impuls: »Es tut mir leid!« Ich schlage ihr noch vor zu sagen: »Jetzt sehe ich, was du für mich getragen hast, und ich nehme es jetzt.« Da beginnt auch die Patientin zu weinen, und die Stellvertreterin der Mutter nimmt sie in den Arm. So hält sie ihre Tochter lange, und eine versöhnende Bewegung kann ihren Anfang nehmen.

Ein halbes Jahr später treffe ich die Patientin wieder, und sie berichtet erfreut, dass Bewegung in ihre Symptomatik gekommen ist. Sie leidet nur noch sporadisch an der situationsbedingten Sprachblockade. Die Beziehung zu ihrer Mutter hat sich sehr verbessert.

Ich bitte sie, ihre Erfahrungen in einem Bericht festzuhalten, den ich hier in Auszügen wiedergebe:

»Sprechen ist mir nie leicht gefallen. Es war immer schwierig für mich zu sagen, was ich wollte, schon als Kind versagte mir dabei die Stimme. Diese Schwierigkeit besteht zwar noch immer, doch seit der Aufstellung ist es, als ob zwischen diesem Symptom und mir jetzt eine Verbindung besteht. Ich habe durch die Aufstellung verstanden, warum ich diese Symptomatik habe. Ich wollte meiner Mutter auf keinen Fall zur Last fallen. Jetzt empfinde ich das ›Etwas-nicht-sagen-können‹ als einen Teil von mir, als wie zu mir gehörend. Ich habe durch die Aufstellung Abstand gewonnen und kann jetzt mit mehr emotionaler Distanz auf meine Symptomatik schauen. Dadurch gewinne ich zunehmend die Kraft, das auszudrücken, was ich empfinde. Neu ist für mich, dass ich immer öfter sprechen und mich dabei sogar wohl fühlen kann und dass meine Stimme klingen und gehört werden darf. Dafür bin ich sehr dankbar!«

Der sexuelle Missbrauch: »Jetzt lasse ich es bei dir, mit Liebe!« (Patient mit Alpträumen)

Ein etwa 75-jähriger Mann kommt auf Empfehlung seiner Tochter in eine Aufstellungsgruppe. In der Vorstellungsrunde berichtet er, dass er seit seiner Kindheit jede Nacht denselben Alptraum hat. Als er neun Jahre alt war, hat sein damals 19-jähriger Bruder ihren Vater erschossen. Seine Mutter kam in der Folge in eine Klinik und gab ihn in ein Priesterseminar. Dort wurde er jede Nacht von einem Priester sexuell missbraucht. Als er 16 Jahre alt war, hatte er die Kraft, aus dem Orden auszutreten. Er fühlt sich eigentlich im Reinen mit seiner Vergangenheit, doch träumt er jede Nacht von den traumatischen Erlebnissen im Seminar.

Nach der Eingangsrunde machen wir eine Pause, und als ich im Anschluss frage, wer arbeiten möchte, hebt er als Erster die Hand. Ich bin einverstanden, mit ihm zu beginnen, und erkundige mich neuerlich nach dem guten Ergebnis der Arbeit für ihn. Er gibt zur Antwort: »Wenn die Alpträume vorbei wären und ich in Frieden schlafen könnte.«

Ich bitte ihn, drei Stellvertreter für seinen Vater, seine Mutter und für ihn selbst aufzustellen. Die Stellvertreterin der Mutter fühlt sich weder mit ihrem Mann noch mit dem Sohn verbunden. Ich bitte sie, ihrer Bewegung zu folgen, und sie tritt langsam aus dem Stuhlkreis der Teilnehmer und legt sich schließlich auf den Boden.

Der Patient schaut mich an, nickt und sagt mit einem Seufzer: »Ja, so ist es.«

Ich gebe ihm die nötige Zeit, seinem Schmerz darüber Raum zu geben, und sage schließlich zu ihm: »Ich werde dir jetzt etwas vorschlagen, was du im Moment vermutlich nicht verstehen wirst und auch nicht musst.« Er sagt: »Ich habe Vertrauen.«

Ich entlasse seinen Stellvertreter und den seines Vaters aus der Aufstellung, bitte die Stellvertreterin der Mutter aufzustehen und stelle sie ihm mit etwa einem Meter Abstand gegenüber. Ich sage zum ihm: »Schau deiner Mutter in die Augen und sage: ›Liebe Mama, was ich für dich getragen habe, das habe ich mit Liebe getragen, doch jetzt ist es vorbei. Jetzt lasse ich es bei dir, mit Liebe.‹«

Als der Patient diese Worte spricht, fällt er wie in eine Trance, weint bitterlich, sinkt vom Stuhl auf die Knie und verneigt sich vor seiner Mutter bis auf den Boden. Die Stellvertreterin der Mutter will ihn aufheben, doch ich gebe ihr zu verstehen, dass sie den Prozess des Sohnes nicht unterbrechen soll. Als der Patient wieder langsam zu sich kommt, gebe ich ihr ein Zeichen. Sie geht zu ihm, nimmt seine Hände vom Boden auf, und er richtet sich auf. Jetzt kniet er vor seiner Mutter, und sie umarmt ihn lange.

Offensichtlich war der Patient von einer Bewegung ergriffen, die er nicht mehr steuern konnte, denn plötzlich schaut er mich fragend an und sagt: »Ich weiß nicht, was geschehen ist.« Ich gebe ihm zu verstehen, dass er es nicht begreifen und auch nicht erinnern muss.

Am nächsten Morgen kommt er strahlend in die Gruppe und sagt in der Morgenrunde: »Ich weiß noch immer nicht, was gestern hier geschehen ist, aber ich habe heute Nacht wunderbar geschlafen. Es war die erste Nacht seit Jahren ohne Alptraum.«

Aufgrund seiner sehr offenen und natürlichen Art wird er gerne als Stellvertreter ausgewählt und stellt sich auch gerne zur Verfügung. Jedoch lehnt er am Nachmittag des zweiten Tages die Anfrage einer Kursteilnehmerin mit der Begründung ab, er möchte nicht immer für diese »bösen« Männer stehen. Ich greife seine Antwort auf und sage: »Vielleicht wirst du gebeten, sie zu vertreten, damit es dir gelingt, in Einklang zu sein mit dem bösen Mann in deiner Familie.« Diese Worte rühren ihn zu Tränen.

Am dritten Tag wählt ihn eine Gruppenteilnehmerin wiederum als ihren Vater aus. Dieser hat den eigenen Vater sein ganzes Leben lang abgelehnt, weil er als SS-Offizier am Genozid der Juden beteiligt war. Als er als Stellvertreter des Vaters vor dessen Vater steht, hat er das Gefühl, in Ohnmacht zu fallen. Jedes Mal, wenn er die Augen schließt, fällt er in seine eigene Geschichte und sieht seinen Bruder vor sich stehen, der den Vater tötete. Als er sich auf meine Aufforderung hin vor dem Täter verneigt, kehrt ein tiefer Friede in seiner Seele ein.

Am Ende des Kurses sagte er in der Abschlussrunde: »Es ist mir ein Rätsel, was hier geschieht, aber ich fühle mich wie neugeboren, und ich glaube nicht, dass es nur mein guter Schlaf ist, den ich seit gestern habe, sondern es ist das tiefe Gefühl eines inneren Friedens.«

Als mich die Tochter des Patienten im Januar 2008 im Rahmen einer Aufstellungsgruppe von ihrem Vater grüßt, bitte ich sie, ihn zu fragen, ob er mir in Kürze mitteilen könnte, ob sich für ihn seit der Aufstellung etwas verändert hat. Diesem Wunsch ist der Patient gerne nachgekommen, und ich gebe seine Zeilen hier ohne Änderungen wieder.

Lieber Stephan!
Meine Tochter hat mich gebeten, dir von meinen Eindrücken zu berichten:

In der Aufstellung am 1. Juni 2006 thematisierte ich die pädophilen Erlebnisse meiner Jugend mit einem Theologen. Leider kann ich mich an die Aufstellung selbst nicht erinnern, jedoch kann ich mit ziemlicher Sicherheit sagen, dass diese Ereignisse seither gänzlich aus meiner Gedankenwelt verschwunden sind!

Herzliche Grüße und nochmals vielen Dank!

H.

Im therapeutischen Umgang mit Inzest und sexuellem Missbrauch gilt es zu prüfen, inwieweit der oder die Betroffene bereits genügend Distanz gefunden hat, sich dem Erlebten zu stellen. Solange der oder die Betroffene in der Entrüstung und dem Vorwurf gefangen ist, kann sich eine lösende Bewegung nur schwer entfalten. In beiden beschriebenen Beispielen gab es diese Distanz, und so war es hier möglich, ganz lösungsorientiert zu arbeiten. Das heißt, dass die traumatischen Ereignisse selbst so wenig wie möglich Raum bekommen und der Vater oder Täter nicht in den Lösungsprozess einbezogen wird. Ich wage, zur Diskussion zu stellen, dass das Anerkennen der Bindung der Mutter, die sich meist in der Aufstellung der Herkunftsfamilie dieser Patienten zeigt, für die Entwicklung einer befreienden und heilsamen

Haltung und Einstellung im Umgang mit diesen äußerst belastenden Erlebnissen vorrangig von Bedeutung ist.

Wenn, wie hier, die Täter für den Vollzug einer Lösung bewusst nicht einbezogen werden, so sollen die Täterschaft und Schuld nicht ungesehen bleiben oder gar ausgegrenzt werden. Ein Verzicht auf deren Einbindung in die Lösungsprozesse des Patienten soll nur ihrer Optimierung und Verdichtung dienen, sodass die lösende Liebe des Kindes im Vordergrund steht.

2.5 Krankheit und das Bedürfnis nach Ausgleich und Sühne

»Geteiltes Leid ist doppeltes Leid.«
Bert Hellinger

Neben der Sehnsucht nach Nähe zu den Eltern und dem Bedürfnis nach Zugehörigkeit waltet tief in der Seele ein generationenübergreifendes Streben nach Gerechtigkeit und Ausgleich. In manch chronischem Krankheitsgeschehen folgt der Patient unbewusst diesem Bedürfnis, sei es aus Sühne oder zur Entlastung von Schuldgefühlen nach wirklicher oder vermeintlicher Schuld.

Häufig wird als Schuld empfunden, was tatsächlich schicksalhaft ist und keinem persönlichen Einfluss unterliegt, wie zum Beispiel der Tod der Mutter bei der Geburt eines Kindes oder wie im folgenden Fallbeispiel der Tod von jüngeren Geschwistern des Patienten aufgrund einer Unverträglichkeit des Rhesusfaktors.

Die Rhesusunverträglichkeit:
»Ich bleibe, solange ich darf, dann komme ich auch!«
(Patient mit Immunschwächekrankheit AIDS)

Der Patient ist ein etwa 45-jähriger Mann, der sich vor mehr als 20 Jahren durch Drogenkonsum mit dem HIV-Virus infiziert hat. Nach seinen Angaben ist er seit der Diagnosestellung sehr bemüht, bewusst und gesund zu leben. Die meiste Zeit ist er beschwerdefrei, doch treten von Zeit zu Zeit langwierige Krankheitskrisen auf, in denen er zunehmend bemerkt, wie eingeschränkt seine Vitalität und Abwehrkraft sind. Aktuell hat er seit etwa drei Monaten einen chronischen Infekt der Atemwege, der ihn über die Maßen schwächt, sodass er unter ausgedehnter Kraftlosigkeit und großer Müdigkeit leidet. Aus diesem Grund kann er täglich nur wenige Stunden an der Aufstellungsgruppe teilnehmen.

Nach Klärung des Beschwerdebildes bitte ich ihn, einen Stellvertreter für sich selbst innerhalb des Stuhlkreises aufzustellen. Dieser steht, nachdem er aufgestellt wurde, auf schwachen Beinen und schaut mit unruhig suchendem Blick auf den Boden. Wiederholt fixiert er mit Schrecken in den Augen einen Ort am Boden, doch sogleich gleitet er wieder zurück in die anhaltend suchende Bewegung. Auf eine Andeutung meinerseits, dass der Stellvertreter wie ein Lebender auf mich wirkt, der auf mehrere Tote schaut, bestätigt der Patient, dass er das einzige lebende Kind seiner Eltern ist. Nach ihm seien aufgrund einer Rhesusunverträglichkeit vier Geschwister tot zur Welt gekommen oder unmittelbar nach der Geburt gestorben. Aufgrund dieser Information bitte ich vier Gruppenteilnehmer, sich stellvertretend für diese Kinder auf den Boden zu legen. Das bisher verstörte Gesicht des Stellvertreters des Patienten entspannt sich, er kniet sich zu seinen Geschwistern auf den Boden und sucht sich schließlich einen Platz unter ihnen. Dabei ist er bemüht, sich so zu legen, dass er zu allen Körperkontakt hat. Als er seine Position gefunden hat, schließt er zufrieden die Augen.

Der Patient ist sehr bewegt von diesem Anblick und sagt: »Ich fühlte mich immer schuldig dafür, dass ich lebe, und auch irgendwie mitverantwortlich für den Tod meiner Geschwister! Ich dachte immer wieder, wenn ich nicht wäre, dann könnte mein Bruder leben.«

Ich schlage dem Patienten vor, seine Geschwister anzusehen und zu sagen: »Ich halte euch in Erinnerung, und ich habe euch im Herzen.« Und nach einer Weile: »Ich bleibe jetzt noch, solange ich darf, und dann komme ich auch!«

Als der Patient die Worte wiederholt, öffnet sein Stellvertreter die Augen, setzt sich auf und schaut sich um. Er bemerkt, dass er die toten Geschwister jetzt plötzlich anders wahrnimmt. Bisher konnte er sie nicht wirklich anschauen. Jetzt fühlt er sich mit ihnen verbunden und hat doch mehr Distanz. Schließlich steht er auf, tritt wenige Schritte zurück aus dem Kreis der Toten und schaut in die Runde der Teilnehmer. Ich schlage ihm vor, nochmals zu seinen Geschwistern zu schauen und den Satz zu wiederholen: »Ich bleibe jetzt noch, solange ich darf, und dann komme ich auch!«

Obwohl der Patient diesen Satz gut und kraftvoll sagen kann, wirkt sein Stellvertreter noch nicht ganz entlastet, und auch das aufgestellte Bild erscheint noch unvollständig. Also bitte ich den Patienten, noch Stellvertreter für seine Eltern aufzustellen. Für die Mutter ist der Schmerz zu groß, um auf ihre toten Kinder zu schauen. Erst als der Stellvertreter des Vaters seinen Arm um seine Frau legt, hat sie die Kraft, ihren Blick auf sie zu richten. Mit Tränen in den Augen geht sie langsam in die Knie, streicht ihnen durch das Haar und setzt sich zu ihnen. Der Patient verfolgt mit Rührung den schmerzerfüllten Versöhnungsprozess seiner Mutter. Abschließend schlage ich ihm vor zu sagen: »Liebe Mama, ich achte, was du trägst, und ich lasse es jetzt bei dir.« Mit diesen Worten des Patienten bekommt sein Stellvertreter plötzlich Farbe ins Gesicht, fühlt sich erleichtert und zieht sich noch ein paar Schritte von den Eltern und seinen toten Geschwistern zurück. Der Patient stimmt erleichtert zu, und wir beenden die Aufstellung.

Unter dieser und ähnlichen Gegebenheiten fällt es nicht leicht, das Leben und das Glück im Angesicht der Toten oder angesichts des schweren Schicksals anderer Familienangehöriger zu nehmen. So findet man bei manchen Patienten bisweilen ein geheimes Glück im Unglück, im Scheitern oder auch im Schmerz und Leid ihrer Erkrankung. Hin und wieder zeigt sich dies in einem flüchtigen Lächeln oder in einem ungewohnt gelösten Tonfall, während die Patienten von ihren Beschwerden sprechen.

Vordergründig wird die Sühne als Entlastung erlebt, doch wozu führt sie in der Wirklichkeit? Wem dient diese Form des Ausgleichs? Dem, der bezahlt hat oder leidet, bringt die Sühne des Schuldners oder desjenigen, der einen Vorteil hatte, keine Erleichterung.

Hilfreich und lösend wirkt stattdessen die Würdigung des Geschehenen, das heißt die Anerkennung der Schuld, wo es sie gibt, und der Anteil nehmende Blick auf die Geschädigten und Gestorbenen sowie die Trauer um sie.

2.5.1 Krankheit und Überlebensschuld

Von einem Bedürfnis nach Ausgleich im Schicksal zeugen auch die Schuldgefühle von Überlebenden, sei es im Krieg, bei Naturkatastrophen oder Unfällen, weil sie selbst überlebt haben und viele andere gestorben sind, oder auch weil sie denken, nicht genug getan zu haben, um andere zu retten.

Die seelischen und psychosomatischen Folgen des so genannten Überlebenssyndroms, wie Depressionen, Angstzustände, Konzentrations- und Gedächtnisstörungen, chronische Kopfschmerzen, Schlaflosigkeit etc., sind in der psychosomatischen Medizin hinreichend bekannt.

Weniger bewusst sind die über Generationen wirkenden Schicksalsbindungen in Zusammenhang mit chronischen Krankheits- und Beschwerdebildern der Kinder- und Enkelgeneration infolge der Ausgrenzung der traumatischen Ereignisse und der dabei umgekommenen oder geschädigten Personen.

Die gefallenen Kameraden: »Lieber Papa, jetzt sehe ich, was du trägst!« (Neurodermitis der Kinder)

Das Anliegen einer Teilnehmerin in einer Aufstellungsgruppe betrifft ihre Töchter im Alter von 16, 14 und 11 Jahren. Alle drei leiden seit früher Kindheit an einer schweren Neurodermitis. Dies lässt natürlich auch an eine konstitutionelle Neigung denken. Die Therapieresistenz der Beschwerden führt die Patientin in eine Aufstellungsgruppe für Kranke.

In der Familie der Patientin gibt es keine Hinweise auf besondere Vorkommnisse. Also beginnen wir die Aufstellung mit fünf Stellvertretern für ihre Gegenwartsfamilie.

Die Stellvertreter der Töchter werden von der Patientin weit abseits gestellt, als gehörten sie nicht zur Familie. Sie selbst ist verwundert über ihr aufgestelltes Bild, empfindet es jedoch nach einer erneuten Prüfung als stimmig. Bemerkenswert ist, dass alle drei Stellvertreterinnen der Töchter augenblicklich Juckreiz, eine Tochter regelrechte Schmerzen auf der Haut empfinden. Die Eltern der Kinder stehen nebeneinander, fühlen sich verbunden und haben wenig Bezug zu den Stellvertreterinnen ihrer Töchter. Keiner der Stellvertreter äußert ein Bedürfnis, sich zu verändern. Die Mutter vermisst zwar den Kontakt zu ihren Kindern, doch fühlt sie sich auch wohl an der Seite ihres Mannes.

So zeigt die Aufstellung keine Hinweise auf eine der immer wieder bei Neurodermitis beobachteten Familiendynamiken, wie einen Paarkonflikt der Eltern, in den die Kinder einbezogen sind, oder die Identifizierung der Töchter mit früheren Partnern der Eltern.

Angeregt durch eine Aufstellung, die Bert Hellinger in einer Gruppe in Glarus in der Schweiz durchgeführt hat, in der ein stark mit Neurodermitis belasteter Patient an seine Großmutter erinnerte, die bei einem Brand ums Leben gekommen ist, frage ich die Patientin, ob vielleicht auch in ihrer Familie jemand durch ein Feuer umgekommen sei. Der Patientin ist nichts dergleichen bekannt.

Als weiterführend erweist sich die zufällige Teilnahme eines Bekannten der Patientin aus ihrem Heimatdorf an diesem Seminar. Zu meinem Erstaunen bewegt ihn die Frage nach einem Brandunglück in der Familie der Patientin sehr, und er bittet, etwas mitteilen zu dürfen.

Die Patientin ist einverstanden, und er berichtet, er spiele mit dem Vater der Patientin in einer Blaskapelle, und regelmäßig, wenn sie einen bestimmten Marsch spielen würden, beginne ihr Vater zu weinen, und er müsse manchmal sogar sein Spiel unterbrechen. Das Thema des Marsches sind die im Feuersturm verbrannten Kameraden. Die Frau bestätigt, dass ihr Vater in Russland im Krieg gewesen war, jedoch nicht darüber spreche.

Nach diesem Hinweis bitte ich die Patientin, einen Stellvertreter für ihren Vater aufzustellen. Sogleich fühlen sich die Stellvertreterinnen der drei Töchter zu ihrem Großvater hingezogen und stellen sich neben ihn. Hier geht es ihnen deutlich besser, und auch dem Stellvertreter des Großvaters ist die Nähe seiner Enkelinnen angenehm. Nun bitte ich drei weitere Teilnehmer, sich als Stellvertreter für gefallene Kriegskameraden des Großvaters auf den Boden zu legen. Dieser kann den Anblick seiner toten Kameraden nicht ertragen und wendet sich ab. Stattdessen schauen die Stellvertreterinnen der Töchter wie fasziniert auf die Toten und fühlen sich zu diesen Männern hingezogen. Als sie ihrer Bewegung nachgeben wollen, greife ich ein, nehme den Stellvertreter des Großvaters an der Hand und führe ihn zwischen seine Enkelinnen und die Kameraden. Er schaut die Kameraden lange an und kniet sich weinend zu ihnen. Er streicht jedem einzeln über das Gesicht, schließt ihnen die Augen und legt sich schließlich zu ihnen. Damit fühlen sich die Stellvertreterinnen der Töchter befreit und erleichtert. Erstmals ist es ihnen möglich, sich den Eltern zuzuwenden. Als die Patientin das sieht, treten Tränen in ihre Augen, und sie bemerkt: »Ich spürte immer, dass etwas zwischen mir und meinen Kindern stand, doch ich hätte nie gedacht, dass es mit meinem Vater zu tun haben könnte.« Ich schlage ihr vor, dem Stellvertreter ihres Vaters in die Augen zu sehen und zu sagen: »Lieber Papa, jetzt sehe ich, was du trägst, und ich achte es. Bitte schau freundlich auf mich, auf meinen Mann und unsere Kinder.« Als der Stellvertreter des Vaters die Stimme seiner Tochter hört, öffnet er die Augen, richtet sich auf, und ich schlage ihm vor zu sagen: »Mein liebes Kind, es ist meins, und ich trage es.«

Die Stellvertreterin der ältesten Tochter meldet sich nach der Aufstellung zu Wort und sagt: »Als der Großvater seine Kameraden berührte, war es, als hätte er mich berührt. Ich fühlte es so, als hätte er mich gestreichelt, und meine Haut hat sich damit entspannt.«

Etwa zwei Monate nach der Aufstellung ruft mich die Patientin an und berichtet: Ihrem Vater ging es seit der Aufstellung zunehmend schlechter. Eines Nachmittags, als die Familie und Freunde versammelt waren, konnte er nicht mehr an sich halten, fing plötzlich an zu weinen und begann vom Krieg zu erzählen. In Russland wurden sie während des Rückzugs in einem Dorf eingekesselt. Drei andere Kameraden und er hatten sich von der Truppe abgesetzt. So sei ihnen die Flucht gelungen, doch alle anderen seien im Gefecht gefallen. Aus sicherer Entfernung habe er sehen müssen, wie das ganze Dorf in Flammen stand.

Die Lagerärztin: »Ich achte dein Leid, indem ich gut auf mich schaue!« (Patientin mit Migräne)

Im Rahmen einer Weiterbildung bittet mich eine homöopathische Ärztin, mit ihr zu arbeiten. Schon als Kind war ihr Leben von schweren Kopfschmerzen geprägt, die durch eine Hirnhautentzündung im Kleinkindalter ausgelöst wurden. Alles, was sie bisher unternommen hatte, um Linderung zu erfahren, blieb erfolglos. Die Patientin ist das einzige Kind ihrer Eltern. Diese trennten sich, als sie sechs Jahre alt war.

Wir beginnen die Arbeit mit der Aufstellung ihrer Herkunftsfamilie. Die Patientin wählt Stellvertreter für sich selbst, ihre Mutter und ihren Vater aus und stellt sie zueinander in Beziehung.

Am stärksten reagiert die Stellvertreterin der Mutter. Schauer laufen über ihren Körper. Sie empfindet bleierne Schwere, Angst und Entsetzen. Ich bitte die Patientin, einen Stellvertreter für ihre Symptomatik dazuzustellen. Sie wählt eine Frau aus und stellt sie hinter ihre eigene Stellvertreterin. Die Stellvertreterin der Symptomatik fühlt sich gut, empfindet sich am richtigen Platz und legt ihre Hände auf die Schultern der Stellvertreterin der Patientin. Wiederum reagiert die Stellvertreterin der Mutter am deutlichsten auf die hinzugefügte Person. Ihr Zustand verschlechtert sich zunehmend. Sie atmet schwer, und es kostet sie mehr und mehr Kraft zu stehen. Ich erkundige mich nach der Geschichte ihrer Familie.

Die Mutter der Patientin wurde 1929 als zweites Kind einer jüdischen Familie in Prag geboren. Mit der Räumung des Ghettos wurde die Familie (Vater, Mutter und zwei Töchter) in ein Lager deportiert. Laut den ungewissen Angaben der Patientin gelang ihnen mithilfe einer tschechischen Organisation die Flucht aus dem Lager in die Ukraine. Dort überlebte die Familie in den Wäldern unter anderem mit der Hilfe russischer Partisanen.

So weit die Informationen durch die Patientin. Ich bitte sie, Stellvertreter für die Eltern ihrer Mutter aufzustellen und in einem zweiten Schritt einen Stellvertreter für die Personen, die für das Überleben der Familie der Mutter bedeutsam waren. Dies bewegt die Stellvertreter der Eltern der Mutter sehr, und vor allem der Stellvertreterin der Mutter geht es jetzt deutlich besser. Alle Familienangehörigen schauen dankbar zu den Personen, mit deren Hilfe sie überlebten. Nur die Stellvertreterin der Symptomatik bleibt davon unberührt.

Die Patientin selbst ist sehr berührt von dem, was sie in der Aufstellung sieht, und sie braucht Zeit, es zu verinnerlichen. Da sich jedoch für die Stellvertreterin der Symptomatik noch nichts verändert hat, gebe ich schließlich zu Bedenken: »Ich glaube, hier fehlt noch Wesentliches. – Offen gesagt kann ich mir nicht vorstellen, wie die Flucht aus dem Lager ohne die Hilfe von Deutschen gelingen konnte!« Die Patientin schaut mich zunächst nachdenklich an, bis sich ihr Gesicht plötzlich aufhellt und sie bemerkt: »Das stimmt! – Es gab eine Ärztin im Lager, die mitgewirkt haben muss.« Sie habe das einmal von ihrer Tante, der älteren Schwester ihrer Mutter, gehört. Jahre nach dem Krieg suchte diese den Kontakt zu jener Frau, um ihr zu danken, und musste dabei erfahren, dass die Flucht ihrer Familie bemerkt wurde und die Ärztin als

Strafe für ihre Mithilfe schlimm misshandelt wurde. Wie durch ein Wunder überlebte sie die Folter, hatte jedoch ihr ganzes Leben unter schweren Spätfolgen zu leiden.

Ich bitte die Patientin, eine Stellvertreterin für diese Ärztin aufzustellen. Sie wählt eine Teilnehmerin aus, schaut ihr lange in die Augen, beginnt zu weinen und führt sie an einen Platz in der Aufstellung. Die Stellvertreterin dieser Lagerärztin fühlt starke Kopf- und Nackenschmerzen, hat sehr schwere Beine und Schmerzen in den Gliedern. Dies entspricht den Empfindungen der Stellvertreterin der Mutter. Die Patientin ist nun sehr bewegt, und ich entscheide, mit ihr direkt weiterzuarbeiten. Ich bitte sie an ihren Platz in der Aufstellung und schlage ihr vor: »Schau in die Augen dieser Frau und sage: ›Ich verdanke dir mein Leben, und ich achte, dass du dafür leiden musstest. Du gehörst dazu, und ich gebe dir einen Platz in meinem Herzen.‹« Unter großem Schmerz wiederholt sie die vorgeschlagenen Worte, und die Stellvertreterin der Lagerärztin antwortet erleichtert: »Das tut gut! Jetzt kann ich atmen und auch viel besser stehen.«

Die Patientin bemerkt: »Für mich ist das fast zu viel, ich kann das nicht ertragen, sie leiden zu sehen.«

Da antwortet die Stellvertreterin der Ärztin aus eigenem Impuls: »Dich am Leben zu sehen, bereitet mir Freude und gibt mir tiefen Frieden.« Mit diesen Worten umarmen sich die beiden und halten sich lange.

In jenem Moment, als die Patientin der Lagerärztin mit Liebe und ohne Bedauern begegnen kann, beginnt sich die Stellvertreterin der Symptomatik aus der Aufstellung zurückzuziehen.

Die Hungersnot: »Wer nährt das Blut?« (Patientin mit Anämie)

Eine Frau mittleren Alters leidet seit Jahren an einer schweren Anämie und nimmt regelmäßig Eisentabletten. Von Zeit zu Zeit erhält sie Bluttransfusionen, um den immer wiederkehrenden Mangel an roten Blutkörperchen auszugleichen.

Als ich die Diagnose der blassen und hageren Patientin höre, kommt mir spontan die Frage: »Wer nährt? – Wer ist das nährende Prinzip?«

Die Patientin versteht die Frage nicht. Ich wiederhole mit langsamer und deutlicher Stimme: »Wer nährt das Blut?«

Da die Patientin die Frage nicht einordnen kann, antworte ich: »Die Mutter!«

Als das Wort Mutter fällt, kämpft die Patientin sofort mit den Tränen und sagt: »Das macht mich sehr traurig. – Und ich sehe Bilder vom Krieg und von hungernden Menschen. – Ich bin kurz nach Kriegsende in London geboren. Es war eine schreckliche Zeit, eine unbeschreibliche Armut. Der Hunger in der Stadt war so groß, dass meine Eltern mich zu Verwandten aufs Land schickten, da sie wohl Angst hatten, ich würde es nicht schaffen. Mit 17 Jahren kam ich dann als Austauschschülerin für ein Jahr hierher in die Vereinigten Staaten. Mit 24 Jahren kehrte ich in die USA zurück und bin hier geblieben.«

Ich unterbreche die Erzählungen, wähle eine Stellvertreterin für ihre Mutter aus und stelle sie der Patientin gegenüber. Sie braucht Zeit, um sich dem Blick ihrer Mutter zu stellen, und als sie langsam eine Verbindung zulassen kann, wiederhole ich die Frage: »Wer nährt?«

Da kann die Patientin die Tränen nicht mehr zurückhalten und wendet sich voller Schmerz an ihre Mutter. Beide umarmen sich lange und innig.

Nach einer Weile biete ich ihr den Satz an: »Liebe Mama, danke! – Danke für all das, was du mir gegeben hast. Von dir habe ich das Leben. Danke!«

Die Hinbewegung der Patientin zu ihrer Mutter war gelungen, jedoch hatte die Stellvertreterin der Mutter keinen festen Stand und schaute immer wieder an eine Stelle rechts hinter ihr auf den Boden. Ihrem Blick folgend, bitte ich drei Teilnehmer als Stellvertreter für Menschen, die die Hungerperiode in London nicht überlebten, sich an den Platz zu stellen, auf den die Stellvertreterin der Mutter zuweilen schaut.

Der Anblick dieser Verstorbenen lässt die Patientin schwer atmen. Sie lehnt sich stärker an ihre Mutter, und ich schlage ihr schließlich vor, zu den Stellvertretern der Toten zu sagen: »Ich gedenke eurer, in Anerkennung an euch nehme ich, was mir geschenkt ist.«

Auf überraschende Weise weicht die Blässe mit diesen Worten aus dem Gesicht der Patientin, und sie bekommt Farbe. Ich wiederhole nochmals die Ausgangsfrage: »Wer nährt das Blut?« Jetzt nickt die Patientin wissend, schaut mich dankbar an und sagt: »Meine Mutter. Und ich spüre regelrecht, wie es in meinen Knochen arbeitet!«

Ein Jahr nach dieser Arbeit treffe ich die Patientin in einer Weiterbildungsgruppe wieder. Sie möchte ihre Erfahrungen mit der Aufstellungsarbeit vertiefen. Während einer Pause berichtet sie von der positiven Wirkung dieser kurzen Arbeit vor einem Jahr. Meiner Bitte, ihre Erfahrungen niederzuschreiben, kam sie gerne nach.

Anlass, mich als Patientin zu einer Familienaufstellung anzumelden, war die Sorge bezüglich meiner niedrigen Anzahl roter Blutkörperchen. Die Ärzte sprachen von einem möglichen Indikator für eine spätere Leukämie. Früher hatte ich Essstörungen. Ich war zunächst magersüchtig, hatte später Bulimie. Meine Mutter war mit mir schwanger, als die Bomben gegen Ende des Krieges auf London fielen. Ich wurde kurz vor Ende des Krieges geboren. Achtzehn Monate später wurde mein Bruder geboren und wäre beinahe an Unterernährung gestorben. Ich wurde zu Verwandten aufs Land gegeben, weil es dort mehr zu essen gab. In dieser Zeit hatte ich einen schlimmen Aufenthalt im Krankenhaus, nachdem ich ohne erkennbare Ursache bewusstlos wurde.

Was mir aus der Aufstellung in Erinnerung geblieben ist, ist dass eine Repräsentantin für meine Mutter vor mich gestellt wurde. Später wurden noch Repräsentanten für die während des Krieges hungernden Menschen hereingenommen.

Die Eindrücke der therapeutischen Arbeit im Rahmen der Aufstellungsgruppe, die mich nachhaltig beeinflusst haben, sind:

1. Der erste Satz, der ganz einfach die Verbindung zwischen Blut, Ernährung (Nahrung) und der Mutter herstellte. Dieser Satz brachte mein grundlegendes Thema mit meiner Mutter in den Vordergrund.
2. Als ich vor meiner Mutter saß, konnte ich in meinem Körper genau den Widerstand spüren, und gleichzeitig mein Bedürfnis, für sie da zu sein.
3. Als ich den Satz »Von dir habe ich das Leben. Danke!« sagte, konnte ich wahrnehmen, wie der Widerstand weniger und ich insgesamt weicher wurde.
4. Die Umarmung und das Gehalten-Werden.
5. Den Satz zu den im Krieg hungernden Menschen: »Ich gedenke eurer Leiden.« Mit diesem Satz habe ich meine vergangenen Essstörungen als zu mir gehörig annehmen können, und ich hatte das Gefühl »in Einklang zu kommen« mit der Schwere des Krieges, unter der drei Generationen meiner Familie so sehr gelitten haben. Ich erkannte in meinen beständigen Essproblemen eine Verbindung zwischen meinem und dem Schicksal meiner Ahnen.

Seit der Aufstellung sind dramatische Veränderungen in meinem Leben passiert. Zuerst die körperlichen: Die Anzahl meiner roten Blutkörperchen ist jetzt im normalen Bereich. Auch meine Knochendichte hat sich verbessert, und die Diagnose wurde von »Osteoporose« zu »Osteopenie« herabgestuft. Ich habe auch begonnen, ohne Einschränkungen zu essen. Ich habe zugenommen, und viele Leute sagen jetzt, wie gut ich aussehen würde. Ich fühle mich kräftig und voller Energie. Auch hat sich das Verhältnis zu meiner Mutter vertieft und wurde inniger, mit mehr Nähe von beiden Seiten. Ich weiß, dass ich einen Platz in ihrem Herzen habe und sie in meinem. Ich empfinde Liebe und Respekt für sie. Das Verhältnis zu meinen Töchtern (jetzt Ende 20) wurde herzlicher. Ich fühle mehr Verbindung zu ihnen und kann gleichzeitig besser mit Distanz umgehen. Auch das Verhältnis zu meinem Mann hat sich vertieft, und meine Psychotherapiepraxis begann zu wachsen, was ich als Zeichen wachsender Lebendigkeit sehe.

Meine Mutter hat aktuell in den letzten drei Monaten eine Serie von Erkältungskrankheiten durchgemacht. Dadurch wurde sie sehr geschwächt. In Gesprächen hat sie mir anvertraut, dass sie bemerkt, wie ihre Energie nachlässt, und ich nehme wahr, dass sie sich auf den Tod vorbereitet. Sie wird 91 Jahre im August. Während dieser drei Monate ging es mir auch sehr schlecht. Zuerst eine Magen-Darm-Grippe, dann eine schlimme Erkältung, von der ich mich nur schwer erholte. Eines Nachts bin ich mit sehr schmerzhaften Krämpfen in meinem Bein aufgewacht, genau wie meine Mutter nachts wach wird mit Krämpfen wegen der sich verengenden Arterien und Venen. Ich habe seit dieser Zeit wieder angefangen, mich ungesund zu ernähren – zu viel Zucker –, obwohl die Ärzte sagen, ich hätte mit zunehmendem Alter ein höheres Risiko, Diabetes zu bekommen, da ich bereits in den Schwangerschaften mit hohen Zuckerwerten zu tun hatte. Ich habe wieder vermehrt den Wunsch nach Nähe zu meiner Mutter gespürt, bevor sie sterben würde, und fühlte wieder Groll aufkommen über Dinge, die in meiner Pubertät vorgefallen sind.

Während dieser Aufstellungsgruppe, an der ich als Beobachter teilnahm, wurde mir bewusst, welche Verbindung zwischen dem zeitgleichen Auftreten meiner Krankheiten und meiner Sorge, dass meine Mutter sterben würde, besteht. Ich habe realisiert, dass mein Wunsch nach engerer Verbindung zu meiner Mutter und das Aufkeimen des alten Grolls aus der Pubertät eine Rückkehr zu meiner kindlichen Sehnsucht waren. Wieder wollte ich mehr von meiner Mutter bekommen, als sie geben konnte. Die Sätze der Aufstellung eines anderen Patienten, die mir Trost gespendet haben, waren: »Liebe Mama, du bist die richtige für mich.« »Was du mir gegeben hast, ist genug, und den Rest mache ich jetzt selbst.« Ich sehe jetzt, wie sehr der Krieg sie ausgelaugt hat und welche Kraft und welchen Mut es gebraucht hat, am Leben zu bleiben inmitten all des Sterbens, das sie umgab.

Die Aufstellung vor einem Jahr hat mir zum »Ja« zu meiner Mutter verholfen und zu einer Dankbarkeit dafür, dass sie mir das Leben gegeben hat. Dieses Wochenende, an dem ich nur stiller Teilnehmer war, hat mir geholfen, ihr wirklich so zuzustimmen, wie sie ist, und zu verinnerlichen, dass das, was sie mir gegeben hat, genug ist.

Bei meinem letzten Besuch habe ich meiner Mutter gesagt, sie sei für mich die Beste. Das berührte sie sehr, und ich fühlte mich danach befreit.

Ich bin zutiefst dankbar. Die Aufstellung vor einem Jahr und die Teilnahme an dieser Gruppe haben mein Leben in vielerlei Gesichtspunkten auf heilsame Weise verändert.

Herzlich,

K.

Die jüdische Vergangenheit: »Ich gehöre zu euch!« (Patient mit Diabetes Typ-2)

In einer Ausbildungsgruppe wird mir von einem Arzt ein etwa 55-jähriger Mann vorgestellt. Im Alter von 25 Jahren entwickelte er Diabetes, ein Jahr nach dem Tod seines Vaters, der an den »Spätfolgen des Krieges« starb.

Das gesunde Aussehen dieses Patienten vermittelt den Eindruck, dass dieser gut auf sich schaut. Die Frage nach seiner Lebensweise beantwortet er mit »angesichts der Erkrankung sehr bewusst«.

Also bitte ich ihn, Stellvertreter für seinen Vater, für seine Mutter und für sich selbst aufzustellen.

Vater und Mutter schauen in der Aufstellung in verschiedene Richtungen. Sie fühlen sich nicht verbunden und zeigen kein Interesse füreinander. Der Stellvertreter des Patienten steht zwischen ihnen und fühlt sich verloren. Da keine Bewegung in diesem aufgestellten Bild des Patienten zu erkennen ist, schlage ich vor, einen Stellvertreter für seine Krankheit dazuzustellen.

Am deutlichsten reagiert der Vater auf den neuen Stellvertreter. Dies weist auf eine mögliche Verknüpfung der Krankheit des Patienten mit Ereignissen in der Familie des Vaters hin. Diese ist jüdisch, und der Vater hat als Einziger seiner Familie Auschwitz überlebt.

Ich bitte Teilnehmer, sich als Stellvertreter für die in Auschwitz umgekommenen Angehörigen des Vaters, das sind seine Eltern sowie die Großmutter väterlicherseits, zur Verfügung zu stellen, und führe sie in die Aufstellung. Der Stellvertreter des Vaters kann den Anblick seiner ermordeten Eltern nicht ertragen und wendet sich betroffen von ihnen ab.

An dieser Stelle bitte ich den Patienten selbst, seinen Platz in der Aufstellung einzunehmen. Vorsichtig schaut er zu den ermordeten Ahnen. Aus eigenem Antrieb verneigt er sich tief vor ihnen, bis auf den Boden, so wie er es vielleicht in anderen Aufstellungen schon gesehen hat, und legt sich schließlich bäuchlings vor sie, sein Gesicht zum Boden gekehrt mit nach vorne ausgestreckten Handflächen nach oben. So hält er eine Weile inne und weint. Als er wieder aufblickt, lasse ich ihn sagen: »Ich bin euer Sohn. – Ich gehöre zu euch. – Und jetzt nehme ich es (das Leben), auch zu diesem Preis.« (Gemeint war hier die Anerkennung seiner jüdischen Herkunft mit der Zustimmung zum Schicksal seines Volkes. Als er in der Befragung von seinen jüdischen Wurzeln sprach, war mir deutlich geworden, dass diese Zustimmung für ihn eine große Herausforderung war.)

Er bleibt noch eine Weile liegen, steht dann auf, umarmt zuerst seine Großmutter, dann seinen Großvater und schließlich auch die Urgroßmutter.

Vielen Nachkommen von Überlebenden fällt es schwer, ihr Leben ganz zu nehmen, und sie schränken sich ein, weil sie sich aus unbewusster Loyalität zu den Opfern schuldig fühlen, wenn es ihnen gut geht.

Ein Jahr nach der Aufstellung treffe ich diesen Mann wieder. Er berichtet, dass sich sein Zuckerhaushalt seit der Aufstellung kontinuierlich verbessert hat. Nach etwa einem halben Jahr konnte ihn sein Arzt von Insulinspritzen auf Tabletten umstellen, und auch diese hat er seither langsam reduziert, sodass er im Moment bei einer Minimaldosierung angelangt ist.

In Aufstellungen wurde immer wieder deutlich, dass Diabeteskranke nicht von ihren Eltern nehmen können oder dürfen. Auch in diesem Beispiel war das Nehmen durch die Eltern generationenübergreifend unterbrochen. Bei mehreren Patienten, die an Diabetes Typ-2 erkrankt sind, haben Aufstellungen zu besserem Coping und auch zur Abschwächung des Krankheitsbildes geführt.

In der Aufstellungsarbeit mit Patienten jüdischer Abstammung ist die Anerkennung ihrer Zugehörigkeit zum Judentum als Schicksalsgemeinschaft wiederholt als wichtiges Thema ans Licht gekommen, auch dann, wenn die jüdische Herkunft für die Patienten selbst als nicht bedeutsam erlebt wird. Angesichts der vielen Toten bereitet die tiefe Zustimmung und Identifizierung mit der jüdischen Identität Angst und kann zu unbewusster Abwendung und Ausgrenzung führen.

Ich erinnere mich, diese Dynamik in der Aufstellungsarbeit mit einer Familie gesehen zu haben, deren 8-jähriger Sohn an einer Gehirnentzündung als Komplikation nach einer Maserninfektion erkrankt war. Inwiefern dieser Aspekt für die Linderung der Symptomatik von Bedeutung war, bleibt ungeklärt und unerheblich.

Was immer auch geholfen hat, bewegend ist der Bericht des Vaters vier Jahre nach der Aufstellung:

Lieber Stephan!
Wie du dich erinnerst, waren meine Frau und ich im Frühjahr 2004 mit unserem damals 8-jährigen Sohn bei dir in einer Aufstellungsgruppe. Wir waren äußerst verzweifelt, weil uns alle Ärzte, bei denen wir waren, keine Hoffnung mehr geben konnten. Die subakut, sklerosierende Panenzephalitis (SSPE) wurde zu Ostern im Wiener St.-Anna-Kinderspital festgestellt und von anderen Kliniken bestätigt. Sami hat damals zunächst begonnen, periodisch zu zucken, und seine Persönlichkeit begann sich merkwürdig zu verändern.

Als wir bei dir in der Gruppe waren, konnte Sami kaum noch stehen, und einige Wochen später war er dann ganz im Rollstuhl und musste angeschnallt werden. Glücklicherweise nahm der schlimme Verlauf der Krankheit eine gute Wende.

Sami ist jetzt bald zwölf Jahre alt. Er kann wieder Schifahren, Radfahren, geht in die fünfte Klasse und fährt jeden Tag mit der U-Bahn zur Schule. Wenn jemand nicht weiß, was war, der kann nicht glauben, was geschehen ist.

Sami bekommt nach wie vor alle sechs Stunden ein antivirales Medikament (Isoprinosin – Delimmun), das praktisch keine Nebenwirkungen zeigt.

Wie auch immer, wir wissen nicht, was die Wende bewirkt hat. Wenn man die Prognose von SSPE in der medizinischen Literatur berücksichtigt, kann man nur von einem Wunder sprechen. Und wir beten jeden Tag, dass es so bleibt, wie es ist.

Herzliche Grüße,
G.

2.5.2 Schuld und Sühne für eigenes Verhalten

Jede therapeutische Arbeit ist auf die Versöhnung mit und die Integration von ausgegrenzten Inhalten und Personen ausgerichtet. Aus Angst, die Zugehörigkeit zu verlieren, neigen wir dazu, vieles in uns abzulehnen oder auszugrenzen, obwohl wir wissen, dass es tief in der Seele zu uns gehört, zum Beispiel persönlich zu verantwortende Schuld, etwa nach Verkehrsunfällen oder auch durch rücksichtsloses und unachtsames Verhalten.

Inwiefern im folgenden Beispiel ein Zusammenhang zwischen einer Schuld und der Erkrankung besteht, ist hier nicht Gegenstand der Betrachtung.

Das tote Kind (Patientin mit Sklerodermie)

Eine etwa 55-jährige attraktive, jugendlich gekleidete Patientin nimmt an einer Aufstellungsgruppe teil.

In der Eingangsrunde betont die Patientin, sie sei auf Drängen ihrer auch anwesenden Freundin gekommen. Diese sei bei mir in homöopathischer Behandlung und habe schon an einer Aufstellungsgruppe teilgenommen. Ihr sind alternative Heilmethoden neu, und sie hat auch bisher keinerlei Erfahrungen mit Psychotherapie. Aufgrund ihrer spürbaren Unschlüssigkeit schlage ich vor, sie solle sich ein paar Aufstellungen von anderen Teilnehmern ansehen, und wenn sie dann an einem Thema arbeiten wolle, könne sie sich gerne melden. Die Patientin betont erneut, dass sie sich nur angemeldet hätte, weil ihre Freundin ihr zugeredet habe und auch bereit gewesen sei, sie zu begleiten.

Am Morgen des dritten Kurstages meldet sie sich für eine therapeutische Arbeit und berichtet, dass sie seit etwa 15 Jahren an Sklerodermie leide, einer Autoimmunerkrankung der Gefäße und des Bindegewebes, die zu fortschreitender Verhärtung der Gewebe und dadurch bedingter Unbeweglichkeit, vor allem der Hände, führt. Ein Befall des Bindegewebes innerer Organe kann im Verlaufe der Krankheit über die starke Einschränkung ihrer Funktionalität zum Tod führen.

Die Klärung des Anliegens und die sich daraus ergebende Bestimmung, ob aufgestellt wird und wenn ja, wer oder was aufgestellt wird, halte ich für die erste entscheidende Voraussetzung für das Gelingen eines kraftvollen therapeutischen Prozesses. Die Methode der Systemaufstellung beinhaltet aus meiner Sicht die

Problematik, dass grundsätzlich alles aufgestellt werden kann und sich in der Aufstellung auch regelmäßig neue und bewegende Zusammenhänge zeigen. Die Kernfrage ist, ob das, was sich in der Aufstellung zeigt, dem Patienten auch in Bezug auf sein Anliegen weiterhilft.

Zu all diesen Fragen versuche ich bereits im nonverbalen Kontakt mit dem Patienten Zugang zu finden. Ich fühle mich ein in den Patienten, wie ein Stellvertreter das tut. Ich fühle mich ein in die Krankheit oder die Symptomatik und die Eltern des Patienten, und ich mache mir auch ein Bild vom möglichen Ausgang der Arbeit.

Das Sonderbare in der aktuellen Situation mit dieser Patientin ist ein auffallend unangenehmer Druck in der Magengegend, den ich plötzlich während dieses Einfühlungsprozesses verspüre. Zunächst sehe ich diese Empfindung nicht in Verbindung mit der Patientin, da dieser Druck jedoch weiter zunimmt und sich in eine mir bisher unbekannte Übelkeit verstärkt, entschließe ich mich, die Beziehung der Patientin zu mir zu überprüfen. Dazu bitte ich die Patientin, Stellvertreter für mich und für sie selbst auszuwählen. Die Patientin zeigt sich zunächst wenig kooperativ und betont, sie wolle doch ihre Herkunftsfamilie aufstellen. Ich beruhige sie, indem ich ihr versichere, wir können das im Anschluss gerne tun, jedoch sei es für mich zunächst wichtig, zuerst uns beide aufzustellen, um sicher zu sein, in einer Position zu stehen, aus der heraus ich das Beste für sie tun könne.

Sie wählt die Stellvertreter aus und führt sie in die Mitte des Kreises. Erst als ich sie bitte, es gesammelt und genau zu machen, stellt sie zuerst ihre Stellvertreterin auf und dann meinen Stellvertreter mit etwas Abstand an ihre rechte Seite.

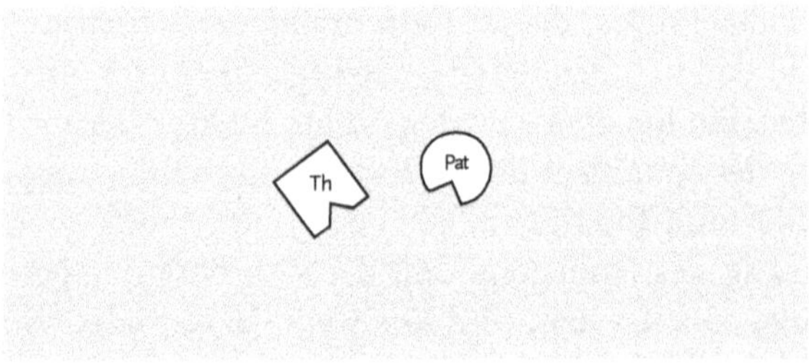

Pat = Patient
Th = Therapeut

Mein Stellvertreter schaut mit starrem Blick auf den Boden vor die Füße der Frau, wird zunehmend blass und hält sich den Magen.

Er klagt über Kopfdruck und starke Übelkeit. Die Stellvertreterin der Patientin ist unbeeindruckt von der starken Symptomatik des Stellvertreters des Therapeuten und schaut desinteressiert und fast belustigt aus dem Fenster.

Offensichtlich ist der Therapeut mit einem von der Patientin oder ihrer Familie ausgegrenzten Toten in Kontakt. Dieser Vermutung nachgehend, bitte ich einen weiteren Teilnehmer, sich als Stellvertreter auf den Boden vor die Stellvertreterin der Patientin zu legen. Mein Stellvertreter atmet sichtlich erleichtert auf und bittet, ein paar Schritte zurücktreten zu können. Ich stimme dem zu, und je weiter er sich von der Patientin entfernt, umso besser fühlt er sich. Die Stellvertreterin der Patientin wendet sich nun ganz ab und bleibt unberührt.

Ich wende mich an die Patientin und frage sie, ob sie etwas sagen könne zu diesen Reaktionen der Stellvertreter. Sie meint, sie würde den Sinn der Aufstellung nicht begreifen und habe auch keine Erklärung. Ich gebe zu verstehen, es gäbe vielleicht einen Toten in ihrer Familie, der nicht gesehen ist – und aus den starken Reaktionen meines Stellvertreters zu schließen, könne es sich möglicherweise sogar um einen Mord handeln.

Die Patientin schüttelt nur den Kopf, und wir unterbrechen die Arbeit an dieser Stelle.

Etwa vier Wochen nach dieser Aufstellungsgruppe berichtet die Freundin dieser Patientin während eines Termins für eine homöopathische Behandlung in der Praxis, dass es der Patientin nach dem Aufstellungswochenende keine Ruhe ließ, bis sie ihr schließlich anvertraute, dass das Kind, das sie verloren hat, womöglich nicht eines natürlichen Todes gestorben sei. Das Kind sei ein so genanntes Schreikind gewesen und habe nie ohne Körperkontakt zur Mutter geschlafen. Eines Vormittags, als sie das Kind Schlafen legte, habe sie das beständige Schreien, sobald sie sich entfernte, nicht mehr ausgehalten und das Kind in Kissen gepackt. Als sich das Kind damit beruhigte, habe sie gedacht, es sei eingeschlafen. Als sie nach einer Weile zum Nachsehen gegangen sei, sei ein Kissen zur Gänze über das Gesicht des Kindes gerutscht, und die Tochter sei bewusstlos gewesen. Sie habe sofort den Notarzt gerufen, jedoch sei jede Hilfe zu spät gekommen. Die Ärzte diagnostizierten einen plötzlichen Kindstod, und sie habe nie den Mut gehabt zu sagen, was vorausgegangen war.

Die Aufstellung: Patient und Therapeut

Je länger ich mit Systemaufstellungen arbeite, umso mehr achte ich während des therapeutischen Prozesses auf mein eigenes Befinden und auf die therapeutische Beziehung. Konzentrierte ich mich früher mehr auf die Patienten und ihre Inhalte, so fokussiere ich heute weit mehr auf die Muster der therapeutischen Beziehung. Vor allem zu Beginn der Arbeit beschäftigt mich neben einem Abwägen, wie es dem Patienten wohl nach der Arbeit gehen wird, die Frage: »Wie wird es mir nach dieser therapeutischen Arbeit gehen? – Wie viel Kraft wird sie mich kosten, und wie viel Kraft und Aufmerksamkeit ist der Patient gewillt einzubringen?« Aus diesem Prozess ergeben sich manchmal die Wahrnehmung und die Schlussfolgerung, dass eine therapeutische Arbeit zu diesem Zeitpunkt nicht angemessen oder förderlich ist. Statt den Patienten jedoch in Unverständnis und möglicher Frustration an seinen Platz zurückzuschicken, bitte ich ihn dann oftmals, einen Stellvertreter für sich selbst und jemand für mich aufzustellen. Dies offenbart, wie sich der Patient zu mir in Beziehung sieht, bringt mögliche Übertragungen und Gegenübertragungen ans Licht und gibt Aufschluss über die Haltung und Lösungsbereitschaft des Patienten und auch über meine Möglichkeiten als Therapeut.

In solch einer Aufstellung gab mir ein Patient mit Prostatakrebs den Platz seines Vaters, der etwa im gleichen Alter wie er an Prostatakrebs gestorben war. Mein Stellvertreter fühlte sich in der Aufstellung äußerst unwohl. Erst als ich den Patienten bat, einen Stellvertreter für seinen Vater aufzustellen, erholte er sich. Die Aufmerksamkeit des Stellvertreters des Patienten wurde sofort auf seinen Vater gelenkt, und mein Stellvertreter konnte sich erleichtert zurückziehen. Auf diese Weise war es möglich, die Übertragung zu lösen und den Fokus des Patienten auf die Lösung zu richten. (Dieses Fallbeispiel ist als DVD veröffentlicht, siehe Hausner 2005.)

2.5.3 Krankheit und übernommene Schuld und Sühne

Nicht anerkannte und verleugnete Schuld hat oft generationenübergreifende Auswirkungen, und viele Krankheiten und Symptome der Nachkommen stehen in Zusammenhang mit einer Verleugnung der Schicksale der Opfer oder auch der Schuld der Täter. Entsprechend der Ausgrenzung in der Familie kommt es in den folgenden Generationen zu Identifizierungen mit den ausgeklammerten Opfern oder Tätern. Kinder und Enkel erinnern mit ihren Beschwerden an die Leiden der Opfer oder übernehmen stellvertretend die Schuld der Täter und sühnen für sie.

2.5.4 Krankheit und die Identifizierung mit Opfern

Die deportierten Juden: »Wer hier einsteigt, kommt nicht mehr lebend heraus.« (Patientin mit Klaustrophobie)
Im Rahmen einer Aufstellungsgruppe berichtet eine Frau von ihrer Flugangst, an der sie seit jeher leidet. Bereits zweimal hat sie versucht, ihre Tochter in Amerika zu besuchen, doch es war ihr nicht möglich, das Flugzeug zu betreten. Beide Male reagierte sie unmittelbar vor dem Einsteigen mit starkem Herzrasen, kollabierte beinahe und hatte das sichere Gefühl, sie werde, wenn sie einsteige, das Flugzeug nicht mehr lebend verlassen. Angeregt durch die Schilderungen einer Freundin von deren Erlebnissen in einer Aufstellungsgruppe, kam ihr eine Vermutung, die sich schließlich in ihrer eigenen Aufstellung bestätigen sollte.

Ihr Vater wurde etwa zu Beginn des Krieges in Wien als Studienrat vom Randbezirk der Stadt an eine Schule im Zentrum versetzt. Im Rahmen dieses Stellungswechsels erstand er eine subventionierte, große Stadtwohnung, die noch heute im Besitz der Familie ist.

In der Aufstellung der Herkunftsfamilie der Patientin zeigt sich eine Verbindung der Symptomatik der Patientin zu jener jüdischen Familie, die vor ihrer Deportation im Besitz der Wohnung war und diese auch bewohnte. Das von der Patientin übernommene Gefühl: »Wer hier einsteigt, kommt nicht mehr lebend heraus« erhält in diesem erweiterten Kontext plötzlich seine wirkliche Bedeutung.

Der für die Symptomatik aufgestellte Stellvertreter empfindet in dem Moment, überflüssig zu sein, als die Patientin sich auf den Vorschlag des Therapeuten vor den Stellvertretern der deportierten jüdischen Familie bis auf den Boden verneigt und deren Schicksal anerkennt.

Ich selbst stand in dieser Aufstellung als Stellvertreter für einen jüdischen Familienangehörigen. Es bleibt mir beeindruckend in Erinnerung, wie anmaßend ich die Symptomatik der Patientin empfand und sich ein regelrechter Zorn darüber in Wohlwollen wandelte, als sie sich vor meiner Familie und mir verneigte.

Vielfach können sich die Täter dem Geschehenen nicht stellen. Dies zeigt sich in Aufstellungen, wenn ihre Vertreter oft hartnäckig vermeiden, die Opfer in den Blick zu nehmen. Nur die Liebe ihrer Angehörigen lässt sie schließlich erweichen, ihrer Schuld zuzustimmen, das Menschliche in sich und in den anderen wieder zu sehen und sich in versöhnende Prozesse einzulassen.

Für die Angehörigen gilt, dem Urteilen zu widerstehen, Opfer wie Täter ins Herz zu nehmen und als gleichwertig anzuerkennen. Um diesen Vollzug geht es im folgenden Fallbeispiel.

Der Vater im Partisanenkrieg: »Was immer auch war, du bleibst mein Vater!« (Patientin mit Panikattacken)

Eine Frau leidet unter Panikattacken, die sie seit ihrer Jugend begleiten. Sie ist die Älteste von vier Geschwistern. Nach kurzer Klärung ihrer Familiensituation bitte ich sie, Stellvertreter für sich selbst und für ihre Symptomatik auszuwählen und aufzustellen. Für die Symptomatik wählt sie einen Mann aus.

Der Stellvertreter der Symptomatik fühlt sich stark und mächtig und ist ganz auf die Stellvertreterin der Patientin ausgerichtet. Diese fürchtet sich vor ihm und sucht hilflos einen Ort, an dem sie sich verstecken kann. Nachdem sie nicht mehr weiß, wohin sie sich zurückziehen soll, geht sie in die Hocke und verbirgt ihr Gesicht mit ihren Händen. Der Stellvertreter der Symptomatik bewegt sich in kleinen Schritten auf sie zu. Sie kehrt ihm den Rücken zu und entfernt sich, um Abstand zu halten. Diese Bewegung setzt sich mehrmals fort. Die Stellvertreterin der Patientin versucht, sich seinem Blick zu entziehen, doch dieser folgt ihr unbeirrt.

An dieser Stelle bitte ich die Patientin, Stellvertreter für ihre Eltern dazuzustellen. Als ein Stellvertreter für ihren Vater aufgestellt wird, verändert sich die Situation. Der Stellvertreter der Symptomatik verliert an Einfluss und an Bedeutung und tendiert dazu, sich zurückzuziehen. Er sucht sich einen Platz, von dem aus er das Geschehen gut beobachten kann. Die Angst der Stellvertreterin der Patientin bleibt unverändert, ist jetzt jedoch auf ihren Vater gerichtet.

Auf die Frage nach wichtigen Ereignissen in ihrer Herkunftsfamilie oder der Familie ihres Vaters antwortet die Patientin, ihr Vater sei als junger Soldat gegen Ende des Zweiten Weltkrieges in Italien gewesen. Sie habe jedoch keine weitere Information darüber, da der Vater über diese Zeit nicht spreche. Nur einmal in einem Gespräch mit Freunden der Familie, die in der Toskana Urlaub gemacht hatten, habe der Vater gesagt, er könne dort nicht hinfahren, er habe dort zu viel Schreckliches erlebt. So sei diese Zeit des Vaters in Italien eher ein Tabu in ihrer Familie.

Da es im Rahmen des Partisanenkrieges in Italien viele Vergeltungsschläge der Nationalsozialisten an Zivilisten gab, bitte ich fünf weitere Teilnehmer als Stellvertreter in die Aufstellung und bilde aus ihnen eine Gruppe von Männern, Frauen und Kinder, ohne preiszugeben, für wen die Personen stehen. Der Stellvertreter des Vaters wendet sich augenblicklich ab. Das erleichtert die Stellvertreterin der Patientin sichtlich. Sie kann atmen, richtet sich wieder auf, tritt einige Schritte rückwärts und kann sich etwas aus dem Geschehen zurückziehen. Die Stellvertreter der italienischen Zivilisten rücken eng zusammen, die Angst ist jetzt bei ihnen. Zwei der Stellvertreter, die in der vorderen Reihe stehen, geht es zunehmend schlechter. Sie haben bleiche Gesichter, und es scheint, als weiche das Leben aus ihnen. Langsam gehen sie in die Knie und kauern jetzt in ähnlicher Pose am Boden wie zuvor die Tochter. Der Stellvertreter des Vaters dreht sich vorsichtig zu ihnen um und schaut erstarrt auf die Skulptur, die sich durch die fünf Stellvertreter vor seinen Augen formiert.

Die Patientin betrachtet die Aufstellung mit angespannter Aufmerksamkeit und bittet schließlich um eine Erklärung. Ich schildere ihr kurz die Situation des italienischen Partisanenkrieges und lege nun auch offen, wen die fünf Stellvertreter in der Aufstellung vertreten. Des Weiteren erkläre ich und teile ihr auch meine Vermutung mit, dass der Hintergrund für die Panikattacken eine Identifizierung mit Opfern ihres Vaters oder seiner Truppe im Krieg sein könnte. Sie blickt mir lange zweifelnd in die Augen. – Welche Folgen mag diese Aussage auf die Beziehung zu ihrem Vater haben? – Der Konflikt ist deutlich spürbar.

Nach einer Weile breche ich das Schweigen und sage zu ihr: »Schau deinen Vater an und sage: ›Lieber Papa, was immer auch war, ich achte es. Und was immer auch war, du bleibst mein

Vater.‹« Diese Sätze lassen die Starre des Vaters erweichen und er beginnt beim Anblick der italienischen Opfer zu weinen. Abwechselnd schaut er jetzt zu ihnen und zu seiner Tochter. Seine Verzweiflung ist offensichtlich.

Der Stellvertreter der Symptomatik hat bisher alles aufmerksam beobachtet. Nun zieht er sich auf seinen Sitzplatz zurück. Ich bleibe mit meiner Aufmerksamkeit noch bei der Patientin und bei der Beziehung zu ihrem Vater. Mit den Sätzen: »Lieber Papa, was ich für dich getragen habe, das habe ich mit Liebe getragen, doch jetzt ist es vorbei. Jetzt achte ich, was du trägst, und ich lasse es jetzt bei dir« beende ich die Arbeit.

Die ersten Tage nach der Aufstellung geht es der Patientin recht gut, bis sie am darauf folgenden Wochenende eine Begegnung mit ihrem Vater hat. Sie merkt sofort, dass die Beziehung eine andere Qualität hat. Das verunsichert sie, und sie weiß nicht, wie sie sich gegenüber ihrem Vater verhalten soll. Zu ihrer großen Verwunderung beginnt der Vater über den Krieg zu sprechen. Doch damit fühlt sie sich gänzlich überfordert und sucht eine Ausrede, um den Besuch beenden zu können. In der darauf folgenden Nacht hat sie wieder eine Panikattacke. Die Tage und Wochen danach versucht sie, den Kontakt zu ihrem Vater zu vermeiden, muss jedoch nach ein paar Tagen anerkennen, dass dies keine Lösung ist. Zudem treten die Panikattacken jetzt häufiger auf als vor der Aufstellung. Auch hat sie den Eindruck, ihr Vater suche jetzt besonders den Kontakt zu ihr. Kaum ist sie dann mit ihm allein, beginnt er über den Krieg zu sprechen.

Sie fühlt sich äußerst angespannt in dieser Situation und bittet mich etwa vier Wochen nach der Aufstellung um einen Einzeltermin in der Praxis.

In der Einzelarbeit gehen wir die Aufstellung nochmals Schritt für Schritt durch. Der Vater der Patientin hat die traumatischen Erlebnisse des Krieges nicht verarbeiten können. Für die Tochter gilt, der so entstandenen Bindung des Vaters an die erlebten Traumata zuzustimmen, das Schwere und die Schuld mit Liebe und Achtung beim ihm zu lassen und ihn dennoch als Vater anzuerkennen.

Die heilsame Haltung für Kinder ist, die ungelösten Bindungen der Eltern zu würdigen. Die Achtung schafft eine Verbindung zwischen den Eltern und ihren Kindern auf einer höheren Ebene, und das Trennende durch die erlebten Traumata wird überwunden.

Die Patientin nimmt noch drei weitere Gesprächstermine in monatlichem Abstand zur Unterstützung ihres Lösungsprozesses bei mir wahr. Es gelingt ihr zunehmend, eine gesunde Distanz zum Vater zu finden, die Panikattacken treten seltener auf, und jetzt, wo sie den Hintergrund kennt und weiß, wohin die Symptomatik gehört, hat sie weniger Angst in den Panikattacken selbst und auch vor ihnen. Ein Teufelskreis ist durchbrochen, und sie kommt immer besser mit ihrer Symptomatik zurecht.

Die Täterschaft von Eltern anzuerkennen, sie gleichzeitig als Eltern zu nehmen, zu lieben und zu achten bedarf großer Kraft und Stärke. Nur manchen Kindern gelingt dieser vielschichtige Vollzug. So zeigen sich die Nachwirkungen nicht anerkannter Schuld in ihrer Deutlichkeit oft erst in der Enkelgeneration.

Der Großvater als Aufseher im KZ (Patient mit Heroinsucht)

Ein 20-jähriger heroinabhängiger Mann kommt zu einem Termin in meine Praxis. Zur Entwöhnung befindet er sich gerade in einem Drogenersatzprogramm und bittet mich um eine begleitende homöopathische Behandlung, von der er sich Unterstützung erhofft. Ich kenne Familienaufstellungen erst seit wenigen Monaten und arbeite noch nicht mit diesem Ansatz. Jedoch ist mein Blick auf den Patienten und die Symptomatik durch die Teilnahme an mehreren Aufstellungsgruppen bereits von dem Wissen um möglicherweise bestehende familiäre Zusammenhänge verändert. Das Erscheinungsbild des Patienten mit seinen kurz geschorenen Haaren, einem auffällig schlechten Ernährungszustand, dunklen Rändern unter den Augen und demselben durchlöcherten blau-weiß gestreiftem T-Shirt bei seinem zweiten Behandlungstermin erinnert mich an die Bilder von KZ-Insassen. Am Ende der Sitzung frage ich den Patienten, ob ich ihm meinen Eindruck mitteilen dürfe. Er stimmt zu, und ich sage: »Wenn ich dich anschaue, erinnerst du mich an die Bilder von den Opfern des Holocaust.« Dieser Satz trifft ihn sehr. Er wird blass und bittet, sich noch einmal setzen zu dürfen. Nach einer Weile sagt er: »Es gibt in meiner Familie etwas, über das nicht gesprochen werden darf. Mein Großvater war ein Aufseher im Konzentrationslager in Dachau.«

Ich sage zu ihm: »Es sieht so aus, als wärest du mit den Opfern von Dachau identifiziert und bringst auf diese Weise dieses von der Familie gehütete Geheimnis ans Licht.« Er antwortet unvermittelt: »Das hat mein älterer Bruder auch getan. Er spielte leidenschaftlich in einer Klezmergruppe, was unseren Vater immer sehr verärgerte, weil er die jüdische Musik nicht hören konnte. Mein Bruder war auch heroinsüchtig und starb vor zwei Jahren an einem ›goldenen Schuss‹!« Als er von seinem Bruder spricht, ist das Leuchten in seinen Augen nicht zu übersehen.

Den nächsten Termin sagt seine Freundin ab. Er hat sich freiwillig in einer geschlossenen Klinik aufnehmen lassen und unverhofft einen Platz in einem Entziehungsprogramm bekommen. Er lässt mir ausrichten, der Zusammenhang mit den Opfern des Großvaters begleite ihn, und obwohl er ihn auch schockiere und ängstige, verspüre er in ihm eine Kraft, sein Leben doch noch in den Griff zu bekommen. Nach dem Entzug wollte er sich melden, ich habe jedoch nie mehr etwas von ihm gehört. Das Leuchten in seinen Augen, als er von seinem toten Bruder sprach, ist mir jedoch bis heute in Erinnerung.

2.5.5 Krankheit und die Identifizierung mit Tätern

Der Großvater bei der Waffen-SS: »Er trägt es für dich!« (Sohn mit Gehirntumor)

In einer Aufstellungsgruppe für Kranke fällt eine Patientin auf, die alle Arbeiten der anderen Kursteilnehmer mit großer Anspannung verfolgt, jedoch jede Anfrage der anderen Teilnehmer, sich als Stellvertreterin zur Verfügung zu stellen, konsequent ablehnt. Am letzten Tag, kurz vor dem Ende des Kurses, meldet sie sich doch noch für eine eigene Arbeit.

Auf die Frage nach ihrem Anliegen gibt sie zur Antwort: »Ich bin wegen meines 19-jährigen Sohnes gekommen. Er hat einen etwa pflaumengroßen Gehirntumor an der Brücke, der Verbindung der Hirnhälften, der nicht operiert werden kann.« Auf meine Frage, was die Ärzte sagen, antwortet sie: »Wenn der Tumor weiter wächst wie bisher, bleiben dem Sohn nur wenige Wochen bis Monate zu leben.«

Mich in die Person des Sohnes einfühlend, spüre ich eine tiefe Verbindung zur Patientin als »meine Mutter«. Es herrscht eine fast unheimliche Nähe, in der ich wahrnehme, wie dem Sohn der

Raum zum Atmen und zum Leben fehlt. Es wird mir klar: Der Sohn trägt etwas für seine Mutter.

Nach diesem Gefühl schaltet sich sofort mein Verstand ein, der mir sagt: »Wem hilft es, wenn ich das der Mutter sage?« »Wie sieht ihr weiteres Leben mit diesem Satz von mir aus, wenn der Sohn stirbt?« – Ich stolpere über meinen eigenen Gedanken und erschrecke über mich selbst, denn plötzlich wird mir bewusst, dass ich damit den Sohn bereits aufgegeben habe.

In den Augen der Mutter erkenne ich ihre Gefasstheit und auch ihre Bereitschaft, alles ihr Mögliche für den Sohn zu tun. Dies gibt mir die Kraft zu sagen: »Mein Bild ist – und es ist mir recht, wenn es nicht stimmt –, er trägt es für dich.« Zu meinem Erstaunen nickt die Frau zustimmend, blickt eine Weile schweigend zu Boden, schaut mir wieder in die Augen und antwortet betroffen, doch mit sehr gefasster Stimme: »Ich weiß es. – Seit zwei Tagen weiß ich es!«

Es folgen Minuten betroffenen Schweigens, und als ich empfinde, dass sie das Wichtigste erfahren hat und auch damit umgehen kann, frage ich: »Kann ich es da lassen?« Sie sagt: »Ja!«

Ich wünsche: »Alles Gute!« Sie nickt und geht zurück an ihren Platz.

Etwa drei Monate nach diesem Seminar erhalte ich einen Anruf. Sie möchte sich nochmals für eine Gruppe anmelden. Da ich mich an ihren Namen erinnere, frage ich nach ihrem Anliegen. Sie sagt: »Ich möchte gerne meine Herkunftsfamilie aufstellen!« Ich erkundige mich nach ihrem Sohn. Sie hat nicht damit gerechnet, dass ich mich an ihre Situation erinnere und sagt zu meiner Verwunderung: »Es geht ihm momentan erstaunlich gut. Er bekommt nach wie vor Cortison, der Tumor ist nur unwesentlich gewachsen, und im Moment sind alle, die Ärzte eingeschlossen, den Umständen entsprechend zufrieden.«

In der Gruppe beginnen wir die Arbeit mit einer Aufstellung ihrer Gegenwartsfamilie. Dabei zeigt sich, dass der krebskranke Sohn am Platz des Vaters der Patientin steht und sich an dessen Stelle dessen Opfern zuwendet. Der Vater war als SS-Offizier an der Ermordung polnischer Juden beteiligt.

Aufstellungen mit Nachkommen von Opfern und Tätern legen einheitlich nahe, dass zwischen dem Täter und seinem Opfer eine Schicksalsbindung entsteht, die alle anderen familiären Bindungen an Intensität und Stärke übertrifft. Zur Würde des Täters gehört neben der Achtung seiner Schuld auch die Anerkennung dieser Bindung an das Opfer.

Für die Patientin heißt das, dass sie ihren Vater gehen lassen muss. Sie ist gefordert, auch die Opfer des Vaters mit in den Blick zu nehmen, wenn sie von nun an zu ihrem Vater schaut. Auf diese Weise kann in der Seele ein Prozess in Gang kommen, der den Sohn vonseiten der Mutter aus der Identifizierung mit ihrem Vater entlässt.

Der weitere Verlauf des Krankheitsgeschehens des Sohnes ist mir leider nicht bekannt.

Die Verneigung vor dem Opfer (Patient mit Depressionen und Gewaltvisionen)

Im folgenden Erfahrungsbericht beschreibt ein 43-jährigerer Patient den für ihn lösenden Prozess im Rahmen einer dreitägigen Aufstellungsgruppe aus einer Täteridentifizierung:

> Seit ich denke, war mein Leben geprägt von Depressionen, genährt aus Schuldgefühlen, geringem Selbstwert und Selbstzweifeln. Auch begleiteten mich immer wiederkehrende Bilder von Gewaltszenarien, die wie Filmausschnitte vor meinen Augen abliefen. Da sich die Gewalt meist gegen Frauen und Kinder richtete, fühlte ich mich nicht frei für eine Partnerschaft oder Familie.
>
> Von einer Freundin hörte ich von Familienaufstellungen. Mein Interesse war geweckt, und ich wollte in einer telefonischen Beratung abklären, ob diese Therapieform für mich geeignet sein könnte. Ohne dass ich von meinen Beweggründen erzählte, kam das Gespräch auf mein Anliegen. Der Therapeut meinte, es wäre eine gute Vorarbeit meinerseits, wenn ich bis zur Teilnahme an der Gruppe klar formulieren könnte, was ich erreichen möchte und an welcher Veränderung in meinem Leben ich erkennen könnte, dass sich der Aufwand gelohnt hat.
>
> Alsdann begann ich, mir mein Anliegen zu überlegen. Stolz darauf, mein Bedürfnis in Worte fassen zu können, meldete ich mich zur Aufstellung an. Ich ging ohne Vorwissen in die Gruppe. Alles war neu für mich, und doch erlebte ich die durchgeführten Aufstellungen als klar und stimmig. Ich beschloss, mit meiner eigenen Aufstellung bis zum Abend des zweiten Tages zu warten.
>
> Als ich an der Reihe war, spürte ich eine starke Nervosität. Der Therapeut fragte mich nach meinem Anliegen, und ich sagte: »Ich will kein schlechter Mensch sein.« – Für das Erspüren und Formulieren dieses Satzes habe ich Monate gebraucht. Ich war schockiert, als ich hören

musste: »Dies ist ein allgemeines Bedürfnis und kein persönliches Anliegen.« Er arbeite nur mit konkreten, persönlichen Fragestellungen. Ich war empört und wurde wütend. Jedoch bevor ich meiner Empörung Ausdruck verleihen konnte, sprach er in ruhigem Ton weiter: »Doch ich spüre, du meinst es ernst! – Und vor allem spüre ich auch deine Not! – So schlage ich vor, wir stellen deine Herkunftsfamilie auf. Wähle Stellvertreter für deinen Vater, deine Mutter und für dich selbst aus.« Ich willigte ein.

Die Stellvertreterin für meine Mutter und der Stellvertreter für meinen Vater waren bald gefunden, und auch mein Stellvertreter stand gleich an seinem Platz. Er war ein großer, stattlicher Mann. Doch sobald er in der Aufstellung stand, sank er in die Knie und röchelte nach Luft. Erst als die Mutter den Stuhlkreis fast verlassen hatte, konnte der arme Kerl in der Mitte wieder atmen. Der »Vater« stand unbeteiligt daneben. Ich betrachtete das Geschehen mit Überraschung, aber das Gefühl, das ich dabei hatte, war mir vertraut. Jedoch realisierte ich nicht die Zusammenhänge. Erst als ich die Position meines Stellvertreters einnahm und mein Körper sich gegen den gewohnten Druck, den ich in Gegenwart meiner Eltern immer verspüre, wehrte, begriff ich die Situation. Der Therapeut arbeitete mit mir weiter, wobei ich mich nur noch an die Situation erinnere, als ich mich vor meinem Vater verbeugen sollte. Mein Kreuz war steif und wollte lieber brechen als sich beugen.

Ich, ein Kind ohne Mutter, mein Vater teilnahmslos. Ja, ich kannte es, und es tat gut, dies zu sehen. Endlich konnte ich all meine Gefühle einordnen, und ich fühlte mich von Selbstvorwürfen befreit, weil es einfach so ist.

Ich fuhr nach Hause und schlief ruhig mit dieser Bestätigung eines Zustandes, den ich mir nie auszusprechen erlaubt hätte.

Am nächsten Morgen kleidete ich mich seltsam. Schwarze Lederhose, schwarze Motorradstiefel, blutrotes T-Shirt und ein grauer Wollpullover mit sehr hohem Stehkragen. Ich lenkte mein Auto mit beschränktem Interesse zum letzten Tag der Aufstellungsgruppe. Ich habe bereits aufgestellt, und es gilt nun noch einige Stunden abzusitzen.

Angekommen und Platz genommen, hörte ich mit Erstaunen in der Morgenrunde die Anteilnahme an meiner gestrigen Arbeit. Meine Aufstellung hatte viele andere Teilnehmer berührt. Viele waren erstaunt, dass ich eine gute Nacht hatte. Sicher, es war nicht leicht, aber es war mir ja auch nicht neu. Mein Gefühl war eher: Es war so, wie es war, und heute bin da. Ich habe es überstanden.

Die Aufstellungen begannen, und ein etwa 75-jähriger Mann kam an die Reihe. Er trauerte um seine tote Schwester, die auf der Flucht in die Hände der Russen gefallen war. Ich wurde plötzlich sehr traurig, und auch ich spürte zunehmend einen starken Drang zum Weinen.

Abermals durchschossen blutige Bilder aus Kriegsszenen meine Gedanken. Es wurde mir warm, immer wärmer. Ich zog meine Stiefel aus. Der alte Mann weinte, und sein Schmerz zwang auch mich zu weinen. Ich bemerkte noch, wie ich immer lauter wurde und mich nicht mehr beherrschen konnte. Ich kannte die Bilder aus Kirchenbesuchen und Meditationen: gequälte, vergewaltigte Frauen, aufgeschlitzte Kinder, gepfählte Männer und so weiter. Doch warum sehe ich sie nun hier? Ich konnte auch nicht hinausgehen. Meine Füße trugen mich nicht mehr. Der ganze Raum versank in meinem Schluchzen. Etwas zog mich zu Boden. Da drang die laute Stimme des Therapeuten an mein Ohr. Ich spürte nur noch, wie er meine Hände um jemandes Füße legte. Kaum hatte ich diese umschlungen, liefen all die bekannten Bilder von gequälten, vergewaltigten Frauen, ermordeten Männern und Kindern durch mein Bewusstsein. Ich war ein barbarischer Pharao, ein griechischer Fürstensohn, ein grausamer Mann ... Ich kannte diese Bilder. Schon oft hatte ich sie gesehen. Teilweise auch an historischen Orten – als ich einmal in Griechenland in einer kleinen Kapelle war, in der Folterungen dargestellt waren. Ich kannte die Geschehnisse. Ich war dabei – damals.

Nach einiger Zeit ließ dieser Strom von Bildern nach, ich hatte das Gefühl, ich wurde geleert. Der Mann, dessen Beine ich umschlungen hatte, torkelte und ging zu Boden. Der Therapeut richtete mich auf, hielt mich, und ich hörte sein Herz schlagen. Zum ersten Mal in meinem Leben konnte ich bewusst ein Herz schlagen hören.

Als ich nach Hause fuhr, fühlte ich mich unsagbar erleichtert. So vieles wurde mir plötzlich klar. Mein Grundgefühl, das ich nie zu fühlen wagte, das mich jedoch über viele Jahre meines Lebens bestimmt hat: Ich bin ein Mörder, ein Vergewaltiger ..., war verschwunden bzw. eingesehen. Bis auf ein Mal hatte ich seit der Teilnahme an der Aufstellungsgruppe vor vier Jahren keine solchen Bilder mehr. Vorher waren diese Bilder beständige Begleiter meines Lebens.

Seit diesem Erlebnis ist ein Grundmisstrauen vor dem Leben gewichen, und ich fühle mich in meinem Beruf als Unternehmensberater seit damals sehr viel sicherer, und es fällt meinen Kunden seither leichter, mir zu vertrauen.

Herzlichen Dank und liebe Grüße,

M.

Das Wesentliche in der Aufstellungsarbeit ist nicht die Aufstellung. Manche Patienten melden sich für eine Aufstellung, damit sie es hinter sich haben, doch in Wirklichkeit haben sie es hinterher vor sich, denn mit vielen anderen Ansätzen der Psychotherapie vergleichbar, dient auch die Arbeit mit Systemaufstellungen der Auseinandersetzung und Integration von ausgeklammerten und abgespaltenen Aspekten der Seele.

Unklar darf in diesem Beispiel bleiben, wer der Täter in der Familie des Patienten ist und wer seine Opfer. Bezeichnend ist die Übereinstimmung der Gewaltimpressionen des Patienten mit dem denkbaren Schicksal der Schwester des anderen Gruppenteilnehmers.

Als Therapeut ging ich mit dem Schmerz und den Bewegungsimpulsen des Patienten. Er war von sich aus mit einem lauten Schrei in die Knie gegangen. Da seine Körperhaltung einer Verneigung bis auf den Boden entsprach, stellte ich einen Stellvertreter vor ihn und legte seine Hände auf dessen Füße. So hatte er aus eigenem Impuls die lösende Verneigung vollzogen. In dieser Position verweilte er, bis er sich wieder beruhigte.

Es gibt wohl kaum eine deutsche Familie, die von den Folgen des Krieges und der Nazizeit verschont geblieben ist, sei es, dass Familienmitglieder direkt oder indirekt an den Untaten des Naziregimes beteiligt waren oder Opfer von Verfolgung und Terror wurden, oder dass sie durch Kriegshandlungen, Vertreibung, Gefangenschaft etc. Hunger und Not litten und auf unterschiedlichste Weise Verluste verarbeiten mussten. Die Folgen dieser Zeit werden noch heute in der Enkel- und Urenkelgeneration immer wieder offenbar. Nicht nur viele seelische Krankheiten, wie Depressionen oder Psychosen, sind damit in einem Zusammenhang zu sehen, sondern mit hoher Wahrscheinlichkeit auch ein großer Anteil körperlicher Beschwerden. Da heute das medizinische Krankheitsmodell dominiert und ärztliches Handeln nur selten kontextuelle Faktoren der Entstehung und Aufrechterhaltung von Krankheiten und Symptomen einbezieht, werden diese Zusammenhänge auch nur selten in Betracht gezogen und beleuchtet.

Die lösende Liebe
(Patientin mit Multipler Sklerose)

Übernommene Schuld und Sühne kann manchmal ein Ende finden, wenn es den Nachkommen gelingt, sowohl den Opfern als auch den Tätern angesichts des Geschehenen mit Liebe und Achtung zu begegnen und ihnen gemeinsam einen Platz in ihrem Herzen zu geben.

Der Erfahrungsbericht einer Patientin:

Im Januar 2004 fuhr ich auf Rat meines Heilpraktikers zu Ihnen zur Familienaufstellung. Das Anliegen war meine Krankheit Multiple Sklerose.

Zu dieser Zeit bestand die Diagnose bereits seit sieben Jahren. Die Krankheit verlief in Schüben. Körperlich ging es mir in dieser Zeit relativ gut, aber meine Seele schrie um Hilfe.

Am zweiten Tag des Seminars meldete ich mich zur Arbeit. Ich erzählte von mir und meiner Herkunftsfamilie. Wir begannen mit der Arbeit, und ich wählte Stellvertreter für meine Mutter, meinen Vater und für mich selbst aus. Meine Stellvertreterin wandte sich von meiner Mutter ab und blickte immerzu auf den Boden.

Im Gespräch mit Ihnen erzählte ich, dass sich die Mutter meiner Mutter, also meine Großmutter, erhängt hat. Warum, konnte ich zu diesem Zeitpunkt nicht sagen, denn es wurde darüber nie gesprochen, auch nicht, wenn ich nachfragte.

Nun sagten Sie, ich solle jemanden für meine Oma auswählen, und sie soll sich auf den Boden legen. Als meine Oma in die Aufstellung kam, ging es meiner Stellvertreterin plötzlich sehr schlecht. Sie begann zu weinen und blickte nur noch auf die Großmutter. Sie ging langsam immer näher zu ihr, und die Körperhaltung wurde dabei immer gebückter. Kurz vor ihr blieb sie stehen und sagte: »Ich möchte mich zu ihr legen.«

Sie stimmten dem zu und blickten mich an, da ich ja neben Ihnen saß. Als meine Stellvertreterin neben ihrer Oma am Boden lag, kam meine Mutter näher und kniete sich ebenfalls neben sie. Zur gleichen Zeit begann ich auf dem Stuhl am ganzen Körper so stark zu zittern, dass Sie mich in die Arme nahmen und mich festhielten, bis ich wieder zur Ruhe kam. Nun erklärten Sie den anderen Teilnehmern, was dieses Bild bedeuten könnte.

In der Herkunftsfamilie meiner Mutter musste etwas Schlimmes passiert sein. Es kann sein, dass es ein Verbrechen gab. Da ich aber nicht mehr wusste und auch nicht mehr in der Lage war weiterzuarbeiten, unterbrachen Sie an dieser Stelle. Sie rieten mir noch, etwas in meiner Familie nachzufragen und dann eventuell noch einmal zu kommen.

Die nächsten Tage zu Hause waren sehr schlimm. Ich konnte nicht mehr schlafen, nichts mehr essen, und ich konnte nicht mehr arbeiten. Ich wurde mit dieser Aufstellung nicht fertig.

Eine Woche später hatte ich wieder einen Termin bei meinem Heilpraktiker. Ich erzählte ihm von der Arbeit und wie ich mich fühlte. Er begann mit mir eine Art Gesprächstherapie. Schließlich brachte er mich auch wieder so weit, dass ich weitermachte, und unterstützte mich bei meinen Nachforschungen in der Herkunftsfamilie.

Im April 2004 fuhr ich dann wieder als Patientin zu Ihnen. Ich muss sagen, mit sehr gemischten Gefühlen. Auf der einen Seite freute ich mich ein wenig, aber auf der anderen Seite hatte ich große Angst.

Wieder meldete ich mich am zweiten Tag, um zu arbeiten, doch diesmal begannen wir ganz anders. Sie wussten noch, was beim letzten Mal geschehen war, fragten mich zu meiner Verwunderung nicht, ob ich etwas in Erfahrung gebracht hätte. Nein, ich sollte einen Stellvertreter für Sie und einen für mich aufstellen. Dann fragten Sie ihren Stellvertreter, ob er etwas für mich tun könnte. Der gab zur Antwort: »Nein, das muss sie schon alleine machen.« Ich muss sagen, ich war etwas vor den Kopf gestoßen und blickte Sie ratlos an. So saßen wir eine Weile, bis Sie zu mir sagten: »Vielleicht können wir noch etwas tun.«

Sie standen auf und wählten zwei Personen aus. Eine stellten Sie auf die linke Seite des Raumes und die andere ihr gegenüber auf die rechte Seite. Ohne weitere Erklärungen setzten Sie sich wieder zu mir.

Die beiden Vertreter sahen sich lange an. Als sie nach einer Weile begannen, langsam aufeinander zuzugehen, hatte ich das starke Gefühl, ich müsste dazwischentreten, sonst würde es mir mein Herz zerreißen.

Sie hielten mich davon ab aufzustehen, und mein Herz beruhigte sich schlagartig, als sich die beiden Vertreter die Hände reichten und sich dabei tief in die Augen sahen.

Plötzlich konnte ich wieder durchatmen, und Sie erklärten, dass Sie die beiden Personen als einen Täter und ein Opfer aus meiner Familie aufgestellt haben. Die beiden fänden Frieden, wenn sie sich in Liebe begegnen.

Ohne etwas zu sagen, sahen Sie mich noch eine Weile an, und schließlich meinten Sie, wenn ich es möchte, könnten Sie noch etwas für mich tun, aber nur wenn ich wirklich will. Ich ließ mich darauf ein, und Sie baten die beiden Stellvertreter, das Opfer und den Täter, sich nebeneinander vor mich zu stellen. Die beiden legten die Arme umeinander.

Obwohl es mir etwas Angst machte, musste ich sie immerfort anschauen. Ich hatte dabei ein sehr befremdendes Gefühl. Einerseits taten sie mir leid, und ich wollte sie berühren, doch andererseits hatte ich große Angst und auch Wut auf die beiden.

Als Sie mir den Vorschlag machten, ich könne mich den beiden nähern und sie berühren, war mir das zunächst nicht möglich. Erst mit den von Ihnen vorgeschlagenen Worten: »Danke!« und »Ich achte und ehre, was war, und ich lasse es jetzt bei euch!« wurde es mir möglich aufzustehen. Als ich vor ihnen stand, nahmen Sie behutsam erst meine rechte Hand und legten sie an das Herz des einen Stellvertreters und dann meine linke Hand an das Herz des anderen. In dem Moment, als es mir gelang, mein Herz für die beiden zu öffnen, waren alle Angst und Wut verschwunden. Ich konnte nur noch weinen und die beiden fest an mich drücken.

Das war ein so schönes und erleichterndes Gefühl, das ich nie vergessen werde. Ich habe erfahren, was Versöhnung und Einklang bedeutet.

Es waren eigentlich nur wenige Worte, die mir den Weg zeigten. Ich sagte nur: »Danke!« und »Ich achte und ehre, was war, und ich es lasse es bei euch!«. Ich bin mir sicher, dass ich damit auf einem guten Weg bin, denn mit dieser Arbeit habe ich nicht nur mir, sondern auch meiner älteren Tochter geholfen. Sie weiß jetzt auch, wo ihr Platz ist. Unser Verhältnis hat sich sehr zum Guten verändert.

Zu meiner großen Freude kann ich auch sagen, dass ich seit dieser Arbeit im April 2004 bezüglich der Multiplen Sklerose keine Beschwerden mehr habe.

Noch einmal herzlichen Dank,
im März 2008
W.

Krankheit als Schutz?: »Dann bringe ich meine Frau um!« (Patient mit Multipler Sklerose)

Jahre bevor ich die Arbeit mit Familienaufstellungen kannte, hatte ich in meiner Praxis für Homöopathie ein Erlebnis mit einem etwa 45-jährigen Patienten, der an Multipler Sklerose erkrankt war. Er war ab der Halswirbelsäule nahezu vollständig gelähmt. Trotz des fortgeschrittenen Stadiums der Erkrankung war er der festen Überzeugung, wieder gesund werden zu können, obwohl auch seine Atmung bereits durch die Lähmungen der Brustmuskulatur stark beeinträchtigt war. Angeregt durch seinen außerordentlich starken Willen zur Genesung beschäftigte mich im Rahmen der Erstanamnese die Frage, was er denn wohl machen würde, wenn er wirklich wieder gesund würde.

Zu meiner Schockierung sagte er mit gleicher Überzeugung: »Dann bringe ich meine Frau um!« Ich erinnere mich nur noch an meine Erleichterung , als er die Praxis wieder verlassen hatte. Die Frage nach einem weiteren Termin hatte sich nicht gestellt.

Auch in Aufstellungen von Multiple-Sklerose-Kranken zeigt sich immer wieder eine Täteridentifizierung der Patienten, indem deren Stellvertreter manchmal mehr oder weniger konkrete mörderische Impulse zum Ausdruck bringen.

Die krankheitsbedingte Lähmung könnte ein Schutz sein, einem Gewaltimpuls zu unterliegen.

Ähnliche Dynamiken zeigten sich in Aufstellungen mit Patienten, die an schweren, progressiven rheumatischen Erkrankungen leiden, oder im Zusammenhang mit Zwängen und Tics. Diese könnte man als Übersprunghandlung verstehen, um den eigentlichen Impuls und die hintergründige Schuld in der Familie zu verbergen. Lösend wirken in den Aufstellungen das Sichtbarmachen und die Anerkennung der

Schuld oder des Verbrechens, auch ohne konkret wissen zu müssen, was geschehen ist.

2.6 Krankheit und die Verheimlichung systemisch relevanter Ereignisse

In jeder Familie gibt es tabuisierte Themen und Geheimnisse. Manche von ihnen dienen dem Erhalt und dem Schutz einzelner Angehöriger oder der ganzen Familie.

Werden jedoch systemisch bedeutsame Ereignisse, wie zum Beispiel die Zeugung eines Kindes, eine Vaterschaft oder ein gewaltsamer Tod, verleugnet, verschwiegen oder vergessen, so ist durch die Ausklammerung von Menschen, die zugehörig sind, die Ordnung in diesem System verletzt. Derartige Geheimnisse kommen ans Licht, auch wenn sie stark gehütet sind. Sie werden über das Verhalten oder eine Symptomatik der Kinder dieser Familie ihren Ausdruck finden – wenn nicht in dieser Generation, dann in einer der folgenden. Wie die Erfahrung zeigt, werden diese Hinweise aber von der Familie und den zu Rate gezogenen Experten häufig nicht wahrgenommen und verstanden. Die Aufklärung derartiger Zusammenhänge und die Lösung der damit verbundenen Verstrickungen sind oft nur durch Hilfe von außen möglich. Hier können Systemaufstellungen Wesentliches zum Lösungsprozess beitragen.

Das tote Kind der Großmutter: »Wer hat dir das erzählt?« (Patientin mit Gebärmutterhalsdysplasie)
Eine Patientin mit dem durch klinische Untersuchung (Kolposkopie) erhärteten Verdacht auf krebsartig veränderte Zellen am Gebärmutterhals stellt auf meinen Vorschlag eine Stellvertreterin für sich selbst und eine Stellvertreterin für die Krankheit auf. Die für die Krankheit aufgestellte Frau wird von der Patientin direkt hinter ihre Stellvertreterin positioniert. Die beiden wirken wie Mutter und Tochter. Als die Stellvertreterin der Krankheit ihre Arme von hinten auf die Schultern der Stellvertreterin der Patientin legt, lehnt diese sich entspannt zurück und lässt sich wiegen. Die Patientin kann diesem Bild ihrer selbst und ihrer Mutter gut zustimmen und ist einverstanden, dass wir die Stellvertreterin der Krankheit in eine Stellvertreterin für ihre Mutter verwandeln, ohne eine andere Teilnehmerin für die Mutter auszuwählen.

Auch wenn die beiden sich halbwegs wohl fühlen, wirken sie doch verloren und kraftlos. Da es sich bei der Symptomatik um ein Frauenleiden handelt, schlage ich vor, eine Stellvertreterin für die Großmutter, die Mutter der Mutter, aufzustellen. Diese wird von der Patientin in geringem Abstand zu den beiden dazugestellt. Die Aufmerksamkeit der Stellvertreterin der Mutter geht sofort zu ihr. Jedoch nimmt die Großmutter keine Notiz von ihrer Tochter, sondern schaut traurigen Blickes vor sich auf den Boden. Es ist der Stellvertreterin der Mutter nicht möglich, sich ihr zu nähern. Die Großmutter kommt jedem Versuch zuvor, indem sie sich weiter abwendet.

Ich bitte eine weitere Teilnehmerin, sich als Stellvertreterin auf den Boden vor die Großmutter zu legen. Diese beginnt sogleich zu weinen und wendet sich der auf dem Boden liegenden Stellvertreterin, wie einem kleinen Kind zu. Daraufhin sagt die Stellvertreterin der Mutter: »Jetzt ist es gut!« und wendet sich froh wieder zu ihrer Tochter.

In einer anderen Aufstellungsgruppe, ein halbes Jahr später, kommt die Patientin in einer Pause zu mir und sagt: »Erinnerst du dich an mich?« Ich musste gestehen: »Nein.« »Wir haben vor etwa einem halben Jahr bezüglich veränderten Gewebes am Gebärmutterhals eine Aufstellung gemacht. Wegen dringendem Krebsverdacht rieten mir die Ärzte zur baldigen Operation.

Als ich von der Aufstellungsgruppe nach Hause kam, habe ich meine Mutter gefragt, ob ihre Mutter vielleicht ein Kind verloren hat. Die erstaunte Reaktion meiner Mutter war: ›Wer hat dir das erzählt?‹«

Eine erneute klinische Untersuchung zwei Monate nach der Aufstellung ergab, dass von den Veränderungen des Gewebes am Gebärmutterhals nichts mehr zu sehen war. Neben der Aufstellungsarbeit hatte die Patientin keine Therapie oder Behandlung gemacht und auch sonst nichts in ihrem Leben verändert.

Die Samenspende: »Das ist dein Vater!«
(Sohn mit Angstzuständen und Depressionen)

Eine Familie kommt mit ihrem 12-jährigen Sohn in die Praxis. Die Eltern betonen die überdurchschnittlichen Leistungen des Jungen in der Schule, doch seit zwei Monaten leide er an depressiven Verstimmungen. Diese begannen spontan nach einem seelischen Zusammenbruch in der Schule. Seither ist es ihm nicht mehr möglich, das Elternhaus alleine zu verlassen. Außer Haus leidet er an Angstzuständen, begleitet von starkem Herzrasen und Schweißausbrüchen bis zum Kollaps. Die Depressionen verschlimmern sich stetig und alles, was ihm bisher Freude machte, bedeutet ihm nichts mehr. Computerspiele und Internet werden zunehmend sein Lebensinhalt. Immer häufiger äußert er die Angst, verrückt zu werden.

Nachdem die Einnahme von Psychopharmaka nicht den gewünschten Erfolg erzielt, erkundigen sich die Eltern nach den Möglichkeiten einer homöopathischen Behandlung.

Ich empfehle zusätzlich die Teilnahme an einer Aufstellungsgruppe. Als der Junge hört, dass er dabei nicht unbedingt gebraucht wird, fühlt er sich damit entlastet. Bisher stand jeweils er im Mittelpunkt der Therapie, und er hatte das Gefühl, alles unterliege seiner Verantwortung.

Die Eltern sind bereit, sich auf eine Gruppe einzulassen, und wir beginnen die Aufstellung mit drei Stellvertretern: Vater, Mutter und Sohn. Zuerst bitte ich die Mutter aufzustellen, die Stellvertreter merken sich ihre Positionen, und dann lasse ich den Vater aufstellen. Die Bilder unterscheiden sich nur wenig. In beiden Aufstellungen steht der Sohn zwischen den Eltern und trennt damit das Paar. Die Stellvertreter bilden einen Halbkreis, wobei die Mutter jeweils am ersten Platz steht, an zweiter Stelle ist links von ihr der Sohn, dann der Vater.

Der Stellvertreterin der Mutter geht es an diesem Platz schlecht, sie kann ihr Gefühl nicht näher definieren, der Stellvertreter des Sohnes erlebt sich orientierungslos, und der Stellvertreter des Vaters hat nicht das Gefühl dazuzugehören, was er sonderbarerweise auch nicht will.

In der Hoffnung, mehr Klarheit in die Aufstellung zu bringen, bitte ich die Mutter, einen Stellvertreter für die Symptomatik des Sohnes aufzustellen. Sie wählt einen Mann aus, und stellt ihn mit großem Abstand hinter ihren Sohn.

Der Stellvertreter des Sohnes ist dadurch äußerst irritiert. Er hat Angst, seine Hände schwitzen, und hilflos pendelt sein suchender Blick immer schneller vom Stellvertreter der Symptomatik zu dem seines Vaters und wieder zurück. Man bekommt den Eindruck, er wird verrückt. Plötzlich wandert sein Blick zu der, noch von der starken Reaktion des Stellvertreters ihres Sohnes betroffenen, in der Aufstellung stehenden Mutter, und es bricht aus ihm mit verzweifelter Stimme heraus: »Du hast mich um meinen Vater betrogen!« Dann wandert sein Blick zu mir, und er wiederholt den Tränen nahe: »Sie hat mich um meinen Vater betrogen!«

Ohne auf die Worte des Stellvertreters des Sohnes zu reagieren setzt sich die Patientin neben mich und starrt ausdruckslos auf den Boden. Bevor ich sie nach der Bedeutung dieses eigenartigen Satzes frage, meldet sich ihr Mann zu Wort und sagt: »Vielleicht ist es bedeutsam zu erwähnen, ich bin nicht der Vater des Jungen. Wir waren bereits einige Jahre verheiratet und wünschten uns ein Kind. Doch meine Frau wurde nicht schwanger. Die medizinischen Untersuchungen ergaben, dass ich keine Kinder zeugen kann. Wir wollten nicht auf ein Kind verzichten, und so beschlossen wir, den Samen für ein Kind von einer Samenbank zu beziehen. – Unser Sohn weiß nichts davon!«

Ich gebe mit ruhiger Stimme zur Antwort: »Er weiß es! – Wenn ich die Bewegungen der Stellvertreter, die sich hier zeigen, ernst nehme, dann muss ich davon ausgehen, dass er es weiß.«

Der Stellvertreter des Sohnes bekräftigt diese Aussage, indem er sagt: »Als der Stellvertreter für die Symptomatik aufgestellt wurde, kannte ich mich nicht mehr aus. Plötzlich wusste ich nicht mehr, wer von den beiden mein Vater ist, und ich fühlte mich auf eigenartige Weise von der Mutter betrogen.«

Auf die Frage des »Vaters« (eigentlich Stiefvaters) des Kindes, was man jetzt machen kann, gehe ich zu seinem Stellvertreter, zeige auf den Stellvertreter der Symptomatik und lasse ihn zum Kind sagen: »Das ist dein Vater! – Und das ist deine Mutter! – Sie und ich, wir sorgen für dich! – Doch das ist dein Vater!«

Der Stellvertreter des Kindes lächelt und sagt: »Das ist in Ordnung. Damit kann ich leben.«

Interessehalber frage ich noch den Stellvertreter der Symptomatik, wie er sich fühlt, und er antwortet: »Ich will mit alledem nichts zu tun haben.«

Zum Stellvertreter des Kindes sage ich: »So ist es!« Er nickt. Zu dem Klientenpaar sage ich abschließend: »Ich glaube, das ist es, was ich für euch tun kann.«

Etwa zwei Monate nach der Aufstellung erhalte ich einen Anruf vom Stiefvater. Er wollte danken und erzählt, wie erstaunt sie waren, als sie von der Gruppe nach Hause kamen und den »Sohn« in deutlich besserer Verfassung vorfanden. Innerhalb weniger Wochen habe er sich »normalisiert«. Das gab ihm und seiner Frau die Kraft, dem »Sohn« in einem günstigen Moment offenzulegen, dass der vermeintliche Vater nicht der Vater ist. Der Sohn reagierte ähnlich gefasst wie sein Stellvertreter. Das Letzte, was ich von ihnen hörte, war, dass es dem Jungen gut geht.

Kinder sind ihre Eltern, und sie erkennen ihre Eltern in sich. Deshalb kann man Kindern, ihre Eltern betreffend, nichts vormachen. Werden sie über die wirklichen Eltern im Unklaren gehalten oder falsch unterrichtet, führt das zu einer Spaltung und Verunsicherung im Kind. Das Kind sieht seine »Eltern«, fühlt sich jedoch nicht als deren Tochter oder Sohn und sucht den Fehler für diese Gefühlsverunsicherung in der Regel zunächst bei sich selbst. Was geht in einem Kind vor, wenn es vielleicht zu seinem 18. Geburtstag erfährt, dass der Vater nicht sein Vater ist, oder dass es adoptiert ist, oder es erfährt es vielleicht vorher durch andere?

Auch wenn durch Aufstellungen immer wieder Geheimnisse gelüftet werden, möchte ich davor warnen, die Methode der Systemaufstellung dafür zu missbrauchen. Wenn es einen begründeten Verdacht gibt, an einer Vaterschaft zu zweifeln, so bringt die wirkliche Klärung nur ein Vaterschaftstest. Solange der Vater oder das Kind einen Zweifel hat, kann die Liebe nicht frei fließen.

Der »Seitensprung« mit Folgen
(Patientin mit chronischer Nebenhöhlenentzündung)

Die deutsche Patientin lebt seit 18 Jahren in Barcelona, ist mit einem Spanier verheiratet; sie haben einen 4-jährigen Sohn. Seit Längerem hegt sie Zweifel, ob sie sich nicht trennen und wieder nach Deutschland zurückkehren soll. In dieser angespannten Situation entwickelt sich eine chronische Stirn- und Nebenhöhlenvereiterung, die jeglicher Einnahme von Antibiotika widersteht. Am 2. Januar 2005 muss die Patientin operiert werden, da sich die Entzündung auf die Gehörgänge ausgeweitet hat und die akute Gefahr einer Gehirnhautentzündung besteht. Die Operation und eine folgende intravenöse Therapie mit Penicillin verhindern zwar das Weiterschreiten der Erkrankung, doch kommt es nicht zu einer Genesung. Im März 2005 verschlimmern sich die Symptome erneut, und die Patientin kommt mit starken Kopfschmerzen und zunehmender Lichtempfindlichkeit in eine Aufstellungsgruppe für Kranke in Barcelona.

Ich entscheide mich zur Aufstellung der Krankheit, unter Einbeziehung des aktuellen Konflikts. Da die Beschwerden der Patientin bereits zwei Stunden nach der Aufstellung zurückgehen, lässt mir die Patientin ein Dankschreiben zukommen, und ich bitte sie um einen Bericht, da mir die Details der Aufstellung nicht mehr ausreichend präsent sind:

Das ursprüngliche Anliegen, für das ich mir mithilfe einer Aufstellung Klärung erhoffte, war, ob ich meiner immer stärker werdenden Sehnsucht, nach Deutschland zurückzukehren, nachgeben durfte, und wenn ja, wie dieser Schritt realisierbar sein könnte. Aufgrund einer erneuten Verschlimmerung meines Gesundheitszustandes trat diese Frage für mich immer mehr in den Hintergrund, und als ich von einer Aufstellungsgruppe für Kranke hörte, meldete ich mich spontan dafür an. Während der Teilnahme an der Gruppe verschlechterte sich mein körperlicher Zustand zunehmend, und mein Anliegen reduzierte sich auf den sehnlichsten Wunsch, wieder gesund zu werden, und wenn es sein musste, auch in Spanien zu bleiben.

Bevor wir aufstellten, schilderte ich zunächst meine aktuelle Lebenssituation, und du fragtest auch nach besonderen Ereignissen in meiner Herkunftsfamilie. Ich habe eine jüngere Schwester und eine nur ein Jahr ältere Halbschwester. Mein Vater und meine Mutter lernten sich sehr jung kennen, es war ihre erste Liebe. Als sie bereits mehrere Jahre in einer festen Beziehung waren, fuhr mein Vater mit amerikanischen Freunden, Soldaten, die nach dem Krieg in der Nähe seines Dorfes stationiert waren, über Weihnachten nach Schweden. Zwei der Amerikaner hatten dort eine feste Freundin. Die Soldaten reisten einen Tag vor meinem Vater wieder ab, und mein Vater hatte eine einmalige, jedoch schicksalhafte »Begegnung« mit einer der Frauen. In dieser Nacht entstand meine Halbschwester.

Als mein Vater von der Schwangerschaft erfuhr, verdrängte er, dass er der Vater des Kindes sein könnte. Er ging wie selbstverständlich davon aus, dass es der Amerikaner sein müsste, mit dem die Frau liiert war. Für ihn war immer klar, bei meiner Mutter zu bleiben. Die Eskapade blieb ein Geheimnis, bis meine Halbschwester im Alter von 36 Jahren ihren wirklichen Vater suchte und fand.

Seither haben wir regelmäßigen und guten Kontakt, wenn auch nicht sehr häufig, da meine Halbschwester in Amerika lebt und wir in Europa.

Die Aufstellung:
Als Erstes wurde ich gebeten, einen Stellvertreter für mich selbst und einen für die Krankheit aufzustellen. Die beiden Stellvertreter umkreisten sich, wobei sich meine Stellvertreterin demonstrativ von der Krankheit abwendete und nichts mit ihr zu tun haben wollte.

Nach einer Weile batest du mich, Stellvertreter für Spanien und Deutschland dazuzustellen. Meine Stellvertreterin ging sofort auf Spanien zu und lehnte sich an die Stellvertreterin. Die Stellvertreterin der Krankheit ging daraufhin drei Schritte zurück. Du trautest diesem Rückzug der Krankheit nicht, und ich sollte noch Stellvertreter für meine Mutter und meinen Vater aufstellen, und in einem zweiten Schritt noch eine Stellvertreterin für die Mutter meiner Halbschwester und schließlich auch noch eine für meine Halbschwester.

Die Stellvertreterin meiner Mutter hatte keinen Bezug zu den übrigen aufgestellten Personen. Meine Mutter hatte ihren Vater verloren, als sie zwei Jahre alt war. Ihre Stellvertreterin wirkte wie in diesem frühen Trauma gefangen. Der Stellvertreter meines Vaters ließ kein Gefühl für niemanden aufkommen und betrachtete das Gesamtbild mit herausforderndem Blick. Meine Halbschwester und ihre Mutter waren sehr wütend auf ihn.

An dieser Stelle sollte ich nun selbst in die Aufstellung treten, und ich wurde in gewissem Abstand vor meine Halbschwester gestellt. Ich brach sofort in Tränen aus und fühlte ein Gemisch aus Erleichterung und Freude, sie zu sehen, und auch große Trauer wegen des langen Verlusts. Eine Stellvertreterin für meine jüngere Schwester wurde noch zu uns gestellt, und du drehtest uns weg von unserem Vater. Das fühlte ich als große Erleichterung. Ich hatte meiner Halbschwester anstelle meines Vaters einen Platz gegeben, sozusagen eine Verantwortung übernommen, die er tragen müsste. Ich spürte, dass ich diese nun aufgeben und meinem Vater zumuten musste. Er muss es alleine tragen. Ich drehte mich mehrmals zu ihm um, dabei spürte ich immer wieder sofort die vertraute Loyalität. Auch wenn ich wusste, dass es richtig war, fiel es mir schwer, ihn damit »allein« zu lassen. Als Schlussbild erinnere ich mich nur an uns drei Schwestern, die in guter Verbindung, in einiger Entfernung, mit dem Rücken zu unserem Vater standen. Im Hintergrund bildete, soweit ich mich erinnere, meine Mutter, unser Vater und die Stellvertreterin der Krankheit eine Gruppe für sich, die interessiert zuschaute. Wo die Stellvertreter für Spanien und Deutschland standen, kann ich mich nicht mehr erinnern. Was ich jedoch nie vergessen werde, war, als du sagtest, dass ich vielleicht nach Spanien ging, um mein Leben zu retten. Und wenn ich nun Spanien wieder verlassen würde, so in tiefer Dankbarkeit.

Noch am selben Tag hörten meine Kopfschmerzen auf, und meine Nase fing an zu laufen. Sie lief etwa zwei Wochen lang, und dann war ich wieder richtig gesund. In dieser Zeit traf ich die Entscheidung, mit meinem Sohn nach Deutschland zurückzukehren. Mit meinem Mann vereinbarte ich eine Auszeit. Wir hatten einen guten und regelmäßigen Kontakt zueinander und begannen eine Paartherapie. Heute leben wir gemeinsam in Deutschland und haben ein zweites Kind. Während dieser Schwangerschaft gab es einen leichten Rückfall der Stirn- und Kiefernhöhlenvereiterung, die jedoch mit homöopathischer Behandlung gut in Griff zu bekommen war.

Als nachhaltig bedeutsam blieb für mich die Erkenntnis aus der Aufstellungsgruppe, dass meine schwierige Beziehung zu meiner Mutter ihre Ursache unter anderem in meiner Loyalität zu meinen Vater hatte. Diese zerbrach im Moment, als ich in die Aufstellung trat und meiner Halbschwester in die Augen blickte. Wichtig und heilsam erlebte ich, ohne schlechtes Gewissen eine gute Verbindung zu meinen Geschwistern gefunden zu haben und das Schwere bei meinen Eltern lassen zu können.

Erst zwei Jahre nach der Aufstellung wurde mir plötzlich bewusst, dass die Geschichte meiner Halbschwester ihren Anfang in Spanien nahm. Ein halbes Jahr vor dem Besuch in Schweden lernten mein Vater und seine Freunde die Schwedinnen im Sommerurlaub in Tossa kennen, einem Ort, nur etwa 80 km von Barcelona entfernt. Die beiden Amerikaner begannen eine Beziehung, und Weihnachten im selben Jahr fuhr mein Vater mit ihnen nach Schweden. Liegt hier vielleicht der Ursprung meiner Sehnsucht nach Spanien, die ich schon als Kind verspürte?

»Mein Vater hat meine Mutter mit AIDS infiziert!« (Sohn mit sozialer Verhaltensstörung)

In einer Aufstellungsgruppe berichtet eine Mutter von ihrem verhaltensauffälligen, 12-jährigen Sohn. In der Schule bestiehlt er seine Klassenkameraden, ist häufig in Streitigkeiten verwickelt und reagiert auf die Konfrontation mit seinem Verhalten mit Aggression oder totaler Verweigerung. Da die Gewaltausbrüche an Häufigkeit und Intensität zunehmen, sieht die Lehrerschaft im Moment keine andere Möglichkeit als den Ausschluss des Kindes von der Schule und die Verweisung in eine Sondereinrichtung.

In der Aufstellung der Gegenwartsfamilie gibt die Patientin ihrem Sohn einen Platz rechts neben ihr. Den Vater des Kindes stellt sie mit größerem Abstand an ihre linke Seite.

Wenn man die aufgestellten Personen im Uhrzeigersinn betrachtet, steht der Sohn rechts neben der Mutter an erster Stelle und bekommt damit Vorrang. Hier ist eine Ordnung gestört, doch in diesem Fall fühlt sich der Sohn damit nicht unwohl. Er steht aufrecht, wirkt kraftvoll und fühlt sich seiner Mutter überlegen. Seinen Vater nimmt er nicht wahr. Die Stellvertreterin der Patientin äußert Angst vor ihrem Sohn, und der Stellvertreter des Vaters sieht keine Möglichkeit zu handeln. Er steht, wie er sagt, »auf verlorenem Posten«.

An der Position, die dem Sohn in der Aufstellung zugeteilt wird, zeigt sich, dass der Sohn für seine Mutter jemanden vertreten muss. So bitte ich die Patientin, Stellvertreter für ihre Eltern dazuzustellen. Diese platziert sie, einander konfrontierend, hinter ihren Sohn und ihre Stellvertreterin. Die Stellvertreterin der Mutter der Patientin würdigt den Stellvertreter ihres Mannes mit keinem Blick. Offensichtlich besteht hier ein schwerwiegender Konflikt.

Auf die Frage, ob zwischen ihren Eltern etwas vorgefallen sei, antwortet die Patientin: »Ja, aber das kann ich nicht sagen!«

Die Wirkung dieses Satzes zeigt sich sogleich in der Aufstellung. Der Stellvertreter ihres Sohnes tritt einen Schritt zurück, sodass er jetzt zwischen den Eltern seiner Mutter steht und stampft mehrmals wütend auf den Boden. Auf den verwunderten Blick der Patientin entgegne ich: »Hier kannst du sehen, wie das Geheimnis in deinem Sohn weiterwirkt, wenn du es hütest!« Da beginnt die Patientin zu weinen und erzählt: »Meine Mutter ist krank, mein Vater hat sie mit AIDS infiziert.« Auf die Frage, wie er sich angesteckt hat, antwortet sie abfällig: »Prostituierte!«

Das Schwere ist somit am Licht. Die Frage, die sich stellt, ist: Was für eine Haltung kann die Patientin ihren Eltern, im Besonderen dem Vater gegenüber einnehmen, dass das, was nach ihrem Bild zwischen den Eltern steht, in ihr und ihren Kindern nicht auf unheilvolle Weise weiterwirkt?

Der für die Lösung entscheidende erste Schritt liegt in der Beziehung der Patientin zu ihrem Vater.

So halte ich den Aufstellungsprozess an dieser Stelle an und fordere die Patientin auf, zum Stellvertreter ihres Vaters zu schauen. Sie braucht Zeit, bis sie ihn ansehen kann, und als es ihr möglich ist, schlage ich ihr vor zu sagen: »Was immer auch war, du bleibst mein Vater!« Und nach einer Atempause: »Und was zwischen dir und Mama ist und war, das gehört zu euch, und das lasse ich jetzt auch bei euch!«

Mit diesen Sätzen der Patientin tritt der Stellvertreter des Sohnes wieder aus dem Spannungsfeld seiner Großeltern heraus und wendet sich jetzt dem Stellvertreter seines Vaters zu. Dieser klopft ihm freudig auf die Schulter. Der Stellvertreter des Sohnes ist jetzt wie ausgewechselt. Er strahlt die Leichtigkeit eines Kindes aus. Der freudvolle Ausdruck des Sohnes lässt die Patientin entspannen. Zum Abschluss gebe ich ihr noch den Hinweis: »Zu deinem Sohn könntest du noch sagen: ›Der Vater, den man hat, der ist immer der beste!‹« Etwas zögernd und doch lächelnd wiederholt sie den Satz.

Der Vatermord: »Jetzt nehme ich es auch durch dich!« (Patientin mit Hashimoto-Thyreoiditis)

Hashimoto-Thyreoiditis ist eine Autoimmunerkrankung der Schilddrüse, mit der möglichen Folge der Degeneration des Schilddrüsengewebes. Ohne Zufuhr von Schilddrüsenhormonen führt die Krankheit zum Tod.

Eine etwa 20-jährige Frau leidet seit wenigen Monaten an einer stark progressiven Form dieser degenerativen Schilddrüsenerkrankung. Ich habe immer wieder beobachtet, dass bei autoaggressiven Schilddrüsenerkrankungen in der Geschichte der Familie Verbrechen vorgefallen sind. Als ich die Patientin direkt auf diese Beobachtung anspreche, berichtet sie von dem dringenden Verdacht, die älteste Schwester ihrer Mutter habe ihren Vater vergiftet. Sie war Apothekerin, ledig, hatte keine Kinder und lebte im Nachbarhaus ihrer Eltern. Der Großvater starb an einem Pilzgericht, von dem andere Personen bereits am Vortag gegessen hatten. Ihre Tante war die Person, die ihn zuletzt sah. Wenige Jahre nach dem Tod des Großvaters beging sie Selbstmord.

Wir beginnen die Aufstellung mit Stellvertretern für die Patientin und ihre Krankheit. Sie wählt zwei Frauen aus und stellt die Stellvertreterin ihrer Erkrankung hinter die Stellvertreterin für sich selbst. Die Stellvertreterin der Krankheit fühlt sich ausgesprochen mächtig, greift mit ihren Armen um die Stellvertreterin der Patientin und sagt: »Die gehört mir!«

Es gibt kein Entrinnen für die Stellvertreterin der Patientin. Alle Versuche, sich aus der festen Umklammerung der Krankheit zu befreien, misslingen. Es scheint, als sei sie ihrer Krankheit ausgeliefert. Ich bitte die Patientin, Stellvertreter für ihre Eltern dazuzustellen, und veranlasse sie, dies in zwei Schritten tun, um die Einflüsse vom Vater und von der Mutter auf das Aufstellungsgeschehen getrennt voneinander wahrnehmen zu können. Das Hinzufügen des Vaters führt zu keiner wesentlichen Veränderung. Auch der Stellvertreter des Vaters hat nicht das Gefühl, Einflussmöglichkeiten zu haben. Die Stellvertreterin der Mutter zeigt sich zwar sehr betroffen von der schwierigen Situation ihrer Tochter, hat jedoch auch das Gefühl, machtlos zu sein und ihr nicht helfen zu können.

Also bitte ich die Patientin als nächsten Schritt eine Stellvertreterin für die älteste Schwester der Mutter aufzustellen. Kaum positioniert ist diese von großer Unruhe getrieben und fühlt sich dabei mit keiner der bisher aufgestellten Personen verbunden. Sie kommt erst zur Ruhe, als die Patientin noch einen Stellvertreter für den Großvater, den Vater der Mutter, in die Aufstellung führt. Augenblicklich wird er der Bezugspunkt der Tante. Zwischen den beiden zeigt sich eine Art Hassliebe. Sie erleben sich dabei nicht wie Vater und Tochter, sondern als Mann und Frau. Meine Frage, ob diese Tante die Lieblingstochter des Großvaters war, wird von der Patientin bejaht.

Also bitte ich die Patientin, eine Stellvertreterin für eine mögliche frühere Partnerin des Großvaters aufzustellen. Ihr Hinzukommen verändert die ganze Aufstellung. Erhobenen Hauptes sucht sie sich langsamen Schrittes einen Platz, von dem aus sie alle anderen aufgestellten Personen sehen kann. Diese mustern sie mit höchster Anspannung und wagen nicht, sich zu bewegen. Die Stellvertreterin der früheren Partnerin des Großvaters strahlt eine allen Furcht einflößende Macht aus. Als Antwort auf die ängstlichen Blicke der anderen Stellvertreter sagt sie mit klarer, überheblicher Stimme: »Ich habe euch alle im Griff! – Ihr gehört alle mir!«

Für einen Moment sind alle Stellvertreter wie erstarrt. Die Erste, die sich vorsichtig zu bewegen beginnt, ist die Stellvertreterin der Krankheit. Sie lässt erstmals von der Stellvertreterin der Patientin ab und zieht sich ganz langsam Schritt für Schritt aus der Aufstellung zurück. Die Stellvertreterin der Patientin sinkt erschöpft zu Boden, und ihre Mutter nimmt sich ihrer an und hält die leblos wirkende Tochter im Arm. Da löst sich die Stellvertreterin der Tante von ihrem Vater, kniet sich zu den beiden und streicht ihrer

Nichte liebevoll durch das Haar. Alle diese Bewegungen werden in äußerster Achtsamkeit vollzogen, und alle Stellvertreter behalten die frühere Partnerin des Großvaters im Blick.

Der Konflikt, der sich bisher zwischen der Tante und dem Großvater der Patientin abspielte, zeigt sich nun zwischen dem Großvater und seiner früheren Partnerin. Diese hat eine mörderische Wut auf ihn.

Die Vermutung der Patientin ist, dass die entsprechende Begegnung in den Soldatenjahren des Großvaters während des Zweiten Weltkriegs stattfand.

Inzwischen hat sich die Stellvertreterin der Krankheit ganz aus der Aufstellung zurückgezogen. Die Stellvertreterin der Patientin liegt weiterhin wie leblos in den Armen ihrer Mutter. Noch immer ist die Macht über das Geschehen in der Hand der »Partnerin« des Großvaters. Man gewinnt den Eindruck, hier wirkt vielleicht ein Fluch.

Um dem, was fehlen könnte, Raum zu geben, bitte ich einen Teilnehmer aus der Gruppe, sich als Stellvertreter für »Das, was offen ist zwischen den beiden« in die Aufstellung zu begeben und sich seinen Gefühlen und Impulsen zu überlassen. Er nähert sich vorsichtig der Partnerin des Großvaters und setzt sich an ihre Füße. Da kehrt sich die Wut der Stellvertreterin in einen unermesslichen Schmerz. Ihre ganze Aufmerksamkeit gilt nun dem Stellvertreter zu ihren Füßen. Sie geht in die Knie, schließt ihn in die Arme und wiegt ihn wie ein Kind. Der Stellvertreter des Großvaters bleibt hart und dreht sich nach einer Weile weg.

Langsam beginnt die Stellvertreterin der Patientin sich besser zu fühlen, doch noch immer fehlt ihr die Kraft aufzustehen.

Mich beschäftigt die Frage, wer von den aufgestellten Personen eine Ressource für die Patientin sein könnte, durch wen sie die Kraft bekommen kann, den Schritt zurück ins Leben zu vollziehen. Ist diese Person bereits anwesend oder fehlt sie vielleicht noch und muss hinzugestellt werden. Mein durch die Aufstellung schweifender Blick fällt auf die Schwester der Mutter.

Sie hat die mörderische Wut der früheren Partnerin ihres Vaters, die wie ein Fluch auf der Familie lastet, übernommen und hat sich stellvertretend an ihm gerächt. Diese Identifizierung hat ihr im Grunde auch das Leben gekostet, das muss gesehen und gewürdigt werden.

Also bitte ich die Stellvertreterin der Patientin zu ihrer Tante zu sagen: »Jetzt nehme ich es (das Leben) auch durch dich!«

Als diese die Worte ihrer Nichte vernimmt, ist sie zu Tränen gerührt. Sie lächelt die Nichte an und sagt aus eigenem Antrieb: »Lebe, mein Kind, lebe!« Die Stellvertreterin der Patientin strahlt, und ich schlage ihr vor, den Entschluss zu leben zu bekräftigen: »Ja, dir zur Ehre lebe ich jetzt!« Die beiden umarmen sich lange, und als sie sich lösen, richtet sich die Stellvertreterin der Patientin auf und zieht sich langsam von den aufgestellten Personen zurück. Am Rande des Stuhlkreises angekommen, dreht sie sich um und schaut so nach vorne in die Zukunft. Die Stellvertreter von Vater und Mutter treten unterstützend hinter sie.

Die Stellvertreterin ihrer Tante schaut ihnen wohlwollend nach, wirkt glücklich und zufrieden, steht auf und stellt sich neben ihren Vater. Die beiden blicken sich lange an und nehmen einander in den Arm.

Die Patientin schaut etwas erschöpft, aber entspannt auf das Endbild der Aufstellung und bemerkt: »Nach diesem Frieden habe ich mich immer schon gesehnt, den nehme ich jetzt mit! – Danke!«

Das abgetriebene Geschwister
(Patientin mit Suizidneigung in der Schwangerschaft)

Eine etwa 30-jährige Frau kommt in die Praxis und bittet mich um eine homöopathische Behandlung. Sie ist glücklich verheiratet, hat zwei Kinder im Alter von fünf und drei Jahren und ist jetzt mit einem dritten Kind im vierten Monat schwanger. Seit etwa vier Wochen leidet sie an Depressionen mit starken Unruhe- und Angstzuständen, kann nicht mehr schlafen, und immer häufiger bedrängt sie der Gedanke, sich das Leben zu nehmen.

Ich beginne die homöopathische Behandlung und empfehle der Patientin gleichzeitig, an einer Aufstellungsgruppe teilzunehmen. Dieser Empfehlung kommt sie gerne nach, da ihre Selbstmordgedanken zunehmend konkretere Formen annehmen.

Wir beginnen die Aufstellung mit Stellvertretern für die Patientin selbst und für ihre Symptomatik. Da sich aus dieser Konfiguration keine weiterführenden Hinweise ergeben, bitte ich die Patientin in einem zweiten Schritt, Stellvertreter für ihre Eltern dazuzustellen.

Mit dem Erscheinen einer Stellvertreterin für die Mutter der Patientin fühlt sich die Stellvertreterin der Symptomatik sofort zu dieser hingezogen und löst die bisher bestehende Verbindung zur Patientin. Die Stellvertreterin der Mutter jedoch wendet sich von der Symptomatik ab. Diese folgt ihr und legt sich schließlich wie ein kleines schlafendes Kind zu deren Füßen. Alle Andeutungen meinerseits, die Stellvertreterin der Symptomatik erinnere vielleicht an ein verstorbenes Kind der Mutter oder aus deren Familie, wehrt die Patientin mit der Begründung ab, sie hätte ein gutes Vertrauensverhältnis zu ihrer Mutter, und »wenn dem so wäre«, dann wüsste sie davon.

Was die Patientin aus der Aufstellung annehmen kann, ist, dass die Symptomatik eigentlich zu ihrer Mutter gehört. Mit einer Verneigung vor ihr fühlt sie sich von einer Last befreit, und die Stellvertreterin der Mutter zeigt sich auch bereit, für die Symptomatik Sorge zu tragen.

Sichtlich entspannt und zuversichtlich verlässt die Patientin die Gruppe, doch bereits nach einer Woche meldet sie sich wieder, um mir mitzuteilen, dass sich ihr Zustand nach zweitägiger Erleichterung wieder verschlechtert habe.

Dem Vorschlag, dass ihre Mutter eine Aufstellungsgruppe besucht, kommt diese gerne nach. In der Aufstellung des Gegenwartssystems der Mutter zeigen die Stellvertreter, ohne Vorinformationen zu haben, ähnliche Bewegungen wie in der Aufstellung der Tochter. Die Mutter bestätigt unter Tränen die Abtreibung ihres dritten Kindes. Als sie sich dieses Kindes im Rahmen der Aufstellung annimmt, kann sich die Stellvertreterin ihrer Tochter von dem Bedürfnis, die Mutter zu unterstützen, lösen und wendet sich befreit ihrem Mann und ihren Kindern zu.

Nach der Aufstellung ihrer Mutter geht es der Patientin etwas besser. Etwa einen Monat später, die Patientin ist jetzt am Beginn des siebten Schwangerschaftsmonats, ruft mich der Mann der Patientin in großer Verzweiflung an. Seit Tagen muss seine Frau unter ständiger Aufsicht sein. Ein sofortiger Termin in der Praxis wäre ein letzter Versuch vor dem Gang zum Psychiater.

Ich stimme zu und bin dann sehr über den Anblick und die Verfassung der Patientin erschrocken. Nach einer kurzen Klärung der Sachlage wird schnell deutlich, dass die Patientin psychiatrische

Hilfe benötigt. Allerdings entschließe ich mich noch dazu, bei der Mutter telefonisch anzufragen, ob sie mich in Anbetracht der äußerst schwierigen Situation aus der Schweigepflicht entlässt. Diese stimmt zu, und mit ihrer Erlaubnis berichte ich der Patientin, was ich weiß.

Die Patientin ist bestürzt, doch wird ihr Blick auch klar, als sie von der Abtreibung ihrer Mutter hört. Die destruktive, alle einbeziehende Rastlosigkeit wendet sich spontan in fassungsloses Schweigen. Als ihr Mann sie vorsichtig in den Arm nimmt, bricht sie in Tränen aus. Er hält sie lange, und als sie sich wieder beruhigt, treten sie den Heimweg an. Die Selbstmord- und Mordgedanken sind von Stund an vorbei.

Der nächste Besuch der Patientin bei ihrer Mutter gestaltet sich schwierig, und sie beschließt, für eine gewisse Zeit keinen Kontakt zu ihr zu haben.

Als ihr drittes Kind etwa drei Monate alt ist, besuchen die Patientin und ihre Mutter gemeinsam eine Aufstellungsgruppe. Wiederum stellen wir ohne Vorinformationen für die anderen Teilnehmer die Herkunftsfamilie der Patientin auf. Es zeigt sich erneut ihre Neigung, für ihre Mutter zu tragen. Im Rahmen dieser Aufstellung gelingt es ihr auf gute Weise, das Schwere bei der Mutter zu lassen, den Folgen dieser Entscheidung der Mutter zuzustimmen und das Leben durch ihre Mutter unter Anerkennung des Geschehenen nochmals zu nehmen. Mutter und Tochter sind sich am Ende der Gruppe einig, dieses Thema jetzt ruhen zu lassen, und sie fahren auf gute Weise verbunden wieder nach Hause.

Diese und andere Aufstellungen haben gezeigt, wie bedeutsam es sein kann, dass auch abgetriebene Kinder ihren Platz in der Familie haben, und stellt die frühere Annahme unter Aufstellern, eine Abtreibung ginge nur die Eltern etwas an, infrage. Vor allem in der Arbeit mit chronisch kranken Kindern bringen Symptomaufstellungen immer wieder Zusammenhänge zwischen den Krankheiten der Kinder und abgetriebenen Geschwistern oder Halbgeschwistern ans Licht. Ein Schwangerschaftsabbruch kann das ganze Familiengefüge erschüttern und die Beziehung lebender Kinder zu den Eltern beeinflussen.

2.7 Verschiedenes

Neben den bisher beschriebenen Zusammenhängen möchte ich noch auf andere potenziell krank machende Einflüsse und Bereiche aufmerksam machen, die uns in der Aufstellungsarbeit mit Kranken bisweilen begegnen.

2.7.1 Fluch und Segen

»Der Fluch ist die Waffe des Unterlegenen.«
Sinnspruch der Massai

Das Volk der Massai unterscheidet in Anwendung und Wirkung drei verschiedene Arten von Flüchen: Es gibt den »harmlosen Fluch«, dessen Wirkung vorüber ist, indem er ausgesprochen wird. Er entspricht wohl mehr dem unmittelbaren Ausdruck einer Wut, ohne die Absicht einer schädigenden Wirkung. Somit wird er auch als »wert- und kraftlos« bezeichnet.

Zu den »wirksamen Flüchen« gehört der »berechtigte Fluch« und der so genannte »alles zerstörende Fluch«. Beiden Flüchen werden generationenübergreifende krank machende Kräfte zugesprochen.

An die Wirkung eines Fluches denke ich bei der Aufstellung eines Patienten, der in großer Sorge um sich selbst und seine Söhne war. In seiner Familie sind über drei Generationen alle Männer in relativ jungem Alter an Herzversagen oder bei Unfällen gestorben. Der Urgroßvater des Patienten war als Soldat der Wehrmacht im Zweiten Weltkrieg in Russland.

Wir stellten Stellvertreter für den Patienten, seinen früh verstorbenen Vater, zwei verunglückte Brüder des Vaters, den an Herzversagen gestorbenen Großvater und den Urgroßvater auf. Nachdem die Stellvertreter ihren Bewegungen überlassen wurden, konnte man sehen, wie sie sich alle in sicherer Distanz auf einen Punkt am Boden ausrichteten.

Nur der Urgroßvater verharrte unbeweglich an seinem Platz. Es bestand Einigkeit in der Wahrnehmung der Stellvertreter, dass im Zentrum des von ihnen gebildeten Halbkreises eine Frau liegen müsse. Der Patient wählte eine Teilnehmerin aus, und ich bat sie, sich an diese Stelle in der Aufstellung auf den Boden zu legen. Sie hatte sich kaum hingelegt, als sie meinte: »Tot bin ich ganz sicher nicht!«. Sie stand energisch auf und musterte die Männer voller Wut mit bösem Blick.

Die unnachgiebige Härte, die die Frau ausstrahlte, ließ die Männer schaudern. Sie fühlten sich alle in ihrem Bann.

Erst als anerkannt wurde, dass hier Schlimmes geschehen sein musste, und nicht nur der Urgroßvater, sondern alle Männer sich tief vor ihr verneigten, konnten die Strenge und Starrheit der Stellvertreterin dieser Frau weichen. Ein unglaublicher Schmerz brach aus ihr hervor, und schluchzend ging sie wieder zu Boden. Nur langsam konnte sie zur Ruhe kommen und schloss schließlich die Augen.

Der Patient verfolgte mit angehaltenem Atem den schmerzhaften Prozess der Stellvertreterin. Als sie wie leblos am Boden lag, bat er darum, sich ihr nähern zu dürfen. Unter Tränen ging auch er vor ihr auf die Knie und verneigte sich bis auf den Boden. Als die Stellvertreterin ihn neben sich bemerkte, legte sie ihre Hand segnend auf seinen Kopf und strich ihm durch das Haar. Der Patient fühlte sich spontan von einer »zentnerschweren« Last befreit.

Bert Hellinger (2002, S.136 ff. u. 223 f.) beschreibt den möglichen krank machenden Einfluss eines Fluches im Zusammenhang mit Neurodermitis. In Aufstellungen mit Patienten, die an Neurodermitis leiden, findet sich häufig ein Zusammenhang mit der Wut eines früheren Partners eines Elternteils. Sein anhaltender Groll wirkt wie ein Fluch in der neuen Verbindung, der meist anstelle des Partners die Kinder trifft.

Heilsam kann die Versöhnung mit dem früheren Partner sein, zum Beispiel indem sein Schmerz und seine Liebe geachtet werden und er gebeten wird, freundlich auf das kranke Kind zu schauen, sodass der Fluch aufgehoben wird und vielleicht sogar in einen Segen umgewandelt werden kann.

Der Hexenprozess
(Patientin mit paranoider Schizophrenie und ADS des Sohnes)

Auf Empfehlung eines Arztes kommen eine etwa 45-jährige Patientin und deren Mutter in eine Aufstellungsgruppe für Kranke in Mexiko. Während der ersten Aufstellung mit einer anderen Patientin wird die Tochter zunehmend unruhig und beginnt einen lauten Streit mit ihrer Mutter. Diese ermahnt die Tochter mit Vehemenz zur Ruhe, doch in der Pause lässt sich die Tochter nicht mehr beruhigen und schreit die Mutter immer wieder an, dass sie verschwinden soll.

Als sich die Stimme der Tochter verändert und sie panisch schreit: »Verschwinde Großvater! Lass mich in Ruhe!«, und die

Mutter versucht, sie zu bändigen, schlägt die Tochter um sich und wehrt sich mit Beißen und Kratzen gegen das Festhalten der Mutter. Diese weiß nicht mehr, wie sie mit der zunehmenden Aggression ihrer Tochter umgehen soll. Also trete ich zwischen die beiden und halte die Patientin fest im Arm, bis sie sich wieder beruhigt.

Nach der Pause sitzt die Tochter abwesend auf ihrem Stuhl. Ich beginne die Gruppenarbeit und gebe den Teilnehmern Gelegenheit für Fragen. Da lässt sie sich vom Stuhl zu Boden sinken, bewegt sich auf Händen und Knien in die Mitte des Stuhlkreises, macht Drohgebärden und faucht wie eine Raubkatze. Die Mutter erstarrt beim Anblick des Verhaltens ihrer Tochter.

Ich wende mich fragend an den behandelnden Arzt der Patientin. Dieser zuckt nur mit den Schultern und gibt zu verstehen, dass er die Patientin erst seit wenigen Tagen kennt und auch ihm diese psychotisch anmutende Symptomatik neu ist. Die Patientin hat ihn aufgrund ihrer Angstzustände, Schlaflosigkeit und Alpträumen aufgesucht.

Es gilt zu handeln, und ich bitte die Mutter, sich neben mich zu setzen. Ihr Gesicht ist bleich wie bei einem Schock. Bevor ich mit der Befragung beginnen kann, bemerkt die Tochter, dass ihre Mutter neben mir sitzt. Langsam nähert sie sich uns auf allen Vieren, bis sie vor der Mutter kniet, faucht und erneut aggressiv zu schreien beginnt: »Verschwinde! – Verschwinde Großvater! Lass uns in Frieden!« Ich frage die Mutter nach jenem Großvater, doch ist sie nicht in der Lage zu antworten. So bitte ich einen Teilnehmer, sich als Stellvertreter des Großvaters hinter die neben mir sitzende Mutter zu stellen. Die Tochter mustert den Mann und schreit in wilder Panik: »Das ist der Teufel! – Verschwinde, Satan! – Verschwinde!« Glücklicherweise ist meine Kollegin und Freundin Marianne Franke-Gricksch anwesend. Ich bitte sie, sich als Stellvertreter für »den Teufel« hinter den Großvater zu stellen. Ein klares Gefühl sagt mir, diese Stellvertretung keinem Mexikaner zumuten zu können. Der Mutter neben mir schaudert, und sie erstarrt nun gänzlich. Für die Tochter jedoch wandelt sich die Situation. Panik und Schrecken weichen aus ihrem Gesicht, sie bekommt wieder menschliche Züge, beginnt zu weinen und schluchzt: »Lieber Opa! – Lieber Opa!« Dann richtet sie sich auf und umarmt ihre Mutter und den Stellvertreter des Großvaters. Marianne schaut ihr in die Augen und richtet ihr das Haar. Voller

Erschöpfung sinkt die Tochter in den Schoß ihrer Mutter. Diese, noch immer starr vor Schreck, reagiert mechanisch und streicht ihr ohne aufzublicken durch das Haar.

Nachdem sich Mutter und Tochter erholt haben, beende ich die Arbeit, entlasse die Stellvertreter, und wir gehen in eine Pause.

Nach der Pause berichtet Angelica Olvera, die Organisatorin der Weiterbildungsgruppe, folgende Geschichte, die ihr eine Tante der Patientin anvertraut hat. Der Großvater, Vater der Mutter, lebte um das Jahr 1880 in einem kleinen Dorf im Norden des Landes. Als er 17 Jahre alt war, wurde in diesem Dorf eine junge Frau als Hexe verbrannt. Auf dem Scheiterhaufen verfluchte sie die ganze Dorfgemeinschaft. Es herrschte große Angst, der Fluch der Frau würde Unheil über das Dorf bringen, und es gab Gerüchte, der Großvater hätte eine Liebschaft mit dieser Frau gehabt. Aus Angst, man würde vielleicht auch ihm nach dem Leben trachten, verließ der Großvater das Dorf und ging in die Stadt. Seine Flucht wurde als Bestätigung gesehen, er stünde im Bann dieser Frau, und er wagte es nie mehr, in sein Heimatdorf zurückzukehren.

Eine teilnehmende Ärztin, die sich der weiteren Behandlung der Patientin angenommen hat, lässt mir ein halbes Jahr nach dieser Aufstellung einen Bericht zukommen, den ich hier sinngemäß wiedergebe.

Die Patientin sei sehr dankbar, denn diese Aufstellung habe ihr Leben grundlegend verändert. Sie könne jetzt viel besser schlafen und habe keine Alpträume mehr. Die psychotischen Krisen wären nicht mehr in solch ausgeprägter Form aufgetreten, und folglich habe die Familie auch aufgehört, sie wie eine Verrückte zu behandeln.

Ihrem 19-jährigen Sohn, der in den Vereinigten Staaten lebt, ginge es seit der Aufstellung um Vieles besser. Er sei während seiner Schulzeit wegen eines Aufmerksamkeitsdefizitssyndroms behandelt worden. Seit der Aufstellung seiner Mutter hätten sich seine Noten in der Berufsschule deutlich verbessert. Er sage selbst, er könne sich besser konzentrieren und habe mehr Freude am Leben und an seiner Ausbildung.

Ein Jahr nach der Aufstellung treffe ich die Patientin als Teilnehmerin in einem Kurs in Mexiko wieder. Freudig kommt sie auf mich zu, berichtet, sie habe zu arbeiten begonnen, und mache gerade eine Umschulung. Insgesamt habe sie ihr Leben gut im Griff und fühle sich sehr wohl.

Viele schulische Probleme von Kindern stehen unter anderem in einem Zusammenhang mit familiären Verstrickungen. Wenn Kinder für ihre Eltern tragen, diese vielleicht sogar am Leben halten müssen oder mit Personen identifiziert sind, die von der Familie ausgegrenzt werden, fällt es ihnen schwer, mit ihrer Kraft und Aufmerksamkeit bei sich und ihren Aufgaben zu sein.

In zahlreichen Aufstellungen für Kinder, die an ADS, ADHS etc. leiden, kam immer wieder eine Identifizierung dieser Kinder mit von der Familie ausgegrenzten Verstorbenen ans Licht. Die Kinder kamen zur Ruhe, nachdem der Verstorbene seinen Platz in der Familie bekam, betrauert und verabschiedet wurde.

2.7.2 Das Anhaften der Toten

»Die Toten sind unsichtbar,
sie sind nicht abwesend.«
Augustinus

Manchmal weist das Verhalten der Stellvertreter von verstorbenen Familienmitgliedern in Aufstellungen darauf hin, dass diese noch am Leben und an den Lebenden haften. Häufig wurden diese Verstorbenen z. B. bei einem Unfall, bei der Geburt eines Kindes oder durch Herzversagen plötzlich und unerwartet aus dem Leben gerissen, sodass ihnen ein gebührender Abschied von ihren Hinterbliebenen nicht möglich war.

Ich erinnere mich an die Aufstellung einer Patientin, die bereits seit Jahren an einem chronischen Müdigkeitssyndrom erkrankt war. Die Beschwerden entwickelten sich etwa zur selben Zeit, als ihr damals 18-jähriger Sohn in eine andere Stadt in die Nähe seines Vaters zog. Die von ihrem Mann getrennt lebende Patientin wurde zunächst erfolglos mit Antidepressiva behandelt.

Etwas Linderung fand die Patientin durch eine sehr aufwendige Behandlung mit Vitamin- und Aufbaupräparaten. So war es ihr möglich, wenigstens einige Stunden pro Tag aktiv zu sein.

Eine Familienaufstellung stellte schließlich einen Zusammenhang mit dem Vater der Patientin her, der drei Jahre vor dem Beginn ihrer Beschwerden plötzlich an einem »Sekundenherztod« verstorben war.

Die Patientin war die Lieblingstochter des Vaters gewesen. Sie musste für ihn seine Mutter vertreten, die verstarb, als der Vater acht Jahre alt war. In der Aufstellung wollte der am Boden liegende Stellvertreter des Vaters seine Tochter unter keinen Umständen gehen lassen. Er hielt sie mit all seiner Aufmerksamkeit, sodass es der Stellvertreterin der Patientin nicht möglich war, sich von ihm zu lösen. Er wollte nicht wahrhaben, dass er gestorben war, und dass er seine Tochter mit seiner Sehnsucht an ihrem Leben hinderte.

Erst als ich eine Teilnehmerin bat, sich als Stellvertreterin für seine tote Mutter neben ihn zu legen, wurde ihm sein Irrtum bewusst. Er konnte anerkennen, was geschehen war, und Abschied nehmen von seiner Tochter und den Lebenden.

Etwa drei Monate nach dieser Aufstellung konnte die Patientin beginnen, die Vitamin- und Aufbaupräparate langsam abzusetzen. Zu ihrer großen Freude entspannte sich auch ihre Beziehung zu ihrem Sohn. Dieser musste bisher vermutlich den Vater für sie vertreten.

Oft halten aber auch die Lebenden an den Toten fest, mit der Folge, dass diese in ihrem seelischen Sterbeprozess gestört werden und an die Lebenden gebunden bleiben. Das legen die entsprechenden Empfindungen von Stellvertretern nahe, und Abschiede, die in Wirklichkeit nicht stattfinden konnten, können in oft berührenden Prozessen in Aufstellungen nachvollzogen werden. Dabei können unheilvolle Bindungen gelöst werden, und die Toten können und dürfen dann tot sein und die Lebenden leben.

2.7.3 Im Angesicht von Abschied und Tod

In der Arbeit mit lebensbedrohlich Erkrankten ist es manchmal angebracht, einen Stellvertreter für den Tod aufzustellen. Manchmal zeigt sich dieser innig mit dem Patienten verbunden, und es lässt sich konkret auf eine verstorbene Person schließen, manchmal wirkt er auch beziehungslos, unpersönlich und erhaben.

»Wer den Tod hinter sich hat, kann gelassen leben.«
(Patientin mit gefährlichen Erweiterungen der Halsschlagadern)
Die Patientin leidet, laut eigener Aussage, an stoffwechselbedingten Ausbuchtungen beider Halsschlagadern (Carotisaneurysmen). Sie bittet in großer Verzweiflung um eine Aufstellungsarbeit, da sie vor der Entscheidung steht, sich operieren zu lassen oder nicht. Das Risiko, während der Operation zu sterben, liegt nach Aussage der behandelnden Ärzte bei etwa 50 Prozent.

Die Klärung des Anliegens macht deutlich, dass ich ihr eine Unterstützung in der Entscheidungsfindung, wie sie es sich erhofft, nicht geben darf.

Um dies zu verdeutlichen erzähle ich ihr die Geschichte eines berühmten Arztes. Dieser hatte eine Vereinbarung mit dem Tod getroffen. Wenn er zu einem lebensbedrohlich Kranken gerufen wurde, konnte er den Tod am Bett des Patienten sehen. Stand dieser am Fußende, so wusste der Arzt, der Patient wird genesen, stand der Tod jedoch am Kopfende des Bettes, so waren die Stunden des Patienten gezählt und jede medizinische Hilfe vergeblich. Eines Tages wurde der Arzt zu einem jungen Mädchen gerufen. Als er das Zimmer betrat, sah er den Tod am Kopfende des Bettes des Mädchens stehen. Er hatte Mitleid mit ihr und drehte das Bett herum. Das Mädchen hat überlebt, doch der Tod hat sich in der Nacht statt des Mädchens den Arzt geholt.

Die Patientin scheint die Aussage der Geschichte zu verstehen, und nach längerem Abwägen biete ich ihr an, einen Stellvertreter für sie selbst und einen für den Tod auszuwählen. Sie ist bereit, sich auf diese Arbeit einzulassen, und wählt eine Frau für sich selbst und einen Mann als Stellvertreter für den Tod.

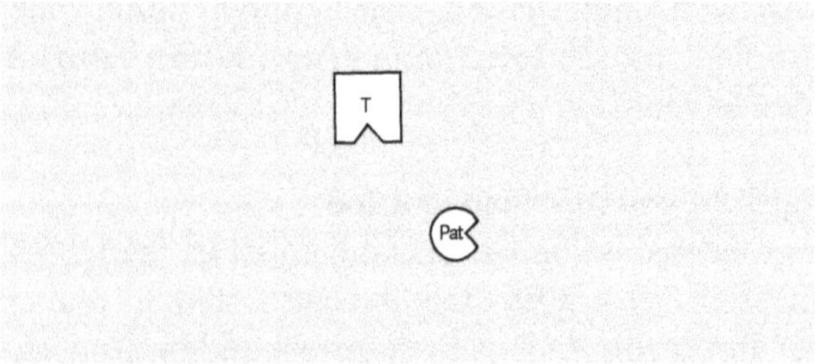

T = Tod
Pat = Patient

Die Stellvertreterin der Patientin zittert am ganzen Körper. Schließlich fasst sie einen Entschluss und dreht sich um. Im Angesicht des Todes ballt sie die Fäuste, und erhobenen Hauptes geht sie einen Schritt auf den Stellvertreter des Todes zu, scheinbar bereit für einen Kampf.

Auf meine Frage, wie es dem Stellvertreter des Todes geht, sagt dieser: »Ich habe kein besonderes Interesse an ihr, ich beobachte sie. Ich werde auch nichts tun, doch wenn sie kommt, dann nehme ich sie auch!«

Nach dieser Aussage macht die Stellvertreterin der Patientin einen weiteren Schritt auf den Stellvertreter des Todes zu.

Die Patientin selbst wirkt verzweifelt über die Reaktion ihrer Stellvertreterin. Diese steht jetzt direkt vor dem Tod und sieht ihm in die Augen. Durch seine gelassene, unerschütterliche Präsenz lässt ihre Kampfbereitschaft nach, und sie gibt auf. Sie beginnt zu weinen und hämmert mit ihren Fäusten gegen seine Brust. Langsam geht sie in die Knie, schlägt gegen seine Schenkel, neigt sich tiefer und schlägt jetzt auf seine Füße, bis sie vom Schmerz erschöpft am Boden liegen bleibt.

Der Stellvertreter des Todes bleibt unbeeindruckt ruhig und lässt geschehen. Wiederum frage ich nach seinem Befinden, und er antwortet: »Es ist nicht an der Zeit!«

Als die Stellvertreterin der Patientin das hört, richtet sie sich langsam auf, schaut ihn an, und ich schlage ihr vor zu sagen: »Jetzt stimme ich zu.« Dieser Satz gibt ihr die Kraft aufzustehen, und wieder sieht sie dem Tod lange in die Augen. Nach einer Weile dreht sie sich um. Behutsam schiebe ich ihren Oberkörper zurück, sodass sie jetzt mit ihrem Rücken am Stellvertreter des Todes angelehnt steht. Dieser legt eine Hand auf ihre Schulter.

Beim Anblick dieses Schlussbildes erinnere ich mich an einen Satz Bert Hellingers: »Wer den Tod hinter sich hat, kann gelassen leben.« Die Stellvertreterin der Patientin stimmt mit einem Lächeln zu. Damit beenden wir die Arbeit.

Etwa ein halbes Jahr nach dieser Arbeit höre ich von der Übersetzerin des Kurses, dass es der Patientin nach einer schweren Krise jetzt gut geht. Sie habe beschlossen, die Operation nicht durchführen zu lassen. Auf meine Anfrage schickt sie mir den folgenden Bericht:

Lieber Stephan,
ich kann dir mitteilen, dass mir die Aufstellung im September 2007 sehr geholfen hat. Ich war sehr verzweifelt wegen der schweren Entscheidung, ob ich mich operieren lassen sollte oder nicht. Ich hatte große Angst, wie immer ich mich auch entscheiden würde, vor meiner Zeit sterben zu müssen. Heute habe ich das Gefühl und die Sicherheit, dass ich meinen Tod dann annehmen werde, wenn es für mich an der Zeit ist.

Ich denke, diese Arbeit ist für mich die bisher wichtigste in meinem Leben gewesen, da ich wirklich an der Grenze war. In der Folge verfiel ich zunächst in eine tiefe Depression und haderte mit meinem Leben, wie es war. Ich kam in eine existenzielle Krise, die mich schließlich dazu führte, mit anderen Augen auf mein Leben zu sehen. Heute fühle ich mich erfüllt und spüre die ganze Intensität des Lebens in mir, um meinen Weg weiterzugehen. Ich schaue gut auf mich und habe erkannt, wie wichtig es ist, mich selbst und meine Krankheit mit Liebe und Achtung anzunehmen.

Einige Zeit nach der Aufstellung habe ich vier weitere Neurochirurgen aufgesucht, und alle waren einstimmig der Meinung, dass eine Operation nicht angezeigt sei, da diese Art von chirurgischem Eingriff nur dann durchgeführt wird, wenn sich neurologische Symptome einstellen, die auf mangelnde Blutversorgung schließen lassen, oder sich das Aneurysma weiter vergrößert. In meinem Fall jedoch sind alle Werte stabil. Laut Aussage dieser Ärzte hätte ich bei einer Operation mit möglichen Folgeerscheinungen zu rechnen, wie zum Beispiel eingeschränkter Motorik und dem Verlust von Seh- und Erinnerungsvermögen, ja, es hätte mich vielleicht sogar das Leben kosten können.

Ich empfinde diese Suche als meine Rettung, und ich lasse mich heute mehr von meinem Gefühl leiten und handle, wenn es mit dem übereinstimmt, was ich fühle. Irgendwie fühle ich mich meiner Seele sehr nahe, wodurch ich sicherer, wagemutiger und mehr bei mir selbst bin. Ich habe begonnen, meine persönlichen und beruflichen Pläne in die Tat umzusetzen mit dem Ziel, alles möglichst in der Gegenwart zu verwirklichen. Ich besuchte erstmals nach Jahren meine Mutter in Yucatan, was ich mich nicht mehr getraute, da es einer sehr langen und beschwerlichen Busreise bedarf. Wir hatten eine sehr versöhnende Begegnung. Meine Beziehung zu ihr war immer sehr schwierig gewesen. Ich habe beschlossen, die Zeit, die ich noch zu leben habe, so zu gestalten, dass sie mir und den Menschen in meiner Umgebung zum Guten dient.

Ich bin sehr dankbar für diese Hilfe.

G.

2.7.4 Organspende und Transplantation

Für viele lebensbedrohlich Erkrankte ist eine Organtransplantation die einzige Möglichkeit weiterzuleben. Der Fortschritt der modernen Medizin fordert von jedem Einzelnen eine persönliche Auseinandersetzung und Meinungsbildung. Immer wieder begegnen wir in Aufstellungsgruppen Patienten, die in unterschiedlicher Weise von diesem Thema betroffen sind.

»Liebe Mama, bitte segne mich!« (Patient mit Leberkrebs)

Ein etwa 60-jähriger Mann ist an Leberkrebs erkrankt und antwortet auf meine Frage, was die Ärzte vorschlagen: »Sie sagen, ich brauche eine Transplantation.« Darauf frage ich: »Und wie denkst du?«

Patient: »Es sieht so aus, als sei das der Weg.«
Therapeut: »Wie geht es dir mit diesem Gedanken?«
Patient: »Ich habe es angenommen, jedoch kann ich nicht an den Moment selbst denken.«
Therapeut: »Was ist dein Anliegen an mich?«
Patient: »Ich möchte gut auf die Transplantation vorbereitet sein.«
Therapeut: »Gut, wen müssen wir aufstellen, um das zu erreichen?«
Patient: »Den Tumor und meine Mutter.«
Therapeut: »Wenn es um den Krebs und einen eventuellen familiären Zusammenhang gehen würde, dann bräuchten wir den Tumor, jedoch wenn es um die Frage der Transplantation geht, dann brauchen wir keinen Stellvertreter für den Tumor!«
Patient: »Ja, ich sehe das, ich bin einverstanden.«
Therapeut: »Also, wen brauchen wir für die Aufstellung?«
Patient *(weint)*: »Meine Kinder und die Personen, die mich lieben, damit sie mich unterstützen.«
Therapeut: »Die Kinder, die können das nicht!«
Patient: »Dann bitte ich dich, mit mir zu arbeiten, damit ich die Kraft finde, mich zu entscheiden und zu tragen, was ich tragen muss.«

In seiner Bedürftigkeit wirkt der Patient wie ein Kind. Deshalb erkundige ich mich nach seiner Beziehung zu seiner Mutter.
Patient: »Sie starb, als ich 12 Jahre alt war.«

Therapeut *(nach einer Weile)*: »Wenn du einverstanden bist, beginnen wir die Aufstellung mit zwei Personen, einen Stellvertreter für dich selbst und einen für den Tod.«
Patient: »Ich bin einverstanden!«

Der Patient wählt zwei Männer aus, gibt zunächst seinem Stellvertreter einen Platz und stellt dann den Stellvertreter für den Tod seitlich rechts versetzt hinter diesen. Dem Stellvertreter des Patienten schaudert, als der Tod hinter ihn gestellt wird. Er versucht, sich zu entziehen, indem er einen Schritt nach vorne geht, und vermeidet dabei, sich umzudrehen. Auf meine Frage, wie es ihm geht, antwortet er: »Ich kann ihn nicht ansehen.«

Der Stellvertreter des Todes bemerkt: »Ich stehe ganz ruhig. Ich sehe ihn. Er schaut mich nicht an, aber ich bin da.«

Ich wende mich zum Patienten: »Das Schwierige bei einer Transplantation ist unter anderem, dass derjenige, der sich dafür entscheidet, in gewisser Weise auf den Tod eines anderen Menschen wartet. Er möchte weiterleben, weil ein anderer stirbt. – In Aufstellungen zeigt sich immer wieder eine Bindung zwischen dem Organspender und dem Empfänger. Folglich muss sich der, der ein Organ empfangen möchte, dem Tod stellen. Dem eigenen, dem des Spenders und du dich auch dem deiner Mutter. – Stell noch eine Stellvertreterin für deine Mutter auf.«

Der Patient wählt eine Teilnehmerin aus und stellt sie zwischen seinen Stellvertreter und den des Todes. Seinen Stellvertreter durchläuft erneut der gleiche Schauer. Er kann auch seine Mutter nicht anschauen und entfernt sich ein paar Schritte von ihr. Als der Patient die Bewegung seines Stellvertreters sieht, überkommt ihn ein tiefer Schmerz.

Die Stellvertreterin der Mutter geht langsam auf ihn (den Patienten selbst, nicht seinen Stellvertreter) zu, schließt ihn in die Arme und hält ihn, bis er sich in die Arme seiner Mutter sinken lässt. So kommt er schließlich zur Ruhe.

Inzwischen ist der Stellvertreter des Todes der Stellvertreterin der Mutter gefolgt, stellt sich neben sie und schaut mit Liebe und Mitgefühl auf den Patienten. Ich frage den Patienten, ob er weiß, für wen aus seiner Familie der Tod stehen könnte. Er nickt und sagt: »Das ist mein älterer Bruder, er starb kurz nach seiner Geburt, und meine Mutter gab mir seinen Namen.«

Damit ist klar, in welcher Situation der Patient gefangen ist: Seine Mutter konnte sich dem Tod ihres ersten Kindes nicht stellen, und der Patient muss seinen verstorbenen älteren Bruder für seine Mutter vertreten.

Mithilfe der Transplantation soll er abermals leben, weil ein anderer starb. So ist nicht verwunderlich, dass er sich nicht entscheiden kann.

Zur Lösung der familiensystemischen Dynamik schlage ich ihm vor, zu seiner Mutter zu sagen: »Liebe Mama, was ich für dich getragen habe, das habe ich aus Liebe getragen, doch jetzt ist es vorbei. Bitte segne mich, wenn ich jetzt auf mich schaue – nur auf mich!«

Die Stellvertreterin der Mutter nickt zustimmend und sagt: »Mein lieber Sohn, jetzt sehe ich, was du für mich getragen hast. –

Und jetzt nehme ich es.« Der Patient atmet erleichtert auf, schaut zu seinem Bruder, und die drei umarmen sich.

An dieser Stelle beenden wir die Aufstellung.

Bemerkenswerterweise ist »Noncompliance«[4] bezüglich der Einnahme »der verordneten immunsuppressiven Medikation« (…) »nach der chronischen Abstoßung« des Spenderorgans »die zweithäufigste Ursache für den Transplantatverlust« (Kiss u. a. 2005).

Was immer die Hintergründe dafür sind, es ist gut möglich, dass auch hier familiären Verstrickungen eine nicht unwesentliche Bedeutung zukommen kann.

Ein Kollege, der mir eine Patientin zur Aufstellung überwiesen hat, gab deren Rückmeldung etwa drei Jahre nach erfolgter Transplantation an mich weiter. Die Patientin sagte sinngemäß: »Ich glaube, wenn ich im Vorfeld der Transplantation nicht auch die Aufstellung gemacht hätte, hätte ich die Spenderleber nicht behalten können.«

Die Patientin litt an einer Zystenleber, einer angeborenen, in diesem Fall aus der Familie des Vaters vererbten Missbildung der Leber. Diese führt nach jahrzehntelangem Verlauf durch die fortschreitende Zystenbildung unabwendbar zum Tod durch Leberversagen.

Um die Auswirkungen der eingeschränkten Leberfunktion möglichst gering zu halten, führte die Patientin ein sehr gesundheitsbewusstes Leben und war in ganzheitlicher Behandlung, bis die zunehmenden Beschwerden eine Transplantation erforderlich machten.

Da sich die Patientin bereits über Jahre mit Organspende und Transplantation beschäftigte, war diese Angelegenheit nicht Gegenstand ihrer Fragestellung in der Aufstellungsgruppe. Als Anliegen formulierte sie ihre seit jeher schwierige Beziehung sowohl zu ihrem Vater als auch zur Mutter.

In der Aufstellung ihrer Herkunftsfamilie fühlte sich die Stellvertreterin der Patientin zur älteren Schwester ihres Vaters hingezogen, die im Alter von zwei Jahren bei einem Unfall ums Leben kam. Durch eine Verneigung vor dem Stellvertreter ihres Vaters sowie den Stellvertretern seiner Eltern, die den Tod der Tochter nicht verschmerzen konnten, gelang es der Patientin, sich aus dem Feld der Familie des Vaters achtungsvoll zurückzuziehen und einen Platz an der Seite ihrer Mutter einzunehmen. Hier verspürte sie eine, ihr bisher nicht bekannte Lebensfreude.

---

4 »Noncompliance« bezeichnet das Nichteinhalten ärztlicher Ratschläge und die Nichterfüllung therapeutisch notwendiger Pflichten des Patienten.

Das folgende Beispiel lässt erahnen, wie gemeinsames Tragen im Angesicht von schwerem Schicksal verbinden kann, und zeigt, wie es die Familie trennt, wenn es nicht gelingt.

»Lieber Papa, ich lasse es bei dir« (Patientin mit Schwindelanfällen)

Die Aufstellung im Rahmen einer Weiterbildungsgruppe wurde aufgezeichnet, und die Dialoge sind hier wörtlich wiedergegeben.

Patientin: »Ich leide seit drei Jahren an Schwindelanfällen. Manchmal sind die Krisen so stark, dass ich nur liegen kann. Wenn ich mich dann hinlege, habe ich das Gefühl, ich muss sterben.«
Therapeut: »Ist etwas passiert im Vorfeld?«
Patientin: »Seit ich Familienaufstellungen kenne, habe ich den Gedanken, es könnte mit dem Tod meines Vaters in Verbindung stehen. Er starb vor drei Jahren an Leukämie.«
Therapeut: »War er lange krank?«
Patientin: »Er hatte viele Jahre Blutarmut, und zuletzt ist die Leukämie aufgetaucht.«
Therapeut: »Wie viele Kinder seid ihr?«
Patientin: »Wir sind drei Schwestern, ich bin die mittlere.«
Therapeut: »Stell jemand auf für deinen Vater und jemand für dich selbst!«

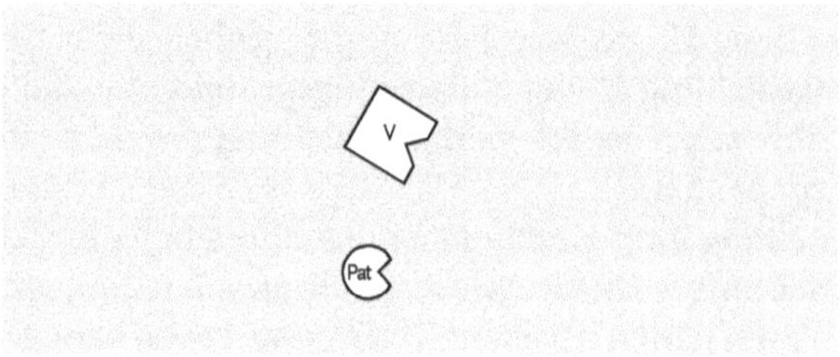

V = Vater
Pat = Patientin/ 2. Kind

Therapeut: »Wo würdest du deine Mutter hinstellen?«
Patientin: »Neben den Vater.«
Therapeut: »Wie geht es dem Vater?«
Stellvertreter des Vaters: »Ich will nichts sehen!«
Therapeut: »Was ist noch in deiner Herkunftsfamilie passiert?«
Patientin: »Meine jüngere Schwester hat eine Tochter geboren, die keine vollständig ausgebildeten Gallengänge hatte. Aufgrund

dieser Fehlbildung in der Leber brauchte sie eine Transplantation, um weiterleben zu können. Das war eine sehr schwere Zeit für uns alle. In den Wochen nach der Transplantation entwickelte mein Vater die Anämie. Meine Nichte ist dann mit neun Monaten gestorben, sie konnte das Spenderorgan nicht behalten.«
THERAPEUT: »Erzähl mir bitte noch etwas über deinen Vater.«
PATIENTIN: »Er war Diplomat, ein erfolgreicher Geschäftsmann. Ein Bruder von ihm hat sich das Leben genommen.«
THERAPEUT: »Was ist passiert in der Familie deiner Mutter?«
PATIENTIN: »Das ist eine sehr komplizierte Familie. Es gibt viele Geheimnisse, Homosexualität, Spielsucht, Inzest.«
THERAPEUT: »Stell jemand für deine Mutter auf, und auch noch Stellvertreter für deine Schwestern.«

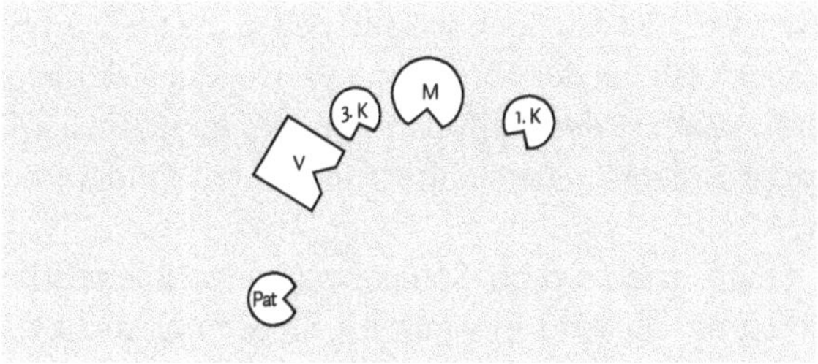

M = Mutter
1. K = 1. Kind
3. K = 3. Kind

THERAPEUT: »Wie geht es der Stellvertreterin der Patientin?«
STELLVERTRETERIN DER PATIENTIN: »Meine Beine zittern, und ich habe nicht den Mut, meine kleine Schwester anzuschauen, ich kann mich nicht bewegen.«
THERAPEUT: »Hier kommt vieles zusammen. Viele Dinge können von Bedeutung sein. Jedoch beschäftigt mich am meisten die Transplantation, und ich frage mich, was geschieht in dieser Situation in der Seele einer Familie. – Wir leben in einer Zeit mit diesen Möglichkeiten. Wir haben diese Möglichkeiten geschaffen, aber sie haben vielleicht auch eine Wirkung in der Seele, die wir zunächst nicht erfassen können. Was passiert bei einer Transplantation: Weil einer stirbt, soll und kann ein anderer vielleicht leben. Die Voraussetzung für das Leben des einen ist, dass ein anderer stirbt. – Das ist das aktuellste Ereignis in der Herkunftsfamilie, und die Aufstellung hier zeigt eine besondere Verbindung zwischen deiner jüngeren Schwester und deinem Vater. Der Eindruck ist, sie ist die Lieblingstochter deines Vaters.«

Die Patientin nickt zustimmend und sagt: »Das stimmt, das war sie immer!«

An dieser Stelle entwickelt sich in mir die Vermutung, die Patientin trage vielleicht aus Sehnsucht nach Nähe zum Vater für ihn, da dieser aufgrund einer Bindung nur eingeschränkt verfügbar ist, was sich daran zeigt, dass die jüngere Schwester für den Vater jemanden vertreten muss, vielleicht seinen Bruder. Zur Überprüfung dieser These verfolge ich die Bewegungen der Stellvertreter in Bezug auf die Transplantation.

Ich bitte die Patientin, noch eine Stellvertreterin für die verstorbene Tochter ihrer Schwester aufzustellen. Als diese in die Mitte der Aufstellung gebracht wird, versagen ihr die Beine, und sie sinkt zu Boden. Alle aufgestellten Personen erleben ihr Erscheinen wie einen Schock, und das ganze System wirkt wie eingefroren. Als ich einen Stellvertreter für das Spenderkind neben die Stellvertreterin der verstorbenen Nichte der Patientin lege, wendet sich die ganze Familie mit Ausnahme der Stellvertreterin der Patientin ab. Diese ist sehr bewegt, kniet sich neben die beiden toten Kinder und hält deren Hände.

Auf die Frage, wie es dem Stellvertreter des Spenderkindes geht, antwortet er: »Es geht mir gut, ich fühle mich nicht als Teil des großen Systems. Meine Aufmerksamkeit gilt dem Kind hier neben mir. Hier fühle ich mich wohl.«

Die Stellvertreterin der Patientin sagt: »Ich kann meinen Blick nicht von dem Spenderkind wenden. Eigentlich möchte ich zu meiner Mutter, aber ich kann nicht.«

In diesem Moment meldet sich der Stellvertreter des Vaters zu Wort: »Ich kann diese Last nicht mehr tragen, meine Schultern sind so schwer. Das Ganze ist eine Tragödie, und in mir ist immer wieder der Satz: ›Was habt ihr nur gemacht!‹«

Die Patientin antwortet darauf: »Um die Transplantation zu finanzieren haben wir eine Spendekampagne gestartet. Meinen Vater hat das sehr beschämt, und so habe ich die Organisation übernommen. Wir haben das Geld in meinem Haus gesammelt.«

Aufgrund der Komplexität der möglichen Hintergründe entscheide ich, mich auf die Beziehung der Patientin zu ihrem Vater zu konzentrieren. Die Sehnsucht nach ihrem Vater mit der Bereitschaft, für ihn zu tragen, ist offensichtlich.

Ich nehme die Stellvertreterin der Patientin an der Hand, distanziere sie einige Schritte von dem Geschehen der Aufstellung und sage zu ihr: »Du kannst hier nichts tun. Wenn du leben willst, musst du das Vergangene hinter dir lassen, mit Achtung und Liebe für das, was die Familie trennt. Das ist ein schmerzhafter Prozess, aber so stehst du einer lösenden Bewegung nicht im Weg!«

Die Stellvertreterin der Patientin bestätigt: »Ja, das ist sehr gut. Im Grunde weiß ich, dass es richtig ist.«

Nun bitte ich den Stellvertreter des Vaters, sich vor die Patientin zu stellen. Auf meine Frage, ob er seiner Tochter etwas sagen möchte, antwortet er: »Es ist meines, und ich trage es, ich allein!« Die Patientin weint, und ich lasse sie sagen: »Lieber Papa, was immer es ist, was du trägst, ich achte es, und ich lasse es jetzt bei dir!« Der Vater antwortet: »Danke!«, und ich füge noch die Sätze für ihn hinzu: »Jetzt sehe ich, was du für mich getragen hast, und jetzt nehme ich es.«

Ein Jahr nach dieser Arbeit erfahre ich von der Patientin, dass es ihr wesentlich besser geht. Sie ist bereit, aus ihrer Erinnerung einen Bericht zu verfassen, den ich hier wiedergebe.

Lieber Stephan,
letztes Jahr habe ich eine Aufstellung mit dir gemacht. Es ging um meine Schwindelanfälle. Die offizielle Diagnose lautete: Schwindel aufgrund von Abnützungen in der Halswirbelsäule. Ich wollte dir mitteilen, dass es mir viel besser geht, und ich habe seit der Aufstellung keine starken Schwindelanfälle mehr gehabt.

Die Aufstellung hatte Folgendes gezeigt: Alles hatte mit meiner Beziehung zu meinem Vater zu tun. Der größere Zusammenhang war eine Lebertransplantation, die bei meiner Nichte, der ersten Tochter meiner jüngeren Schwester, vorgenommen werden musste. Die Transplantation fand vor 18 Jahren statt. Die hohen Kosten verlangten, dass sich die ganze Familie beteiligen musste. Wir entschieden, die Kosten gemeinsam zu tragen und darüber hinaus noch Geld zu sammeln. Meinen Vater beschämte das sehr, aber er wusste, dass es keine andere Möglichkeit gab. Aus diesem Grund bat er mich, die Spendenaktion zu organisieren, und mein Haus war der Hauptsitz des Ganzen. Ich stimmte zu, obwohl es auch für mich eine sehr belastende Situation war.

Die Transplantation wurde durchgeführt, jedoch meine Nichte überlebte nicht. Die gespendete Leber entwickelte eine Nekrose. Wir wussten, dass die Spenderleber von einem afrikanischen Kind stammte. Es war alles sehr schmerzhaft.

In dieser Zeit erkrankte mein Vater an einer Anämie, von der er sich nicht mehr erholen sollte. 15 Jahre später wurde die Anämie zur Leukämie, und mein Vater starb innerhalb eines Monats. Nach dem Tod meines Vaters traten bei mir die ersten Schwindelanfälle auf.

Die Aufstellung zeigte mir, dass ich mehr übernommen hatte, als mich um das Geld zu kümmern. Mein Vater konnte den Tod dieser Enkelin nie verwinden. In der Aufstellung stellten wir auch das Spenderkind auf, das meine Stellvertreterin als Einzige der Familie angeschaut hatte. Wir konnten sehen, dass meine Stellvertreterin eine fürsorgliche Haltung für die verstorbenen Kinder hatte. Meine Mutter konnte nicht hinschauen und mein Vater auch nicht.

An dieser Stelle hast du interveniert, indem du meine Stellvertreterin von dem Geschehen distanziert hast. Das bewirkte einige Veränderungen bei den anderen Stellvertretern. Ich selbst erlebte es als große Erleichterung.

Dann hast du den Stellvertreter meines Vaters vor mich gestellt. Er reichte mir die Hand, und ich sagte zu ihm: »Lieber Papa, was immer es ist, was du trägst, ich achte es, und ich lasse es jetzt bei dir.« Zu meiner Verwunderung antwortete er spontan »Danke!«, und wir umarmten uns.

Ich habe seitdem keinen Schwindel mehr gehabt, und wenn ich das Gefühl habe, dass das Symptom wieder auftritt, dann visualisiere ich das Bild meines Vaters und wiederhole im Stillen die Worte, und alles hört auf. Manchmal, wenn ich schlafen gehe, fühle ich, wie das Bett sich ein wenig bewegt, und ich lasse mich wiegen, ich sperre mich nicht dagegen, und dann hört auch alles wieder auf.

Jetzt ist über ein Jahr seit der Aufstellung vergangen, und es geht mir gut. Ich danke dir sehr. Es wäre mir nie in den Sinn gekommen, die Schwindelanfälle mit dieser Sache in Zusammenhang zu bringen. Ich hoffe, diese Information ist dir und deinen Kollegen für eure Arbeit nützlich und trägt auch dazu bei, anderen zu helfen.

G.

2.7.5 Erbkrankheiten

Immer wieder kommen auch Patienten mit Erbkrankheiten in eine Aufstellungsgruppe. Ihr Schicksal lässt sie oft mit jenem Elternteil hadern, durch den die Krankheit vererbt wurde. Hier kann der Therapeut hilfreich einwirken, indem er dem Patienten Stellvertreter seiner Eltern gegenüberstellt. Angesichts seiner Eltern muss der Patient anerkennen, dass sein Hadern mit Vater oder Mutter sowohl ihn als auch seine Eltern eher belastet und schwächt und er gefordert ist, das Leben auch zu diesem Preis zu nehmen.

2.7.6 Iatrogene Krankheiten und medizinische Kunstfehler

Patienten, die an Folgen von fehlerhaftem Verhalten der Ärzte leiden, sind verständlicherweise geneigt, diese für ihre Beschwerden verantwortlich zu machen. Doch wie auch das Beispiel der Familie mit dem behinderten Kind in Kap. 2.2.1, S. 136 zeigt, lenkt der Blick auf den Arzt von einer Auseinandersetzung mit den eigenen Familienthemen ab. Vorwurf und Anklage binden und stehen heilsam wirkenden Kräften und familiären Ressourcen im Wege. Kraft dagegen hat, einem Bedürfnis nach Ausgleich zu widerstehen und sich trotz des Schmerzes einem möglichen eigenen Anteil der Verantwortung für das Geschehene zu stellen.

So löste die Teilnahme an einer Aufstellungsgruppe bei einem etwa 40-jährigen Mann große Betroffenheit aus, als er durch eine Aufstellung erkannte, dass sein 5-jähriger an Diabetes erkrankter Sohn für ihn den Vater vertritt, den er zeitlebens für seine nationalsozialistische Gesinnung verurteilt und verachtet hatte. Von einem Granatsplitter getroffen, erblindete dieser am rechten Auge, nachdem er sich freiwillig für einen Fronteinsatz gemeldet hatte.

Ob und inwiefern familiäre Verstrickungen einen Einfluss auf generationsübergreifende sich wiederholende Schicksalsschläge in Familien haben können, bleibt ungeklärt. Auffällig ist jedoch, dass der Sohn des Klienten durch einen fehlerhaften chirurgischen Eingriff das Sehvermögen wie sein Großvater am rechten Auge verlor. Die zwei Wochen zuvor durchgeführte Operation am linken Auge war komplikationslos verlaufen.

Was den Klienten so sehr betroffen machte, war die Tatsache, dass er sich in seiner Jugend mehrmals schwor, seinem Leben ein Ende zu setzen, ehe er so werden würde wie sein Vater.

2.7.7 Bedenkliches: Symptombildung durch Aufstellungen?

»Jede Interpretation ist falsch.«

Im Rahmen eines Workshops zu dem Thema Heilung und Selbstheilung fasste Dr. Serge King, ein Schamane aus Hawaii, die Möglichkeiten heilsamen Wirkens aus seiner Sicht in einem Satz zusammen: »Either you change the focus, or you change the frame.« (Entweder man verändert den Fokus oder das Gesamtbild/den Bezugsrahmen.)

Diese Aussage bezieht sich auf die Wirkkraft innerer Bilder und Glaubenssätze. Dass diese unser Leben und auch unsere Gesundheit prägen, wäre nicht problembehaftet, wenn sie richtig wären. Jedoch sind die meisten unserer inneren Bilder falsch oder zumindest unvollständig.

Ziel therapeutischen Arbeitens ist unter anderem, die das Leben und die Gesundheit des Patienten einschränkenden Bilder in einer Weise zu korrigieren, dass sich die Möglichkeiten und der Handlungsspielraum des Patienten erweitern.

Das folgende Beispiel beschreibt die gegenteilige Nachwirkung einer Aufstellungsarbeit.

»Es ist meines, und ich kümmere mich darum!«
(Patientin mit psychogenem Stimmverlust)

Eine Frau leidet unter stetig zunehmender Heiserkeit mit immer häufiger auftretendem Stimmverlust. Die klinische Untersuchung ergibt eine chronische Entzündung des Kehlkopfes, die bisher jedoch jeglicher konventionellen Behandlung widersteht. Auf meine Frage hin, ob sie selbst eine Vermutung über die Herkunft ihrer Beschwerden hat, antwortet die Patientin: »Es gibt einen Teil in mir, der will nicht sprechen!« Ich frage daraufhin: »Wenn du dir vorstellst, du bist in einer Situation, wo die Stimme versagt, zu wem würdest du etwas sagen, wenn du ohne Probleme sprechen könntest?«

Sie antwortet spontan: »Zu meinem Sohn!«

THERAPEUT: »Was ist mit ihm?«

PATIENTIN: »Vor acht Jahren diagnostizierte man bei ihm eine paranoide Schizophrenie!«

THERAPEUT: »Vielleicht besteht hier ein Zusammenhang, und ihr seid beide mit der jeweiligen Symptomatik an das gleiche Familienereignis gebunden.«

Die Patientin widerspricht: »Nein, die Schizophrenie meines Sohnes kommt aus der Familie seines Vaters! Das hat sich in einer Aufstellung gezeigt.« *(Meist sieht man, was man primär sehen möchte!)* »Der Vater des Sohnes, mein erster Mann, ist jetzt auch bereit, daran zu arbeiten. Er hat sich vor wenigen Wochen zu einer Aufstellungsgruppe bei dem entsprechenden Therapeuten angemeldet.«

THERAPEUT: »Lass uns noch einmal einen Schritt zurückgehen: Was würdest du deinem Sohn sagen, wenn du ohne Probleme sprechen könntest?« Die Patientin antwortet: »Ich würde sagen: Nimm deine Medikamente!« Mein Gefühl sagt mir, mit dieser Antwort ist die Patientin ausgewichen. Also versuche ich, mich in eine Gesprächssituation mit ihrem Sohn einzufühlen, um vielleicht nachempfinden zu können, welcher Satz sie in der Tiefe bewegt, jedoch nicht gesagt werden kann. Der Satz, den ich wahrnehme, lautet: »Auch wenn ich gehe, bleib!«

Als ich ihn ausspreche, bestätigt die Patientin unmittelbar: »Natürlich gehe lieber ich, als dass er geht!«

THERAPEUT: »Du wärst also bereit, dich für ihn zu opfern?«

PATIENTIN: »Absolut!«

THERAPEUT: »Wenn die Schizophrenie mit einem Ereignis in der Familie seines Vaters in Verbindung steht, dann ist die Vorstellung, du könntest das Schicksal deines Sohnes ändern, indem du dich opferst, widersprüchlich und anmaßend. – Somit ist das keine heilsame Haltung, weder für dich, noch für deinen Sohn, noch für deinen ersten Mann. – Wenn du einverstanden bist, stellen wir die Situation auf.«

Die Patientin erklärt sich bereit, und ich bitte sie noch um weitere Informationen.

THERAPEUT: »Gibt es außer deinem Sohn noch weitere Kinder mit deinem ersten Mann?«

PATIENTIN: »Eine ältere Tochter.«

THERAPEUT: »Gut, wir beginnen mit drei Stellvertretern, für dich selbst, für deinen ersten Mann und für deinen Sohn.«

Die Patientin stellt die Stellvertreter zueinander in Beziehung auf. Der Stellvertreter des Sohnes beginnt augenblicklich, sich zu drehen, so, als ob er etwas sucht. Er sagt, es fühle sich an, als sei er von einer Kraft ergriffen, die stärker ist als er, und er kann sich ihr nur überlassen. Der Stellvertreter des Vaters verfolgt die Bewegungen des Sohnes mit besorgtem Blick. Die Stellvertreterin der Mutter wendet sich vom Sohn ab und sagt auf die Frage nach ihrem Befinden: »Eigentlich möchte ich gehen, aber ich kann nicht.«

Ich bitte die Patientin, einen Stellvertreter für die Schizophrenie des Sohnes aufzustellen. Der von ihr ausgewählte Mann wird in die Mitte des aufgestellten Systems geführt und sinkt sogleich zu Boden. Die Drehbewegung des Stellvertreters des Sohnes kommt zum Stillstand, und er starrt wie gebannt auf den am Boden liegenden Mann.

Jetzt fordere ich die Patientin auf, einen Stellvertreter für ihr Symptom, den Stimmverlust, dazuzustellen. Sie wählt eine Frau aus und stellt sie hinter den am Boden liegenden Stellvertreter der Schizophrenie. Ohne einen Blick auf den vor ihr am Boden liegenden Mann zu richten, fasst sich die Stellvertreterin des Symptoms mit beiden Händen an den Hals, als würde sie sich selber würgen, beginnt unaufhörlich zu schlucken und ringt nach Luft.

Interessanterweise wendet sich jetzt die Stellvertreterin der Patientin ihrem ersten Mann zu, und ohne meine Aufforderung verbeugt sie sich vor ihm. Diese Geste erlebt die Stellvertreterin des Symptoms als große Erleichterung. Sie kann jetzt atmen, schaut vor sich auf den dem Boden liegenden Stellvertreter der Schizophrenie und legt sich neben ihn.

Der Stellvertreter des Sohnes betrachtet die beiden und will sich gerade seinem Vater zuwenden, als sich die Stellvertreterin des Symptoms wieder aufsetzt und sagt: »Ich würde gerne hier liegen, ich fühle mich sehr verbunden, aber ich finde keine Ruhe.« Der Stellvertreter des Sohnes sagt daraufhin: »Sie (die Stellvertreterin des Symptoms) irritiert mich. Ich möchte zu meinem Vater, ich wäre jetzt zu ihm gegangen, aber ich kann nicht. Sie hindert mich.«

Die Stellvertreterin des Symptoms bemerkt: »Ich gehöre hier nicht hin. Da gehört jemand anderes hin.«

Daraufhin entgegnet der Stellvertreter des Sohnes: »Dann gehe ich dorthin!«, und die Stellvertreterin des Symptoms sagt: »Das kann ich nicht zulassen!«

An dieser Stelle unterbinde ich den Dialog der Stellvertreter und frage den Stellvertreter der Schizophrenie, wie es ihm geht. Er lächelt, wendet sich an die Stellvertreterin des Symptoms und sagt: »Ich denke schon die ganze Zeit: ›Sage es doch! Du weißt es doch!‹ Ich fühle die stärkste Bindung zur Stellvertreterin des Stimmverlusts. Ich will auch meine Ruhe, aber auch ich bekomme sie nicht.«

Um die Patientin auf die Probe zu stellen, sage ich zu ihr: »Ich frage mich noch immer, für wen trägt es der Sohn?«

Sie antwortet sofort: »Ich sagte es doch schon: Für seinen Vater!«

Ich entgegne: »Ich bin mir da nicht so sicher. Und ich mache jetzt einen Test!«

Dazu bitte ich die Stellvertreterin der Patientin, zu ihrem ersten Mann zu sagen: »Es ist meins! Und ich kümmere mich jetzt darum!«

Als sie die Worte sagt, entspannt sich der Stellvertreter der Schizophrenie. Der Stellvertreter des Sohnes geht zu seinem Vater, und die Stellvertreterin des Symptoms sagt: »Ich könnte mich jetzt wieder dort hinlegen oder noch besser, ich ziehe mich zurück!«

Als sich der Stellvertreter des ersten Mannes abwendet, frage ich ihn, was in ihm vorgeht. Er antwortet: »Ich will nicht mehr dorthin schauen, ich fühle mich für etwas beschuldigt, womit ich nichts zu tun habe!«

Ich sage zur Gruppe: »Man konnte bereits am Anfang der Aufstellung sehen, dass die Familiendynamik hinter der Schizophrenie nicht nur aus der Familie des Vaters kommt. Der Stellvertreter des Vaters hatte keine Schwierigkeiten, auf den kranken Sohn zu schauen. Diejenige, die es nicht konnte, war die Mutter! Daran zeigte sich, dass sie oder ihre Familie etwas nicht sehen oder annehmen kann.«

Beiläufig frage ich die Patientin: »Seit wann etwa denkst du, es kommt aus der Familie des Mannes?«

PATIENTIN: »Seit einem Jahr, als ich die Aufstellung für meinen Sohn machte!«

THERAPEUT: »Und seit wann hast du die Sprechprobleme?«

PATIENTIN *(nachdenklich)*: »Seit ungefähr dieser Zeit ... Somit kommt es aus meiner Linie?«

THERAPEUT: »Es sieht aus, als gäbe es einen Zusammenhang!«

PATIENTIN: »Alle Mitglieder in meiner Familie haben ein Problem mit Schuld!«

Ich gehe nicht auf diese Einladung ein, mich um dieses Familienthema zu kümmern, und nehme stattdessen die Patientin in die Verantwortung.

THERAPEUT: »Sag zu deinem Mann: Es ist meines, und ich kümmere mich jetzt darum!«

Als sie die Worte ausgesprochen hat, dreht sich der Stellvertreter des ersten Mannes zu seinem Sohn und nimmt ihn in den Arm. Die Stellvertreterin der Patientin kniet sich zum Stellvertreter der Schizophrenie, weint und legt ihren Kopf in seinen Schoß, und dieser legt seinen Arm um sie. So verweilen die beiden einen Moment, bis sich die Stellvertreterin der Patientin wieder löst. Beide wirken jetzt befriedet, und die Stellvertreterin der Patientin wendet sich erst ihrem ersten Mann, dann mir zu und sagt: »Ich möchte meinem Mann sagen, dass es mir leid tut, ihn beschuldigt zu haben!«

Ich stimme dem zu, bitte jedoch die Patientin selbst in die Aufstellung. Diese geht zuerst zum Stellvertreter der Schizophrenie, schaut ihm in die Augen und umarmt ihn. Als sie zur Ruhe kommt, schaut sie zu ihrem Mann und ihrem Sohn und sagt: »Es freut mich, dich im Arm deines Vaters zu sehen!«

Diese Worte der Mutter lassen den Stellvertreter des Sohnes strahlen. Er wirkt jetzt erstmals wie ein unbeschwerter Junge.

Jahre nach dieser Aufstellung treffe ich die Patientin auf einem Kongress. Ich bitte sie, mir in wenigen Zeilen aufzuschreiben, wie sich der Prozess für sie nach der Aufstellungsarbeit weiterentwickelt hat.

Ich erinnere mich, dir mitgeteilt zu haben, dass die Schizophrenie meines Sohnes ihren Hintergrund in der Familie seines Vaters hat. Die Aussage, es könnte auch Ereignisse in meiner Familie geben, die mit der Krankheit meines Sohnes in Verbindung stehen, schockierte mich zutiefst. Ich war auf einen derartigen Zusammenhang nicht vorbereitet und kann sagen, dass ich einen großen Widerstand gegen diese Annahme hatte.

Allerdings musste ich im Verlauf der Aufstellung anerkennen, dass es dem Stellvertreter meines Sohnes deutlich besser ging, sobald ich diese Möglichkeit einzubeziehen begann, und vor allem als ich den vorgeschlagenen Lösungsschritten folgte.

In der Folge dieser Aufstellungsarbeit gelang es mir mehr und mehr, einen möglichen Einfluss auf die Krankheit meines Sohnes, der aus meiner Familie kommt, anzuerkennen und meinen Teil der Verantwortung dafür zu übernehmen. Ich begann noch einmal mit Nachforschungen in meiner Familie und erhielt neue Informationen über die Familie meiner Mutter. Ihre Mutter starb, als sie 12 Jahre alt war. Mit dem Tod der Großmutter wurde meine Mutter von ihren Geschwistern getrennt, und, was vielleicht das Wichtigste ist, ich erfuhr von einer möglichen Schuld meines Großvaters durch eine Beteiligung an einem Mord.

Angeregt durch die Aufstellung habe ich meinen Sohn ermutigt und unterstützt, mehr Kontakt zu seinem Vater zu pflegen. Sie sehen sich jetzt regelmäßig und genießen das sehr. Meinem Sohn scheint das sehr gut zu tun, denn im Moment geht es ihm mit seiner Erkrankung deutlich besser.

Bemerkenswerterweise erwähnt die Patientin in ihrem Bericht mit keinem Wort die Symptomatik, aufgrund welcher sie die Aufstellungsgruppe für Kranke ursprünglich besucht hat.

In den von mir geleiteten Weiterbildungskursen in medizinischer Radiästhesie fiel mir die vorwiegend richtige Wahrnehmung der Teilnehmer ebenso auf, wie die meist falschen Interpretationen des Wahrgenommenen.

Die meist eindrücklichen Wahrnehmungsprozesse der Stellvertreter in Aufstellungen verleiten sowohl den Therapeuten als auch den Patienten zu möglicherweise prekären Vermutungen. Hier bedarf es meines Erachtens einer großen Umsichtigkeit und Zurückhaltung des Therapeuten als auch einer Aufmerksamkeit, wie der Patient das Aufstellungsgeschehen interpretiert und die Interventionen und Aussagen des Therapeuten aufnimmt.

3. Schlussbetrachtung

»Denn er lässt seine Sonne aufgehen über Böse und Gute und lässt regnen über Gerechte und Ungerechte.«
Matthäus 5–44

Es ist mir bewusst, dass hier eine besondere Auswahl an Fallbeispielen getroffen wurde. Diese richtete sich besonders danach, inwieweit ich unaufgefordert Rückmeldungen der Patienten erhalten habe. Auch zu anderen Krankheitsgeschehen gäbe es aus der Sicht der Aufstellungsarbeit vieles zu berichten.

Um die Individualität der Arbeitsprozesse in den Vordergrund zu stellen habe ich bewusst auf eine Gegenüberstellung von häufig beobachteten Familiendynamiken und Krankheitsbildern verzichtet. Das Anliegen des Buches ist, auf die Anwendungsmöglichkeiten und vor allem das Potenzial der Arbeit mit Systemaufstellungen für Kranke aufmerksam zu machen. Dieses kann sich jedoch nur im individuellen Vorgehen mit jedem einzelnen Patienten entfalten. Auch wenn sich bei vielen Krankheitsgeschehen oder Symptomen häufig gleichartige oder ähnliche Familiendynamiken zeigen, sind die Lösungsschritte für die Patienten individuell verschieden. Die Kunst des Therapeuten besteht darin, dem Patienten jene inneren Bilder, Haltungen und Glaubenssätze bewusst zu machen, die ihn einerseits in Krankheit führen oder an bestehenden Krankheiten und Symptomen festhalten lassen, und ihn andererseits über den therapeutischen Prozess mit Wirklichkeiten in Kontakt zu bringen, die zu einer veränderten Haltung führen und damit vielleicht in Richtung Linderung oder auch Genesung.

Ähnlich wie in der Homöopathie für die entsprechende Arznei (das Simile) gilt auch hier: Wer nicht trifft, der liegt daneben.

Lösung heißt dabei für mich: Frei zu werden für einen ersten Schritt. Veränderung setzt jedoch Beweglichkeit voraus. Das gilt auch für den Therapeuten. Dieser muss vermeiden, dass gesammelte Erfahrungen zu Theorien werden, sonst geht das Heilsame in ihnen verloren. Denn die Erfahrung wirkt heilsam durch das Wesen des Therapeuten, nicht durch sein Wissen.

Wie die Beispiele zeigen, stehen viele Krankheiten in Verbindung mit dem Schicksal ausgegrenzter Familienmitglieder. Das Leid und die Schmerzen, die Krankheiten verursachen, fordern auf, die Zugehörigkeit dieser Personen oder der ausgeklammerten traumatischen Ereignisse anzuerkennen und wieder einzubeziehen.

Diese Integration bedingt häufig einen Lösungsprozess mit und von den Eltern und auch von der Familie. Sie erfordert, das in der Familie herrschende Gewissen, das Gute und Böse unterscheidet und trennt, zu überwinden, von ausgrenzenden Urteilen und Bewertungen Abstand zu nehmen und anzuerkennen, dass jeder, wie immer er sei und was er auch tat, gleichermaßen zugehörig ist. Diese alle einbeziehende Haltung wird tief in der Seele als friedvoll und heilsam erlebt.

4. Ausblick

»... und mit Ende beginnt.«
R. M. Rilke

Wenn sich der Autor am Schluss eines Buches etwas wünschen darf, dann wäre es, dass die Medizin in ihrer Betrachtung des kranken Menschen die Mehrgenerationenperspektive der systemischen Familientherapie in der Entstehung von Krankheiten sowie der Aufrechterhaltung von Symptomen angemessen berücksichtigt, und dass die Aufstellungsarbeit mit Kranken den ihr meines Erachtens gebührenden Platz und Stellenwert innerhalb dieses Ansatzes erhält.

Darüber hinaus trage ich in mir den Wunsch, dass die Erkenntnisse und Einsichten aus der Aufstellungsarbeit mit Kranken um sich greifen und zu einem erweiterten Verständnis von Krankheit und Gesundheit in der Gesellschaft führen.

Wie wäre es, wenn unsere Kinder von diesen Zusammenhängen bereits in der Schule erfahren würden und Diätetik als die Lehre von den Maßnahmen, die zu körperlicher und seelischer Gesundheit oder Heilung beitragen, wieder ihre ursprüngliche Bedeutung bekäme?

Aufstellungsarbeit kann als eine Methode betrachtet werden, doch darüber hinaus ist sie eine Lehre menschlicher Beziehungen, eine Lebensphilosophie, eine Lebenshaltung und eine Lebensweise.

Literatur

Folgende Autoren haben mein Verständnis von Gesundheit und Krankheit maßgeblich geprägt. All ihnen fühle ich mich in Dankbarkeit verbunden. Sie waren und sind mir wichtige Begleiter und Lehrer auf diesem Weg.

Grundlagenwerke über das Familienstellen

Hellinger, B. (1996): Die Mitte fühlt sich leicht an. Vorträge und Geschichten. München (Kösel).

Hellinger, B. (2000): Ordnungen der Liebe – Ein Kursbuch (6. Aufl.). Heidelberg (Carl-Auer).

Hellinger, B. (2002): Der Austausch. Fortbildung für Familiensteller. Heidelberg (Carl-Auer).

Hellinger, B. (2003): Ordnungen des Helfens. Ein Schulungsbuch. Heidelberg (Carl-Auer).

Hellinger, B. (2004): Die Quelle braucht nicht nach dem Weg zu fragen. Ein Nachlesebuch. Heidelberg (Carl-Auer).

Hellinger, B. u. G. ten Hövel (1996): Anerkennen was ist. Gespräche über Verstrickung und Lösung. München (Kösel).

Schneider, J. R. (2006): Das Familienstellen. Grundlagen und Vorgehensweisen. Heidelberg (Carl-Auer).

Weber, G. (Hrsg.) (1993): Zweierlei Glück. Die systemische Psychotherapie Bert Hellingers. Heidelberg (Carl-Auer), 15. Aufl. 2007.

Familienstellen mit Kranken

Alex, Ch. (2006): Körpersymptome – was zeigen sie uns? *Systemische Aufstellungspraxis* (3): 19–22.

Eidmann, F. (1998): Erfahrungen mit der Nutzung der Konzepte Bert Hellingers als Psychotherapeutin in einer Arztpraxis mit onkologischem Schwerpunkt. In: G. Weber (Hrsg.): Praxis des Familien-Stellens. Heidelberg (Carl-Auer), S. 288–293.

Eidmann, F. (2001): Aufstellungen von Organsystemen in der Psychoonkologie – Erfahrungen und Hypothesen. In: G. Weber (Hrsg.): Derselbe Wind lässt viele Drachen steigen – Systemische Lösungen im Einklang. Heidelberg (Carl-Auer), S. 200–216.

Essen, Ch. (1998): Familien-Stellen bei Angstsymptomatik und Panikattacken. In: G. Weber (Hrsg.): Praxis des Familien-Stellens. Heidelberg (Carl-Auer), S. 305–312.

Essl, B. (2006): Therapeutic Application of Family Constellation Work for Chronic Illness. *The Knowing Field* 2006 (7): 5–9.

Fehlinger, M. u. G. Gassner (2002): Aus der Erstarrung in die Bewegung. In: G. L. Baxa, C. Essen u. A. H. Kreszmeier (Hrsg.): Verkörperungen. Systemische Aufstellung, Körperarbeit und Ritual. Heidelberg (Carl-Auer).

Hausner, S. (2000): Coincidence or Providence. A Constellation concerning Neurodermatitis. *Systemic Solution Bulletin* 2000 (1): 37.

Hausner, S. (2005): Krankheit und Seele. Workshop (Live-Mitschnitt).

5. Internationaler Kongress für Systemaufstellungen. Karlsruhe (Steinhardt).

Hausner, S. (2007) Heilung aus Einklang. Vortrag und Workshop. 6. Internationaler Kongress für Systemaufstellungen. Karlsruhe (Steinhardt).

Hellinger, B. (1995): Familien-Stellen mit Kranken. Dokumentation eines Kurses für Kranke, begleitende Psychotherapeuten und Ärzte. Heidelberg (Carl-Auer).

Hellinger, B. (1998a): Wo Schicksal wirkt und Demut heilt. Ein Kurs für Kranke. Heidelberg (Carl-Auer).

Hellinger, B. (1998b): Schicksalsbindungen bei Krebs. Ein Kurs für Betroffene, ihre Angehörigen und Therapeuten. Heidelberg (Carl-Auer).

Hellinger, B. (1999): Mitte und Maß. Kurztherapien. Heidelberg (Carl-Auer).

Hellinger, B. (2000b): Wo Ohnmacht Frieden stiftet. Familien-Stellen mit Opfern von Trauma, Schicksal und Schuld. Heidelberg (Carl-Auer).

Hellinger, B. (2001): Was in Familien krank macht und heilt. Ein Kurs für Betroffene. Heidelberg (Carl-Auer).

Hellinger, B. (2004): Dimensions of Illness and Health. Integrating Excluded Persons and Events. Further Thoughts of Illness. *The Knowing Field* 2004 (5): 4, 44.

Hellinger, B. (2005a): Der höchste Grund der Arznei ist die Liebe. In: B. Hellinger, W. Giegerich u. H.-U. Grimm (Hrsg.): Heilkräfte. 7. Symposium der Paracelsus Akademie Villach. Villach (Geiger & Mirtitsch).

Hellinger, B. (2005b): Spiritual Dimension of Illness and Death. In: J. E. Lynch a. S. Tucker (eds.): Messengers of Healing. The Family Constellations of Bert Hellinger through the Eyes of a New Generation of Practitioners. Phoenix, AZ (Zeig, Tucker & Theisen), p. 269–273.

Hellinger, B. u. M. Kaden (Hrsg.) (2001a): Die größere Kraft. Bewegungen der Seele bei Krebs. Heidelberg (Carl-Auer).

Hellinger, B. u. M. Kaden (Hrsg.) (2001b): Liebe am Abgrund. Ein Kurs für Psychose-Patienten. Heidelberg (Carl-Auer).

Jaruschewski, A. (2006): Symptom-Aufstellungen. Beobachtungen »aus der Werkstatt«. *Systemische Aufstellungspraxis* 2006 (1): 28–32.

Kutschera, I. (2002): Das Herz. *Praxis der Systemaufstellung* 2002 (2): 36–37.

Kutschera, I. u. Ch. Schäffler (2002): Was ist nur los mit mir? Krankheitssymptome und Familienstellen. München (Kösel).

Lynch, J. E. (2006): Donor Organs. A Constellation. *The Knowing Field* 7: 30.

Mumbach, B. u. H. Döring-Meijer (2003): Die »früh geborenen Geschwister«. Aufstellung von Zahnproblemen. In: H. Döring-Meijer (Hrsg.): Systemaufstellungen. Geheimnisse und Verstrickungen in Systemen. Paderborn (Junfermann), S. 99–106.

Prekop, J. u. B. Hellinger (1998): Wenn ihr wüsstet, wie ich euch liebe. München (Kösel).

Ramos, D. u. G. Weber (2006): Schlaflosigkeit. Eine eindrucksvolle Fallgeschichte. *Praxis der Systemaufstellung* 2006 (1): 39–41.

Ruppert, F. (2002): Verwirrte Seelen. Der verborgene Sinn von Psychosen. Grundzüge einer systemischen Psychotraumatologie. München (Kösel).

Ruppert, F. (2003): Depressionen – Symptome, Ursachen und Verläufe aus der Sicht einer systemischen Psychotraumatologie. Katholische Stiftungsfachhochschule (München).

Ruppert, F. u. C. Freund (2007): Hyperaktivität und ADHS. Erkenntnisse über die Ursache der Unruhe von Kindern aus zwei Aufstellungsseminaren. *Praxis der Systemaufstellung* 2007 (1): 74–82.

Schäfer, T. (2004): Wenn der Körper Signale gibt. Wege aus der Krankheit durch systemische Aufstellungen. München (Knaur).

Sölter, I. (2001): Beispiel einer systemischen Lösung bei einer Tinnitus-Patientin. *Praxis der Systemaufstellung* 2001 (1): 43–45.

Sparrer, I. (1999): Systemische Strukturaufstellungen zu psychosomatischen Erkrankungen. *Praxis der Systemaufstellung* 1999 (2): 30–37.

Sparrer, I. (2002): Körperteile im systemischen Dialog. In: G. L. Baxa, C. Essen u. A. H. Kreszmeier (Hrsg.): Verkörperungen. Systemische Aufstellung, Körperarbeit und Ritual. Heidelberg (Carl-Auer).

Walper, G. (1998): Frau hat zum wiederholten Mal Gebärmutter-Myome. *Praxis der Systemaufstellung* 1998 (2): 31–33.

Weber, G. (2007): Der Tic – Fallbeispiel einer Symptomaufstellung. *Praxis der Systemaufstellung* 2007 (1): 83–88.

Sonstige

Aschner, B. (Hrsg.) (1926): Paracelsus. Sämtliche Werke. Jena (Gustav Fischer).

Bassermann, D. (1948): Am Rande des Unsagbaren. Neue Rilke-Aufsätze. Berlin (Hübener).

Bassermann, D. (1974): Rilkes Vermächtnis für unsere Zeit. Berlin (Hübener).

Boszormeny-Nagy, I. u. G. Spark (1973): Unsichtbare Bindungen. Die Dynamik familiärer Systeme. Stuttgart (Klett-Cotta).

Brisch, K. H. (2009): Bindungsstörungen. Von der Bindungstheorie zur Therapie. Stuttgart (Klett-Cotta), 9. Aufl.

Butollo, W., M. Krüsmann u. M. Hagl (2002): Leben nach dem Trauma. Über den therapeutischen Umgang mit dem Entsetzen. München (Pfeiffer).
Campbell, J. (1985): Lebendiger Mythos. München (Dianus).
Dacqué, E. (1938): Das verlorene Paradies. Zur Seelengeschichte des Menschen. München / Berlin (Oldenbourg).
DePhilipp, W. (Hrsg.) (2008): Systemaufstellungen im Einzelsetting. Heidelberg (Carl-Auer), 2. Aufl.
Eick, K. J. (1990): Homöopathie 2000. Anger (Eick).
Erickson, M. u. E. Rossi (1997): Hypnotherapie. München (Pfeiffer).
Franke, U. (2002): Wenn ich die Augen schließe, kann ich dich sehen. Familien-Stellen in der Einzeltherapie und -beratung. Heidelberg (Carl-Auer).
Fritsche, H. (1954): Samuel Hahnemann. Idee und Wirklichkeit der Homöopathie. Stuttgart (Klett).
Fritsche, H. (1979): Erhöhung der Schlange. Mysterium, Menschenbild und Mirakel der Homöopathie. Stuttgart (Burgdorf).
Gadamer, H.-G. (1994): Über die Verborgenheit der Gesundheit. Frankfurt (Suhrkamp).
Giegerich, W. (1988): Die Atombombe als seelische Wirklichkeit. Ein Versuch über den Geist des christlichen Abendlandes. Zürich (Schweizer Spiegel).
Giegerich, W. (1989): Drachenkampf oder Initiation ins Nuklearzeitalter. Zürich (Schweizer Spiegel).
Giegerich, W. (2005): Was heilt? In: B. Hellinger, W. Giegerich u. H.-U. Grimm (Hrsg.): Heilkräfte – 7. Symposium der Paracelsus Akademie Villach. Villach (Geiger & Mirtitsch).
Grossmann, K. E. u. K. Grossmann (2003): Bindung und menschliche Entwicklung. John Bowlby, Mary Ainsworth und die Grundlagen der Bindungstheorie. Stuttgart (Klett-Cotta).
Grossmann, K.E.u. K. Grossmann (2004): Bindung – das Gefüge psychischer Sicherheit. Stuttgart (Klett-Cotta).
Gruen, A. (2002): Der Fremde in uns. München (dtv).
Hahnemann, S. (1985): Organon original – Organon der Heilkunst (6. Aufl.). Berg am Starnberger See (O.-Verlag).
Hain, P. (2001): Das Geheimnis therapeutischer Wirkung. Heidelberg (Carl-Auer).
Haley, J. (1978): Die Psychotherapie Milton H. Ericksons. München (Pfeiffer).
Hamer, R. G. (1987): Das ontogenetische System der Tumoren mit Krebs, Leukämie, Psychosen, Epilepsie. Köln (Amici-di-Dirk).
Hellinger, B. G. ten Hövel (2005): Ein langer Weg. Gespräche über Schicksal, Versöhnung und Glück. München (Kösel).

Höppner, G. (2001): Heilt Demut – wo Schicksal wirkt? Eine Studie zu Effekten des Familien-Stellens nach Bert Hellinger. München/Wien (Profil).

Holmes, J. (2002): John Bowlby und die Bindungstheorie. München (Reinhardt).

Hunecke, F. (1961): Das Sekunden-Phänomen. Ulm (Haug).

Ingwersen, F. (2002): Von der Geburt und Hinbewegung zu Systemaufstellungen In: G. L. Baxa, C. Essen u. A. H. Kreszmeier (Hrsg.): Verkörperungen. Systemische Aufstellung, Körperarbeit und Ritual. Heidelberg (Carl-Auer).

Jaffé, A. (Hrsg.) (1987): Erinnerungen, Träume, Gedanken von C. G. Jung. Olten (Walter).

Kapferer, R. (Hrsg.) (1933–1940): Die Werke des Hippokrates. Stuttgart (Hippokrates).

Keleman, S. (1992): Verkörperte Gefühle. Der anatomische Ursprung unserer Erfahrungen und Einstellungen. München (Kösel).

Kiss, A., I. Geiger, M. Kainz u. B. Wössner (2005): Transplantation und Explantation aus psychosomatischer Sicht. *Therapeutische Rundschau* 2005 (62).

Levine, P. A. (1998): Trauma-Heilung. Essen (Synthesis).

Minuchin, S., B. L. Rosmann u. L. Baker (1981): Psychosomatische Krankheiten in der Familie. Stuttgart (Klett-Cotta).

Pschyrembel, W. (2002): Klinisches Wörterbuch (258. Aufl.). Berlin (de Gruyter).

Rilke, R. M. (2000): Duineser Elegien – Die Sonette an Orpheus. Zürich (Manesse).

Rosen, S. (1985): Die Lehrgeschichten Milton Ericksons. Hamburg (ISKO-Press).

Satir, V. (1980): Selbstwert und Kommunikation. München (Pfeiffer).

von Schlippe, A. u. J. Schweizer (2003): Lehrbuch der systemischen Therapie und Beratung. Göttingen (Vandenhoeck&Ruprecht).

Schrödter, W. (1959): Präsenzwirkung. Vom Wesen der Heilung durch Kontakt. Ulm/Donau (Arkana).

Schützenberger, A. A. (2002): Oh, meine Ahnen. Wie das Leben unserer Vorfahren in uns wiederkehrt. Heidelberg (Carl-Auer).

Simon, F. B. (2001): Die andere Seite der Gesundheit. Ansätze einer systemischen Krankheits- und Therapietheorie. Heidelberg (Carl-Auer).

Sparrer, I. (2002): Wunder, Lösung und System – Lösungsfokussierte systemische Strukturaufstellungen für Therapie und Organisationsberatung. Heidelberg (Carl-Auer).

St.-Just, A. (2005): Soziales Trauma. München (Kösel).

Stevens, J. O. (1977): Die Kunst der Wahrnehmung. Übungen der Gestalttherapie. München (Kaiser).

Tomatis, A. (1994): Klangwelt Mutterleib. Die Anfänge der Kommunikation zwischen Mutter und Kind. München (Kösel).

Upledger, J. E. (2000): SomatoEmotionale Praxis in der CranioSacralen Therapie. Heidelberg (Haug).
Upledger, J. E. u. J. D. Vredevoogd (2003): Lehrbuch der CranioSacralen Therapie I. Heidelberg (Haug), 5. Aufl.
Weil, A. (1988): Heilung und Selbstheilung. Weinheim / Basel (Beltz).
Wickland, C. (1957): Dreißig Jahre unter den Toten. Remagen (Reichl).
Zeig, J. K. (1995): Die Weisheit des Unbewussten – Hypnotherapeutische Lektionen bei Milton Erickson. Heidelberg (Carl-Auer).
Zeig, J. K. (1999): Meine Stimme begleitet sie überall hin. Stuttgart (Klett-Cotta).

Stichwortindex

Über den Autor

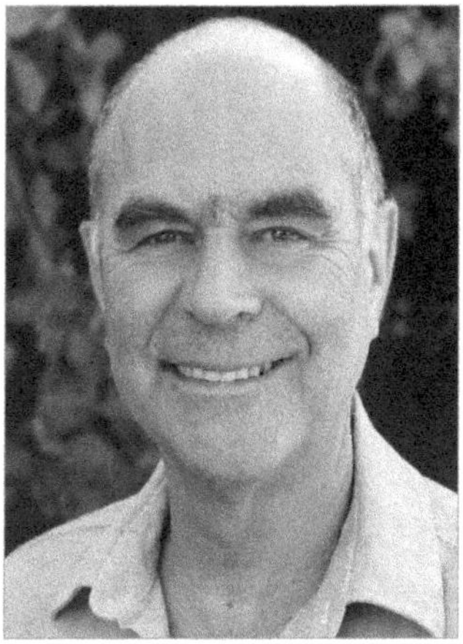

Stephan Hausner, Heilpraktiker in eigener Praxis seit 1982, internationaler Autor und Dozent. Sein beruflicher Weg umfasst eine Grundausbildung in Traditioneller Chinesischer Medizin, Homöopathie, Osteopathie, medizinischer Radiästhesie und Physioenergetik sowie diverse Lehrtätigkeiten an verschiedenen Heilpraktikerschulen. Darauf aufbauend erfolgte die Weiterbildung in Familienstellen bei Bert Hellinger sowie in verschiedenen Methoden der humanistischen Psychotherapie (C. Simonton, Dr. Max Schüppach u. a.) und Traumatherapie (P. Levine, A. St. Just u. a.).
Seit 1993 widmet sich Stephan Hausner der Aufstellungsarbeit im Gruppen- und Einzelsetting mit dem besonderen Fokus auf der Erforschung des heilsamen Potenzials der Arbeit mit Systemaufstellungen im Rahmen einer ganzheitlichen Gesundheit. Seit 1995 praktiziert und lehrt er seine Arbeitsweise mit Systemaufstellungen international an Instituten, Kliniken und Universitäten in mehr als 55 Ländern auf 6 Kontinenten.

Sein Interesse gilt seit jeher einem nachhaltigen Leben im Einklang mit den Gesetzmäßigkeiten des Lebens und den Ordnungskräften der Natur. Seine Motivation entspringt dem Wunsch, mit Hilfe der Aufstellungsarbeit einen Beitrag zum notwendigen, persönlichen und gesellschaftlichen Bewusstseinswandel zu leisten, zum Ziele der Verbesserung der Lebensqualität aller Menschen, gewährleistet durch nachhaltige Gesundheit aller Lebewesen und unseres Planeten.

Das Buch *Auch wenn es mich das Leben kostet* wurde bisher in 15 Sprachen übersetzt.

Kontakt: *www.stephan-hausner.de*

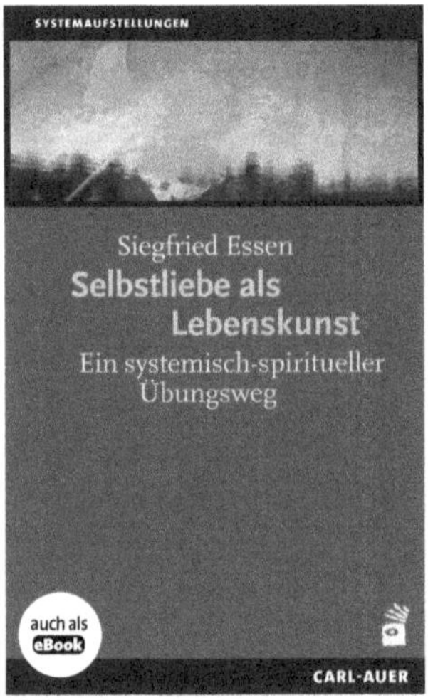
SYSTEMAUFSTELLUNGEN
Siegfried Essen
Selbstliebe als
Lebenskunst
Ein systemisch-spiritueller
Übungsweg
auch als
eBook
CARL-AUER